VOCABULAIRE

DE

l'Hygiène et de la Santé

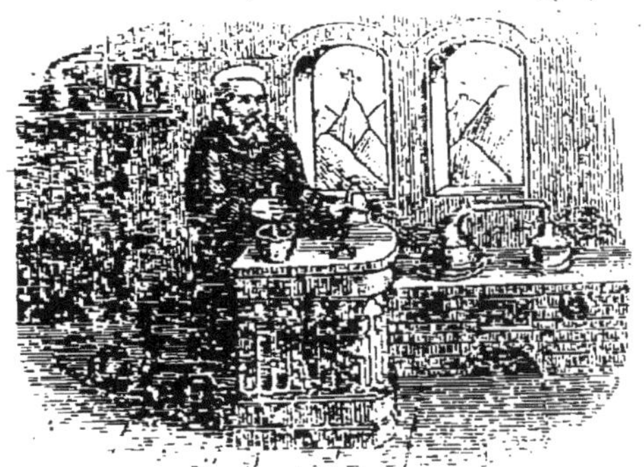

SEPTIÈME ÉDITION

GRANDE PHARMACIE St-ANTOINE

3, Rue Dubois, et Rue Mercière, 24

LYON

VOCABULAIRE

DE L'HYGIÈNE

ET DE LA SANTÉ

GRANDE PHARMACIE SAINT-ANTOINE

3, RUE DUBOIS, & RUE MERCIÈRE, 24

Près le Quai Saint-Aintoine,

LYON

1881

ANNONAY. — Imprimerie LIÉNARD FRÈRES.

AVANT-PROPOS

La santé n'est pas seulement, comme on le répète si souvent, le bien le plus précieux; elle est, en réalité, le seul bien que l'homme possède en propre ici-bas; richesses, honneurs, position sociale, tout cela est extérieur, et d'une possession précaire; ces biens peuvent se perdre en un moment, et néanmoins l'homme qui en aura été inopinément dépouillé pourra encore lutter victorieusement contre l'adversité, s'il lui reste la santé. Il semble donc qu'avant même de songer à la conservation d'avantages si peu stables, conservation dont il est d'ailleurs rarement l'arbitre et qui peut être menacée par des forces extérieures contre lesquelles il est impuissant, l'homme devrait être avant tout préoccupé du soin de veiller sur un trésor qui réside en lui et qui peut suppléer à tous les autres; or, l'observateur le plus superficiel peut constater que l'immense majorité, non-seulement néglige les soins les plus élémentaires pour la conservation d'un bien aussi précieux, mais semble au contraire s'ingénier à le compromettre : les uns, dans l'ardente poursuite d'avantages instables, les autres, dans la recherche incessante des plaisirs, s'accordent à sacrifier aux jouissances ou à la fortune la santé, sans laquelle jouissances et fortune sont sans charmes.

Les règles à suivre pour la conservation de cet inestimable trésor sont-elles si difficiles à connaître ou à observer, qu'on voie ainsi la généralité des hommes s'en écarter si souvent? ou bien les chances mauvaises qui peuvent le menacer sont-elles si rares, que les probabilités permettent de s'y exposer sans grand risque?

Ce petit livre a pour but de répondre à cette double question.

D'une part il résume très-succinctement les règles à suivre pour entretenir l'action normale des organes dans les différents âges, les différentes constitutions, les différentes conditions de la vie; c'est l'hygiène, qui comprend la détermination de l'usage des choses, soit placées hors de nous, soit émanées de nous-mêmes, usage dirigé, selon nos besoins, vers la conservation de l'existence et de la santé.

D'autre part il présente un tableau, non amplifié à plaisir, mais au contraire très-raccourci, très-incomplet même, des ennemis si nombreux qui menacent constamment notre existence ou notre santé. C'est l'énumération et une concise définition des principales maladies qui nous environnent sans relâche. Hâtons-nous d'ajouter, pour échapper à tout reproche de pessimisme, que la science est loin d'être désarmée contre tous ces ennemis; que l'art du médecin, au contraire, au point élevé où il est parvenu à cette heure, est fertile en ressources d'un résultat d'autant plus assuré que le malade y recourt plus promptement et s'y livre avec plus de confiance. Pour résumer toute notre pensée en deux mots, nous dirons : Observez de votre mieux les lois de l'hygiène ; — dès que vous sentirez l'atteinte du mal, appelez votre médecin, et suivez exactement ses prescriptions.

Ce fut jadis une opinion reçue, mais d'ailleurs nullement justifiée, que la médecine était une science dont les gens du monde ne devaient pas même comprendre le langage ; les meilleurs esprits admettent au contraire aujourd'hui que tous les hommes intelligents, non-seulement peuvent, mais doivent en connaître les notions élémentaires, pour observer avec discernement les règles de l'hygiène établies par les maîtres de l'art. C'est là une excellente précaution contre les entreprises si dangereuses de l'empirisme toujours disposé à offrir ses services, et à lui seul aussi funeste à la santé publique que toutes les maladies réunies.

Il nous reste un mot à dire d'une classe chaque jour plus nombreuse de préparations qui ont pris une place importante dans l'art de guérir ; nous voulons parler des spécialités pharmaceutiques. Elles offrent au médecin de précieux avantages, pourvu, bien entendu, qu'elles soient consciencieusement effectuées ; celles d'ailleurs qui ne répondent pas à cette condition essentielle tombent bien vite dans un discrédit mérité. Mais quand le médecin a reconnu les bons effets de l'une d'elles, il sait qu'il peut compter sur une identité toujours absolue, qualité qui manque trop souvent aux préparations magistrales même les plus soigneusement exécutées ; en effet l'opérateur le plus scrupuleux ne saurait confectionner lui-même tous les produits si divers dont il fait usage, et la sophistication est assez habile pour tromper les plus vigilants; le spécialiste au contraire, qui ne met en œuvre qu'un petit nombre de produits, mais qui les emploie par grandes quantités, a non-seulement sécurité, mais encore économie à les préparer lui-même, ce qui est la seule garantie efficace de leur intégrité. Un autre avantage incontestable des spécialités, c'est d'être toujours prêtes au moment où l'usage en est prescrit, et l'on sait combien la prompte administration d'un médicament peut avoir d'importance dans la plupart des cas. C'est à ce titre que nous nous sommes permis de citer dans ce petit ouvrage, et avec une grande réserve, un nombre restreint de spécialités sur lesquelles nous avons pensé qu'il était à propos de fixer l'attention éclairée de MM. les médecins.

Il nous arrivera parfois d'indiquer, en nous appuyant sur l'autorité des maîtres les plus compétents, quelques soins préparatoires à prendre dans des cas très-urgents, et en attendant l'arrivée du médecin; à ce propos, nous répétons le conseil donné plus haut, et dont cet ouvrage n'est en quelque sorte que le développement : Dès que vous sentez quelque perturbation dans votre santé, appelez votre médecin.

Nous serions heureux si le travail que nous offrons au public pouvait lui être utile, en lui signalant une fois de plus l'importance des soins à prendre pour la conservation de la santé; et nous aurons atteint notre but si nous réussissons à répandre ces saines notions parmi le plus grand nombre.

VOCABULAIRE DE L'HYGIÈNE

ET DE LA SANTÉ

A

Abattement. — Diminution considérable des forces, qui s'observe presque toujours au début des maladies, et souvent aussi pendant la convalescence *(voyez ce mot)*. L'abattement moral accompagne ordinairement l'abattement physique ; ses caractères varient d'ailleurs selon les âges, les sexes, et les causes qui l'ont produit.

Abcès. — Collection de pus dans les substances des organes : les collections formées dans les cavités naturelles prennent le nom d'épanchements.

Les abcès sont un des modes de terminaison de l'inflammation aiguë chronique.

Il y en a de trois sortes : 1° les abcès inflammatoires francs, ou *abcès chauds, abcès phlegmoneux ;* 2° les *abcès froids* ou *chroniques*; 3° les *abcès par congestion.*

Les symptômes des abcès varient suivant les tissus qu'ils occupent; cependant on peut en reconnaître un certain nombre au gonflement des parties qui les environnent et à la douleur qu'on y produit lorsqu'on les touche : la peau est rouge, tendue et luisante (excepté dans les abcès froids ou par congestion); elle forme une tumeur saillante, douloureuse au toucher, et dont le sommet se laisse déprimer plus facilement que les parties environnantes. Quelquefois on y sent des espèces de pulsations. On reconnaît que l'abcès est mûr quand une sorte de fluctuation se manifeste sous la pression; c'est alors que s'il ne s'ouvre pas naturellement, l'art doit intervenir.

Le pronostic des abcès est d'autant plus grave qu'ils sont moins superficiels ou qu'ils siègent dans des organes importants à la vie, tels que les poumons, les plèvres, le foie, etc.

Quant aux abcès profonds et indolents, qu'on ne doit point ouvrir, on favorise la résorption du pus par les astringents, les fondants et les purgatifs.

Abdomen. — La plus grande des trois cavités splanchniques. Il est borné supérieurement par le diaphragme, inférieurement par le bassin, en arrière par les vertèbres lombaires, sur les côtés et antérieurement par plusieurs plans musculeux. L'abdomen contient les organes principaux de la digestion et de la sécrétion de l'urine, qui y sont maintenus dans leur situation naturelle par les replis du péritoine.

Absorption. — Phénomène qui consiste dans l'attraction et la condensation d'un fluide élastique ou d'un liquide par un corps solide ou liquide; en physiologie, propriété des tissus par laquelle pénètrent dans leur substance des molécules extérieures, assimilées, suivant leur nature, à cette substance, l'entretenant, l'augmentant ou l'altérant. La plupart des éléments, et, par suite, des tissus, se laissent pénétrer et traverser par des substances liquides qu'ils modifient, chemin faisant, en leur enlevant ou en leur ajoutant quelques-uns de leurs principes, par le double mouvement nutritif de combinaison et de décombinaison. L'absorption n'est pas un acte accompli par un appareil seulement : c'est une propriété de tous les tissus ; mais elle est plus ou moins développée dans chacun d'eux.

Accès. — Voir *Fièvres intermittentes*.

Accidents de la **Dentition.** — Voir *Dentition*.

Acné. — Maladie de peau caractérisée par des pustules peu étendues, séparées les unes des autres, environnées d'une auréole rosée ou livide, plus ou moins dure à leur base, répandues sur le nez, les joues, le front, et quelquefois les parties supérieures du cou. On peut en distinguer trois variétés principales : l'*acné simple*, dans laquelle les pustules paraissent ordinairement dans la région des tempes, au front, sur les épaules, à la partie supérieure du dos, ou sur la poitrine ; 2° l'*acné indurée ;* 3° l'*acné rosacée* (couperose), dont les pustules paraissent successivement aux joues, au nez, au front, quelquefois sur les oreilles et à la partie supérieure du cou. Cette forme de l'acné est surtout fréquente chez les femmes à l'âge critique.

L'acné ne résiste pas à l'emploi de la *Philodermine* (Voir *Spécialités*).

Adénite. — Voir *Ourles*.

Adhérence. — Réunion de deux parties qui ne doivent être que contigues. Les viscères du ventre et de la poitrine, qui ne sont séparés que par des membranes séreuses et qui se réunissent souvent dans les inflammations, contractent ainsi des adhérences.

Adolescence. — Age qui succède à l'enfance et qui s'étend depuis les premiers signes de la puberté jusqu'à l'époque où le corps a acquis toute sa perfection physique.

Adulte (âge). — Celui qui succède à l'adolescence et précède la vieillesse; on le nomme encore *âge mùr, âge viril, virilité.*

Adynamie. — Débilité, prostration physique et morale, affaiblissement des mouvements musculaires. On combat l'état adynamique, chez les enfants, par l'*huile de foie de morue (voyez ce mot)* et les préparations au *quinquina (voyez ce mot);* chez les adultes et les vieillards, par la *médication tonique* (voyez *Toniques)*.

Age critique. — Epoque de la disparition définitive du flux menstruel chez la femme, ordinairement vers 40 à 45 ans. Le temps critique s'annonce par une irrégularité dans le retour des menstrues, une diminution progressive et enfin la suppression complète de la fonction.

On sait à quels malaises les femmes sont exposées pendant cette période, malaises qui dégénèrent souvent en maladies graves s'ils sont négligés. L'usage de l'*Elixir des Dames* pendant le temps critique est spécialement recommandé, et suffit pour faire disparaître tous les inconvénients qui en sont d'ordinaire le cortège. (Voir *Spécialités*).

Agonie. — On appelle ainsi l'état qui précède immédiatement la mort, moment où elle lutte avec la vie, dont elle finit par triompher. Selon la diversité des causes qui amènent la mort, l'agonie est environnée de phénomènes différents : Tantôt le malade éprouve une complète prostration de forces, tantôt il y a en lui une effroyable lutte de tous les principes vitaux au milieu de la plus violente agitation, qui se termine, après un temps plus ou moins long, par la mort. La durée de cet état est très-variable : Tantôt elle n'est que de quelques minutes, tantôt elle se prolonge pendant plusieurs jours. Quelque douteux qu'il soit que l'agonisant puisse entendre, voir et comprendre, il convient d'éloigner de lui toute scène de désolation. Cet instant fatal ne peut plus être adouci que par les prières, la sollicitude, les consolations de ceux qui entourent le moribond. C'est un usage barbare, conservé encore dans quelques localités, d'ôter au moribond l'oreiller qui soutenait sa tête, ou de couvrir son visage d'un drap.

Aigreurs d'estomac. — Rapports liquides ou gazeux plus ou moins acides, quelquefois de nature à agacer les dents. Les personnes qui ont l'estomac délicat ou paresseux y sont sujettes; elles se manifestent souvent chez les femmes enceintes ou hystériques, chez les hypocondriaques, les convalescents, chez les ouvriers qui travaillent au milieu de matières acescentes ou acides (amidonniers, distillateurs d'eau forte, etc.); c'est alors le cas d'employer les *Prises anti-acides* (voir *Spécialités*). Souvent aussi les aigreurs d'estomac ne sont qu'un des symptômes de la gastralgie *(voyez ce mot)*, et c'est alors cette maladie qu'il faut traiter pour faire disparaitre les symptômes.

Air. — Toute la surface de notre globe est entourée d'une masse gazeuse qu'on appelle atmosphère. C'est l'air qui constitue cette atmosphère; et par conséquent c'est le milieu dans lequel se développent la plupart des corps organisés et se produisent presque tous les phénomènes que l'homme peut observer. L'air est un mélange de gaz et de vapeur, mais non une combinaison. Ces gaz sont :

	En volume.	En poids.
Oxygène...........	20.93	23.13
Azote..............	79.07	76.87
Acide carbonique...	Inappréciable.	4 à 6 dix-millièmes. (3 à 7 grammes par mètre cube).

Il nous paraît être sans odeur et sans saveur, quoique plusieurs faits semblent prouver le contraire, par exemple le goût fade de l'eau que l'ébullition a privée de l'air qu'elle contenait. Pris en petite quantité, l'air est parfaitement incolore et transparent; mais en grande masse il présente une couleur bleue due à l'inégalité d'action avec laquelle il transmet les différentes parties des rayons lumineux qui le traversent. L'air est un corps pesant; le poids d'un litre d'air à la la température de la glace fondante est de 1 gramme 2,986 dix-milligrammes. Il est absolument indispensable au développement et au maintien de la vie chez tous les êtres animés, tant animaux que végétaux; aussi sa pureté est-elle une condition essentielle de la santé, et à ce titre l'hygiène doit se préoccuper de son état dans les habitations, les ateliers, les lieux de réunion, etc. On appelle *air confiné* l'air des enceintes dans lesquelles séjournent des êtres vivants, et qui se trouve, par conséquent, plus ou moins vicié. C'est à cette viciation de l'air qu'on oppose la ventilation, dont le but est de le renouveler au fur et à mesure de son altération. L'air des enceintes closes peut être vicié par la respiration et les sécrétions des êtres vivants qui les habitent, et aussi par la combustion des corps servant au chauffage et à l'éclairage. L'homme adulte *expire*, par heure, environ 21 litres d'acide carbonique; la muqueuse pulmonaire, les fosses nasales et la bouche exhalent une quantité de vapeur d'eau (tenant en suspension une petite quantité de substances organiques très-altérables), estimée à 500 grammes par Sanctorius, et à 470 par Seguin. L'air est encore vicié par les produits de la transpiration cutanée et par les gaz qui s'échappent de l'estomac. Quant à l'éclairage, voici le nombre de litres d'acide carbonique produits par heure : bec d'huile, 15; bec de pétrole, 42; bec de gaz de houille, 128. Enfin la combustion de 1 kilogramme exige les nombres ci-après de mètres cubes d'air froid : bois, 6.25; charbon, 16.4; houille, 18; coke, 15. Indépendamment des produits de la respiration, de la transpiration, de la combustion, il est des agents bien autrement dangereux qui peuvent vicier l'atmosphère. Tels sont les miasmes, dont l'absorption détermine souvent les accidents les plus graves. C'est à leur influence qu'il est permis d'attribuer le développement, dans les grandes agglomérations, d'une foule de maladies, parmi lesquelles il suffit de citer la variole, le typhus, la pourriture d'hôpital, etc.

La pureté de l'air que nous respirons est une condition si essentielle de la santé publique que le législateur a dû prendre diverses précautions pour nous en assurer la jouissance, autant que le permettent les grandes agglomérations d'habitants et les besoins de l'industrie. Il a soumis les établissements insalubres à une réglementation sévère; il a édicté des prescriptions pour l'aménagement des écoles; la loi du 13 avril 1850 s'est occupée de l'assainissement des logements insalubres; enfin il a donné mission aux administrations locales de veiller sur les conditions de salubrité dans les lieux de réunion (ateliers, salles de spectacle, etc.), et le service de la voirie, placé sous leur autorité, est spécialement chargé, entre autres attributions, d'entretenir la propreté des voies publiques et de les débarrasser de tout ce qui pourrait être une cause de viciation de l'atmosphère.

Aliment. — On donne ce nom aux différents corps de la nature dont l'homme tire sa subsistance, et qui lui procurent les matières propres à son développement et à sa nutrition. Parmi les aliments, les uns servent surtout à l'assimilation, et réparent les pertes que cause la désassimilation, tandis que les autres favorisent ou règlent cette dernière. Comme il est d'expérience que nul principe ne peut faire partie de la substance organisée au-delà d'un certain temps sans devenir nuisible, les corps qui seulement favorisent l'assimilation ne sont pas moins des aliments. Ce sont eux qu'on a appelés *aliments respiratoires* ou *combustibles*. Ceux au contraire qui servent à l'assimilation sont appelés *réparateurs* ou *plastiques*. Dans la classification adoptée par M. Milne-Edwards, les aliments sont considérés sous le rapport : 1° des éléments qui les constituent; 2° des combinaisons les plus simples qui les composent, et qu'il appelle *principes alimentaires;* 3° de la combinaison des principes entre eux pour former les aliments que la nature nous présente et qu'il désigne par le nom d'*aliments com-*

posés. Les éléments qui entrent dans la composition des substances alimentaires sont l'oxygène, l'hydrogène, le carbone, l'azote, ceux-ci en grande proportion, puis en petites quantités le phosphore, le chlore, le soufre, le potassium, le fer, etc. Tous ces éléments peuvent former des combinaisons binaires, ternaires, quaternaires. Les aliments composés sont tirés du règne animal ou du règne végétal ; les premiers sont la chair des animaux, leur sang, leurs œufs et leur lait ; les seconds sont les racines, les tiges, les feuilles, les fleurs et les fruits.

Au point de vue des besoins qu'ils satisfont, les aliments ont été divisés en : 1° *Boissons,* qui étanchent la soif, et réparent surtout les pertes d'eau éliminée. Toutes les boissons sont des aliments liquides, mais tous les éléments liquides ne sont pas des boissons : exemple, les huiles ; 2° *Condiments* ou *assaisonnements,* qui excitent et favorisent les sécrétions salivaire et gastrique, et satisfont ainsi au besoin naturel ou artificiel d'une digestion prompte ou plus complète ; 3° *Aliments proprement dits,* tirés du règne animal ou du règne végétal.

Allaitement. — C'est l'alimentation de l'enfant durant les premiers temps de son existence ; on le divise en *naturel* et en *artificiel*. L'allaitement naturel comprend l'allaitement maternel, qui est fourni par la mère, et l'allaitement étranger, qui est fourni par une nourrice. A moins d'obstacles résultant de la santé de la mère, de maladies, de l'absence ou de la mauvaise qualité du lait, les avantages de l'allaitement maternel sont incontestables pour la mère et pour l'enfant.

L'allaitement artificiel consiste dans l'administration des boissons laiteuses à l'aide de biberons. Ce mode d'alimentation a été tour à tour exalté et dénigré avec une égale violence; les enfants allaités au biberon viennent bien, s'ils reçoivent d'ailleurs des soins convenables et respirent un bon air; le séjour à la campagne est beaucoup plus favorable, d'une part à cause de la pureté de l'atmosphère, et d'autre part à cause de la qualité du lait. Celui de l'ânesse ou de la chèvre est considéré par beaucoup de médecins comme supérieur, pour l'allaitement artificiel, à celui de la vache.

Amenhorrée. — Absence, ou suppression par suite d'un état de faiblesse générale ou de l'inertie des organes, de l'évacuation sanguine périodique chez les femmes, hors le cas de grossesse. Telle est l'influence de cette fonction sur la santé, que ces dérangements, sans constituer des maladies distinctes, deviennent presque toujours la cause d'affections plus ou moins graves.

Les suppressions subites sont ordinairement le résultat d'une vive émotion, de l'impression du froid, de l'immersion d'une partie du corps dans l'eau, de l'ingestion de boissons à la glace. Quand elles s'établissent lentement, elles sont la plupart du temps occasionnées par un appauvrissement du sang et une débilité générale, ou l'altération du tissu de l'organe.

L'amenhorée survenant subitement s'accompagne d'un sentiment de pesanteur avec gonflement douloureux du bas ventre, coliques utérines, et symptômes généraux plus ou moins développés, selon le tempérament et l'état habituel de santé du sujet. Les symptômes locaux sont moins marqués quand la suppression s'établit lentement. On voit, dans la plupart des cas, ces différents phénomènes se manifester à l'époque ou le flux avait coutume de paraitre, et diminuer dans l'intervalle.

L'évacuation périodique est toujours favorisée par l'*Élixir des Dames*; lorsque la suppression a pour cause la faiblesse générale, le lymphatisme, un régime tonique et réparateur est nécessaire. (Voyez *Toniques*.)

Ampoule. — Petite tumeur formée par la sérosité épanchée entre le derme et l'épiderme, qui vient aux pieds, à l'occasion des marches forcées, de l'usage de chaussures neuves ou trop étroites, ou aux mains par l'effet de travaux rudes ou de froissements réitérés. On *prévient* aisément les ampoules des pieds provenant de marches forcées par l'emploi du *Liniment des Touristes.*

On guérit ces petits accidents en perçant la cloche pour faire écouler le liquide, mais sans enlever l'épiderme.

Amputation — En chirurgie, toute opération qui consiste à séparer pour toujours, au moyen de l'instrument tranchant, un organe ou une partie d'organe saillant du reste du corps. Dernière ressource, moyen extrême de la chirurgie, l'amputation n'est pratiquée qu'en désespoir de cause. Beaucoup d'amputés croient pendant longtemps éprouver des douleurs dans la partie dont ils ont été privés par l'amputation. Ces douleurs, tout-à-fait nerveuses ou imaginaires, selon M. Velpeau, ne doivent les tourmenter en aucune façon.

Amygdalite ou *esquinancie.*—Inflammation des amygdales ou tonsilles. Elle est le plus souvent produite par les refroidissements subits, par les variations de la température. Les premiers symptômes sont la difficulté d'avaler, et la sensation d'un corps étranger dans l'arrière-bouche; en déprimant la base de la langue, on voit les amygdales rouges, tuméfiées, dépasser les piliers du voile du palais. Ordinairement, les symptômes augmentent d'intensité pendant 3 ou 4 jours, et diminuent ensuite sous l'influence d'un traitement antiphlogistique.

Anasarque. — Intumescence générale, ou du moins très étendue, du corps et des membres, produite par de la sérosité infiltrée dans le tissu lamineux. C'est proprement l'hydropisie générale de ce tissu. Lorsque cette hydropisie n'est que partielle, elle constitue *l'œdème*. *L'anasarque primitive* est la conséquence de troubles de la nutrition; c'est une affection générale, qui est le plus souvent chronique. Elle commence habituellement par les extrémités inférieures d'où elle s'étend à toute l'économie. La peau est pâle, d'un blanc laiteux, froide, et conserve l'impression du doigt. Dans *l'anasarque aiguë*, au contraire, la peau est rosée ou de couleur naturelle; elle n'est point froide, et l'impression du doigt disparaît rapidement. L'anasarque aiguë guérit souvent; mais l'anasarque chronique est rarement curable.

Anatomie. — Science de l'organisation de tous les êtres, dont elle isole les éléments afin de les étudier sous tous les rapports: nombre, forme, situation, connexion, structure.

Lorsque l'anatomie fait abstraction des organes pour ne considérer que les tissus élémentaires qui les forment par diverses combinaisons, elle reçoit le nom *d'anatomie générale*; on l'appelle *anatomie comparée*, quand elle compare l'organisation des divers animaux; anatomie pittoresque ou plastique, quand elle est étudiée par les artistes en vue de la reproduction des corps animés par la sculpture, la peinture, etc. Mais l'anatomie n'étudie pas seulement les organes à l'état de santé, elle s'occupe aussi des altérations qui sont amenées par différentes causes; elle reçoit alors le nom d'anatomie pathologique.

Le moyen d'étude pour l'anatomie est la dissection, par laquelle on divise méthodiquement et on met à découvert les différentes parties du corps; aussi comprend-on que l'anatomie est la base même de la chirurgie.

L'anatomie livre à la *physiologie* le résultat des études qu'elle a faites sur la structure des organes, et celle-ci à son tour a pour objet d'expliquer les fonctions qu'ils exécutent.

Anémie. — État particulier de l'appareil circulatoire, dans lequel le sang rare, ou appauvri, n'exerce plus sur l'organisme la même influence vivifiante. L'anémie est idiopathique lorsque les causes qui l'ont produite ont agi directement sur le sang, comme une alimentation insuffisante, l'inspiration d'un air vicié, la privation de lumière solaire, etc. Elle est symptomatique lorsqu'elle résulte d'une hémorragie, lorsque l'assimilation des aliments est empêchée par quelque altération de l'appareil digestif, lorsqu'une affection pulmonaire ne permet pas au sang de s'oxygéner complètement, etc.

On la reconnait à la pâleur des téguments, à la petitesse et à la viduité des veines superficielles, à la à la décoloration des lèvres et des ongles, à l'essoufflement, aux névralgies de la tête et de la poitrine, à la dyspepsie, aux palpitations.

L'anémie peut être facilement confondue avec la chlorose *(voyez ce mot)* en raison de la similitude parfaite de leurs principaux symptômes; d'ailleurs ces deux maladies co-existent fréquemment et se confondent en l'affection nommée *chloró-anémie.*

Quelle que soit la cause de l'anémie, elle doit être traitée par un régime excitant et substantiel; c'est ici plus que jamais le cas de faire intervenir la médication tonique à laquelle le nombre toujours croissant des anémiques a donné de nos jours une si grande importance. Ce développement de plus en plus considérable de la faiblesse générale constitue d'ailleurs un véritable danger public, une menace sérieuse pour l'avenir des peuples civilisés; aussi est-ce un devoir que de signaler ce danger, et d'indiquer les moyens propres à le conjurer. Les jeunes générations paraissent plus atteintes encore que leurs aînées par cet affaiblissement toujours croissant; aussi les parents doivent-ils surveiller attentivement le développement de leurs enfants, et non-seulement recourir aux remèdes proposés par la science lorsque l'invasion du mal est manifeste, mais en faire usage, préventivement pour en conjurer l'atteinte. Nous engageons les pères et les mères à lire avec attention l'article *Toniques* dans ce *Vocabulaire.*

Anesthésie. — Privation générale ou partielle de la sensibilité physique. Cet état, s'il est spon'ané. ne dure ordinairement que peu de temps, et, lorsqu'il se prolonge, il gagne le plus souvent les nerfs moteurs, c'est-à-dire que l'extinction de la sensibilité amène la cessation du mouvement et de la nutrition du membre qui en est atteint. L'anesthésie est artificielle lorsque l'état d'insensibiltié est provoqué par l'éther ou le chloroforme.

Anévrysme. — Tumeur produite dans l'intérieur d'une artère par la dilatation des membranes qui constituent ses parois; c'est *l'anévrysme vrai*, qui survient sans cause apparente. Mais on a étendu le nom d'anévrysme aux tumeurs produites par le sang épanché hors d'une artère (*anévrisme faux*) ainsi qu'aux dilatations du cœur.

Angine. — Inflammation de la membrane muqueuse qui tapisse l'arrière-bouche, ou le commencement du canal aérifère. Elle prend ordinairement le nom de la partie qu'elle affecte spécialement, d'où les dénominations d'angine *pharyngée, laryngée, tonsillaire,* suivant qu'elle envahit le pharynx, le larynx ou les tonsilles (amygdales).

Ces diverses formes de l'angine reconnaissent à peu près les mêmes causes : c'est le plus souvent l'impression du froid sur une partie quelconque du corps, l'action de vapeurs ou de substances irritantes sur les muqueuses. Voici les principales espèces d'angines:

L'angine gutturale, ou inflammation de toutes les muqueuses qui s'étend de l'arrière-bouche à une portion assez profonde du pharynx. Elle est caractérisée au début, par un sentiment de gêne, de douleur à la gorge et de difficulté d'avaler; la muqueuse de la gorge est sèche, rouge, luisante; plus tard, une matière filante forme quelquefois une couche grisâtre, surtout sur les amygdales; parfois des nausées, amertume de la bouche, soif et fièvre.

Angine tonsillaire. (Voyez *Amygdalite*).

L'angine pharyngée, qui a son siège à l'extrémité du tube supérieur par lequel les aliments descendent dans l'estomac, ou *pharynx*; ici l'action d'avaler est moins difficile, mais une toux pénible provoque l'expulsion d'un mucus tapissant la paroi postérieure de l'arrière-bouche.

Dans *l'angine couenneuse*, les amygdales s'enflamment, se gonflent, s'ulcèrent et se couvrent de fausses membranes, lesquelles peuvent s'étendre au voile du palais et dans les arrière-narines, dans le pharynx et enfin dans le larynx où elles forment le croup. *(Voyez ce mot).*

Quand l'angine couenneuse est bénigne, le produit déposé sur les amygdales est ordinairement molasse, caséeux, pultacé, tandis que dans les angines couenneuses graves, la fausse membrane est ferme, résistante, élastique et presque entièrement formée de fibrine.

Les angines couenneuses et gangréneuses *épidémiques* sont ordinairement malignes et adynamiques, ce qui dépend de l'empoisonnement produit par la résorption des humeurs secrétées par la muqueuse du pharynx érodée ou ulcérée par la maladie.

Le danger de l'angine couenneuse et gangréneuse n'est pas dans la présence d'une fausse membrane ou d'une eschare sur les amygdales, mais dans la résorption purulente qui se fait à la surface des plaies de la gorge; la fausse membrane n'est dangereuse par elle-même que si elle gagne le larynx et les voies aériennes, de manière à causer mécaniquement l'asphyxie.

L'angine maligne peut tuer en 24 ou 48 heures, et la mort survient d'autant plus vite que les enfants sont plus jeunes.

Angine *gangrèneuse*, angine *couenneuse* et angine *ulcèreuse* sont les trois formes anatomiques d'une seule et unique maladie, qui est l'angine maligne.

Il y a des épidémies d'angine maligne où l'on n'observe que des ulcérations sur les amygdales, sans aucune apparence de fausse membrane, tandis que dans quelques autres localités il n'y a que de véritables angines couenneuses.

Sous le nom *d'angine granuleuse* (Dr Chomel) ou *glanduleuse*, de *pharyngite chronique*, etc., on a décrit une angine peu grave, caractérisée par la présence sur le pharynx de granulations plus ou moins volumineuses, donnant au fond de la gorge un aspect mamelonné très-évident.

L'habitude de parler beaucoup, de professer, de chanter, les inflammations catarrhales fréquentes de l'arrière-gorge, l'influence irritante de la fumée de tabac chez ceux qui ont continuellement le cigare à la bouche et la prédisposition créée par l'herpétisme sont les causes de l'angine granuleuse.

Angine de poitrine. — Cette maladie, qui n'a de commun avec la précédente que le nom, est, à proprement parler, une névralgie très-douloureuse du cœur, s'étendant communément à tout le côté de la poitrine et jusque dans le bras, avec un sentiment d'anxiété et de suffocation insupportables. A un haut degré, refroidissement des extrémités, altération des traits, arrêt de la circulation, mort en quelques heures. Cette affection se montre ordinairement chez les personnes atteintes d'une lésion organique du cœur; elle est dix fois plus fréquente chez l'homme que chez la femme.

Ankylose. — Diminution ou impossibilité absolue des mouvements d'une articulation naturellement mobile. L'ankylose est *vraie* ou *fausse*; elle est *vraie*, lorsqu'il y a soudure des extrémités articulaires entre elles; elle est *fausse*, lorqu'elle résulte d'une adhérence des feuillets de la membrane synoviale, ou d'une simple sécheresse de cette membrane, ou de la rigidité des faisceaux ligamenteux et des muscles qui avoisinent cette articulation. L'ankylose, vraie ou fausse, suppose toujours que le membre est resté longtemps immobile, comme il arrive à la suite des fractions, luxations, tumeurs, etc.

Anthrax.— Quelques auteurs ont distingué deux espèces d'anthrax, le *bénin*, ou anthrax proprement dit, et *l'anthrax malin*, qui n'est autre chose que le *charbon (voyez ce mot);* mais cette distinction, ou plutôt cette assimilation, doit être rejetée, car il n'y a aucune analogie réelle entre l'anthrax et le charbon.

L'anthrax est une tumeur inflammatoire circonscrite, trés-dure, très-douloureuse, d'un rouge foncé, avec chaleur brûlante, qui, dans l'espace de quelques jours, acquert plusieurs centimètres de diamètre, et devient saillante au-dessus du niveau de la peau. C'est surtout au dos, sur les épaules et au cou que se montre l'anthrax. Il est une complication assez fréquente et souvent grave du diabète. Comme le furoncle, l'anthrax se termine par la formation et la chute d'un *bourbillon* constitué aux dépens du tissu lamineux enflammé qui s'est mortifié. (Voyez *Furoncle*).

Antropologie. — Histoire naturelle de l'homme, soit qu'on le considère comme un *individu*, dans sa structure, dans sa composition et dans ses phénomènes physiologiques intellectuels, soit qu'on l'étudie comme une *espèce* ou un genre présentant plusieurs races, vivant en société, et se perfectionnant par la civilisation.

Aphtes. — Ce sont des vésicules suivies d'ulcérations arrondies, grisâtres, douloureuses, développées à la surface interne de la bouche, en dedans des joues, des lèvres, sur la langue et jusque dans le pharynx. Sans présenter de danger, ces ulcérations sont souvent très-douloureuses; on fait disparaître presque instantanément la douleur vive des aphtes et la gêne qu'ils opposent à la mastication en répandant sur leur surface une petite quantité de la *Poudre anti-aphteuse*. (Voyez *Spécialités*).

Apoplexie. — Maladie caractérisée par une paralysie soudaine, spontanée, plus ou moins complète, plus ou moins étendue, plus ou moins durable, du sentiment et du mouvement; paralysie produite dans le plus grand nombre de cas, par un épanchement de sang dans les membranes cérébrales, dans les ventricules du cerveau, ou dans la substance même de l'encéphale. Quelquefois, au lieu de sang, c'est une sérosité plus ou moins abondante que l'on trouve dans les ventricules cérébraux; parfois aussi on ne reconnait aucune lésion matérielle appréciable. L'apoplexie *foudroyante* détermine la mort en 3, 4 ou 24 heures. Autrefois on donnait ce nom à tous les cas de mort violente, en particulier à ceux qui sont occasionnés par la rupture d'un anévrysme, etc.

Le sang qui sort de ses vaisseaux pour former des foyers sanguins dans les poumons constitue *l'apoplexie pulmonaire*.

Appétit. — Sensation qui nous avertit du besoin général de restauration qu'éprouve l'organisme, et l'aptitupe à agir des organes digestifs; mais ce mot s'applique spécialement au désir des aliments solides, tandis que le besoin des liquides est désigné par le nom de *soif*. L'appétit est un premier degré de la *faim*, et se distingue d'elle en ce qu'il est un état agréable, qui promet le plaisir, tandis que celle-ci constitue un besoin impérieux, pénible à supporter et allant vite jusqu'à la douleur.

Dès que le besoin de réparation se fait sentir, l'appétit s'éveille ; son intensité et les époques de son retour varient selon l'âge, les tempéraments, les climats, les professions, la quantité et plus encore la nature des aliments ingérés. Quand le besoin est satisfait, la sensation éprouvée cesse et est remplacée par une autre qui, au-delà d'un certain terme, peut devenir tout opposée et dégénérer en satiété ou dégoût ; l'appétit peu disparaître aussi quand il n'est pas satisfait, mais presque toujours pour revenir plus vif, plus pressant, et pour revêtir la forme de la faim.

C'est une heureuse constitution que celle des personnes qui ressentent régulièrement la sensation de l'appétit ; c'est le gage d'une bonne digestion. Il n'en est malheureusèment pas ainsi de tout le monde, et trop de gens, au lieu d'éprouver périodiquement de l'appétit, ne sentent habituellement que du dégoût et de la répugnance pour les aliments. On peut en inférer que leur estomac subit des désordres plus ou moins graves, et il y a là un danger sérieux pour la santé générale, car la nutrition par laquelle nous réparons les pertes continuelles de l'organisme, est directement menacée. C'est particulièrement au renouvellement des saisons et pendant les chaleurs que l'on observe cette diminution et même cette perte complète de l'appétit. C'est un avertissement qu'il ne faut pas négliger, sous peine de troubles plus ou moins graves dans toutes les fonctions de l'organisme, et il faut au contraire recourir à tous les moyens propres à faire renaître l'appétit. On sait d'ailleurs que lorsqu'on a cessé de le ressentir, les digestions deviennent de plus en plus difficiles, les forces diminuent, le moral s'affecte, et toute énergie disparaît. Parmi toutes les préparations qui ont été préconisées pour rappeler l'appétit, il n'en est pas une seule qui égale en mérite le *Vin apéritif du docteur Solenne*; ce n'est point un médicament, car il n'y a pas encore de maladie déclarée; c'est un stimulant de l'estomac paresseux, qui lui rend son activité, sa vigueur, et le met ainsi à même de remplir comme il faut l'importante fonction dont il est chargé dans l'acte de la nutrition.

Apyrexie. — Cessation du mouvement fébrile. Nom donné dans les fièvres intermittentes à l'intervalle des accès.

Arthrites. — Ce sont des maladies causées par la phlegmasie des articulations.

Il y en a un grand nombre; elles diffèrent par leur intensité autant que par leur origine; citons l'*arthrite subaigue*, l'arthrite *traumatique*, l'*arthrite aiguë*, l'*arthrite chronique*, l'*arthrite rhumatismale*, etc.

La douleur et le gonflement d'une articulation, sont en général, les symptômes de l'arthrite.

La rougeur de la synoviale, l'hydropisie, la sécheresse ou la suppuration de cette séreuse, l'usure des cartilages, l'altération des os, l'hyperthrophie des ligaments et l'ankylose, sont les lésions qu'on observe à différents degrés dans toutes les arthrites.

Ascite. — Hydropisie du péritoine, qu'on appelle aussi *hydropéritonie*. Elle peut être due, soit à une inflammation chronique du péritoine, soit à d'autres altérations de cette membrane, qui entraînent une supersécrétion morbide de la très-petite quantité de sérosité que produit normalement le péritoine.

Asphyxie. — État de mort apparente et imminente par défaut d'air respirable. Les causes de l'asphysie peuvent provenir de l'individu lui-même (maladies diverses, asthme, croup, etc.), ou résulter d'accidents.

Asphyxie en général. La première chose à faire est d'éloigner la cause de l'asphyxie; on expose donc le malade au grand air et on le débarrasse de ses vêtements. On irrite ensuite la peau par des frictions stimulantes, faites avec de l'eau de Cologne ou de l'eau de vie; on exerce des pressions méthodiques sur la poitrine et sur le ventre, afin d'exciter le mouvement des muscles de la respiration; on passe de temps en temps un flacon d'ammoniaque sous les narines; on insuffle de l'air dans les poumons. Dans tous les cas, il ne faut pas craindre de continuer les secours, lors même qu'ils paraîtraient infructueux, car l'expérience prouve que la vie peut être ranimée longtemps après qu'elle avait paru avoir entièrement cessé.

Asphyxie par submersion (Noyés). — Placer le noyé sur le côté, la tête légèrement élevée; le déshabiller, le réchauffer au moyen de linges, de briques, de fers chauffés, de frictions stimulantes; employer enfin tous les moyens indiqués ci-dessus. On imitera les actes de la respiration de la manière suivante : le malade étant placé sur le côté, la face tournée du côté de la terre, un de ses bras soutenant le front, on remarquera qu'il y a *expiration*, c'est-à-dire expulsion d'air de la poitrine; que cette expiration augmente quand on comprime le dos, et qu'au moment où cesse cette compression, une *inspiration* commence, qui devient plus complète si l'on tourne le malade sur le côté et un peu au-delà. Ainsi on placera alternativement le malade sur le ventre et sur le côté, et cette manœuvre sera répétée doucement et régulièrement quinze fois environ par minute. La respiration artificielle se fait très-bien encore en couchant l'asphyxié sur le dos, la poitrine un peu élevée; une personne fixe le bassin, et une autre, saisissant les épaules et les aisselles, les tire en haut et en arrière, puis les abaisse doucement quinze fois par minute. On fait entrer ainsi chaque fois un demi-litre d'air au moins. On cherchera en même temps à rétablir la circulation, en pressant chaque membre, le ventre et les flancs, avec les mains, de manière à refouler le sang vers le cœur, et en frictionnant les côtés de la poitrine. Cette espèce de massage est la meilleure manière de réchauffer le corps. Les pratiques empiriques autres que celles ci-dessus, telles que l'insufflation de fumée de tabac dans le rectum, la suspension par les pieds, sont plus nuisibles qu'utiles.

C'est un préjugé très-accrédité, mais très-barbare, qu'on ne doit pas toucher au corps d'un asphyxié avant l'arrivée soit d'un officier public, soit d'un homme de l'art; le premier devoir est celui que l'humanité commande, c'est-à-dire de tenter, *sans aucun délai*, tous les moyens propres à ramener l'asphyxié à la vie; aussi importe-t-il encore plus de prévenir rapidement un médecin que les autorités; sauver la vie d'un de nos semblables est toujours le plus pressé; c'est chose plus urgente encore que la constatation d'un crime, s'il en a été commis un.

Asphyxie par strangulation (pendaison). On s'empressera de couper la corde et l'on emploiera les moyens indiqués pour l'asphyxie par submersion. C'est surtout en cas de pendaison que l'on retrouve presque partout ce préjugé barbare qui consiste à ne point toucher au corps d'un pendu avant l'arrivée des autorités; non-seulement la loi ne prescrit rien de semblable, mais les instructions émanées des autorités compétentes, notament celles du Conseil de salubrité de la ville de Paris indiquent le contraire. En cas d'asphyxie par strangulation, l'homme de l'art pratique souvent une saignée du bras ou de la jugulaire; aussi est-il urgent de l'appeler au plus vite.

Asphyxie par la vapeur du charbon. — On couche le malade, la tête et la poitrine élevées, dans une chambre très-aérée; on asperge le visage avec de l'eau vinaigrée. On fait des frictions sur tout le corps avec de la flanelle imbibée d'eau-de-vie ou d'eau de Cologne. Dès que le malade peut avaler, on lui fait prendre quelques cuillérées de bon vin chaud; on applique des sinapismes aux mollets; on observera au surplus les indications données pour l'asphyxie en général.

Dans ce genre d'asphyxie, le gaz acide carbonique, qui la détermine, n'agit point comme délétère, mais est impropre à la respiration.

Asphyxie des fosses d'aisances. — On emploie tous les moyens indiqués pour l'asphyxie en général; de plus on place sous le nez du malade une compresse de toile imbibée de vinaigre, dans laquelle on a introduit un peu de chlorure de chaux.

Asphyxie par le froid. — Mettre le malade dans un bain d'eau à la température ordinaire, puis verser peu à peu de l'eau chaude jusqu'à ce que le bain atteigne 25 degrés. Lorsque la chaleur et la souplesse naturelle sont revenues, frictions excitantes, bouillon, vin coupé; mais pas de liqueurs spiritueuses.

Asphyxie par la chaleur. — (Produite par l'ardeur du soleil, le feu violent des fonderies, etc.) Placer le malade dans un lieu moins chaud et aéré; boissons rafraîchissantes ou acidulées; bains de pieds peu chauds.

Assimilation. — Action commune à tous les êtres organisés, et en vertu de laquelle ils transforment en leur propre substance les matières dont ils se nourrissent. Cette action suppose une série de modifications préparatoires subies par les substances alibiles, c'est-à-dire l'insalivation, la digestion stomachale, l'absorption et la chylification. Ce n'est qu'alors, en effet, que les organes reçoivent les matériaux assimilables. L'assimilation n'est qu'un des actes de la nutrition; ainsi ce mot désigne d'une manière générale le phénomène par lequel une espèce de corps qui a pénétré moléculairement dans l'organisme par une voie quelconque s'unit et devient semblable aux espèces qui constituent la substance de celui-ci, et participe aux actes qu'il accomplit.

Asthénie. — Diminution des forces, débilité générale du corps.

Asthme. — Difficulté de respiration purement nerveuse, revenant par accès irréguliers et non accompagnés de fièvre, reconnaissant surtout pour cause les variations atmosphériques, les excès, la pléthore, les émotions vives, les odeurs, la poussière irritante, etc. Les accès ont souvent lieu le soir ou la nuit. L'invasion est subite; elle débute par un sentiment de serrement de la poitrine; le malade ne peut rester couché; il a besoin de se tenir assis ou debout, et de respirer un air frais. Il s'agite et craint d'étouffer; la respiration est précipitée, haletante, entrecoupée, bruyante; la toux est pénible, suffocante ou convulsive; la figure est altérée, pâle et fatiguée, ou au contraire, gonflée et livide; enfin les accidents se calment, la toux s'humecte, l'expectoration s'établit.

Entre les accès, qui se succèdent à des intervalles très-variables, la santé est plus ou moins parfaite.

Le malade doit être éloigné de tout ce qui peut empêcher le libre accès de l'air ou gêner la respiration, et faire usage de la *Liqueur anti-asthmatique*. (Voir *Spécialités*). Il aura soin d'éviter le froid, le vent, les brouillards; il usera d'aliments doux et légers et évitera les alcooliques. Les voyages sur mer, le séjour à la campagne, les vêtements chauds, l'usage de la flanelle sont d'excellents préservatifs.

Ataxie. — En général, désordre, irrégularité. — *Ataxie locomotrice.* — Affection caractérisée par des désordres très-considérables dans les mouvements, ayant leur raison dans un défaut de coordination ou d'équilibre; par des phénomènes paralytiques survenant un peu plus tard et portant sur les nerfs du mouvement; enfin par de l'anesthésie. L'ataxie locomotrice est un phénomène morbide dépendant des centres nerveux, et, à ce titre, un symptôme commun à un grand nombre d'affections chroniques.

Atmosphère. — Les propriétés physiques et la composition chimique de l'air qui constitue notre atmosphère ont été exposées à l'article *Air. (Voyez ce mot)*. Quelle est la limite de notre atmosphère? M. Biot, empruntant les éléments de ses calculs à trois séries d'observations barométriques (voyez *Baromètre*) thermométriques, (voyez *Thermomètre*), et hygrométriques (voyez *hygrométrie*), faites à des stations successives par Gay-Lussac, de Humbolt et M. Boussingault, arriva à donner 47 kilomètres à la hauteur totale de l'atmosphère; hauteur que Humbolt et M. Boussingault réduisirent à 43 kilomètres, et que d'autres élevèrent à 88. Bien que ces deux chiffres soient généralement acceptés comme extrêmes, M. Coulvier-Gravier, partant de cette donnée que les étoiles filantes ne peuvent s'enflammer que dans l'atmosphère, et qu'elles brillent à plus de 880 kilomètres, étend jusque-là la hauteur de notre enveloppe aérienne.

L'atmosphère n'est pas seulement nécessaire à toute notre existence, elle a encore pour fonction générale d'aspirer le trop-plein des eaux, qu'elle déverse ensuite sur la terre. On a un contrôle rigoureux de cette opération, qui s'accomplit régulièrement, dans la quantité d'eau toujours la même que possèdent les océans, quoique les eaux des fleuves et des rivières eussent dû l'augmenter dans de notables proportions.

L'analyse de l'air à l'aide de l'aéroscope donne des résultats très variables, suivant qu'on opère sur l'atmosphère des villes, ou sur celles des montagnes, des marais ou de la mer. L'atmosphère des villes est toujours surchargée d'une grande variété de débris organiques ou minéraux. Dans les plaines et au-dessus des marais, loin du voisinage des villes, les corpuscules en suspension sont presque tous végétaux; en pleine mer ou sur les montagnes, ils deviennent beaucoup plus rares; cependant on a constaté, dans un seul décimètre cube (un litre) de cet air jugé pnr l'éclosion d'une quantité considérable d'infusoires ailés.

Atonie. — Faiblesse générale de tous les organes, due à une constitution lymphatique, aux privations à un excès de travail, à des pertes sanguines répétées, ou bien à l'effet d'une maladie plus ou moins grave. Le régime des *toniques (voyez ce mot)* est tout naturellement indiqué dans ce cas.

Atrophie. — Consomption, dépérissement, diminution progressive dans le volume de tout le corps, ou seulement d'une de ses parties, attribuée au défaut de sucs nourriciers. L'atrophie est moins une maladie qu'un symptôme; on l'observe dans un grand nombre d'affections dont elle signale le danger.

Les phénomènes de *l'atrophie partielle* ne sont pas les mêmes pendant et après l'accroissement : chez l'homme adulte, le membre diminue de volume, mais il conserve la même longueur que le membre sain; chez l'enfant au contraire, l'accroissement n'étant pas achevé, le membre atrophié ne suit pas l'autre dans son développement en longueur, et diffère quelquefois de plusieurs décimètres.

Attaque de nerfs. — Voyez *Névroses.*

Auscultation. — Méthode d'investigation basée sur la connaissance des bruits que l'organisme en fonction produit, soit dans l'état sain, soit dans l'état de maladie; elle comprend l'étude de tous les bruits qui peuvent être perçus à distance, soit par l'oreille immédiatement appliquée sur la région du corps qui résonne, soit par l'intermédiaire d'instruments destinés à conduire le son. On doit à Laennec la connaissance de ce moyen puissant de diagnostic, et c'est lui qui en a développé les résultats les plus importants.

Alcoolisme. — Empoisonnement aigu ou chronique par l'alcool et les liqueurs fortes, même par l'abus du vin.

Quand un individu adonné à l'ivrognerie perd l'appétit et les forces, bégaie, vacille sur ses jambes, tremble des mains et des doigts, devient hébété, et éprouve des hallucinations ou des convulsions épileptiformes, il est sous l'influence d'un empoisonnement chronique d'alcool.

La folie aiguë est la conséquence de l'alcoolisme, et, en raison du tremblement des mains qui accompagne le violent délire observé chez les malades, elle a reçu le nom de *delirium tremens (Voyez ce mot).*

Le délire nerveux de nos blessés est presque toujours du délire alcoolique.

L'alcoolisme est une condition défavorable pour le succès des opérations chirurgicales (Dr Bouchut).

B

Bâillement. — Inspiration longue, graduelle, indépendante jusqu'à un certain point de la volonté, s'accompagnant d'un écartement considérable des mâchoires, et suivie enfin d'une expiration plus ou moins bruyante.

Toutes les fois que, par le trouble de la circulation ou de la respiration, le sang vient à s'accumuler dans les poumons de manière à ne pouvoir être suffisament revivifié par l'air inspiré naturellement, le baillement apporte avec lui un soulagement sensible en portant l'air jusque dans les dernières ramifications des bronches, et il remédie ainsi au trouble de la circulation.

Les modifications qu'éprouve la respiration quand l'homme s'endort ou s'éveille, excitent des bâillements dont le nombre varie; la faim et la fatigue en occasionnent également; mais de toutes les causes de bâillement la plus déterminante est sans contredit l'ennui. — Inutile de dire que ce mal est contagieux.

On emploiera avec succès le *Sirop d'écorces d'oranges amères antinerveux*. (Voyez *Spécialités*).

Quand le bâillement sort des proportions ordinaires, le grand écartement des mâchoires peut déterminer la luxation de l'os maxillaire inférieur; de là le vieux dicton : Bâiller à se démettre les mâchoires.

Bain. — Immersion totale ou partielle du corps dans une substance étrangère, le plus ordinairement liquide, et composée soit d'eau pure à diverses températures, soit d'eau mélangée diversement, soit enfin réduite en vapeur.

Le bain a, ou un but de propreté, et alors il appartient à l'hygiène et aux mœurs d'un peuple, ou bien il est du ressort de la médecine, comme agent thérapeutique dans diverses maladies.

Le bain de propreté, ou d'eau simple, est trop généralement négligé chez nous. On pourrait dire, jusqu'à un certain point, que l'usage des bains n'est point dans nos mœurs; et cela est absolument vrai, si nous nous comparons aux anciens, ou même aux peuples modernes de l'Égypte, de la Turquie et de la Russie.

On distingue les bains en *généraux* et en *partiels*, suivant que le corps entier ou une seule de ses parties est immergé. On a étendu en thérapeutique la même dénomination à l'immersion du corps dans l'eau réduite en vapeur *(bains de vapeur)*, dans d'autres liquides que l'eau ordinaire ou dans l'eau chargée de différents principes *(bains médicamenteux, bains d'eaux minérales, bains de mer)*; à l'application de diverses substances chaudes, sèches ou humides sur une plus ou moins grande surface du corps *(bains de sable, bains de marc de raisin, etc.)*; enfin à l'échauffement de l'atmosphère dans laquelle on fait séjourner le corps *(bains de chaleur)*, et même à l'exposition du corps nu à l'air libre *(bains d'air)*.

Selon les parties immergées, les bains partiels prennent le nom de *bains de siège, bains de pieds* ou *pédiluves, manuluves*, etc.

On entend communément par *bain froid* celui qui est pris à la température des rivières ou de la mer en été; mais il serait peut-être plus convenable de le nommer *bain frais*, puisque par son usage on cherche plutôt la sensation agréable déterminée par une température fraîche que celle toujours pénible qui est causée par le froid. La température des *bains froids* est fixée par Hallé, Guilbert et Nysten, de 0 à 20 degrés centigrades. Lorsqu'on peut les supporter et qu'ils ne donnent lieu qu'à une réaction modérée, ils fortifient la constitution en redoublant l'énergie des organes, en consolidant les tissus, en empêchant les pertes occasionnées par la transpiration et en augmentant l'activité du système digestif; mais ils peuvent avoir chez les sujets faibles ou irritables des effets funestes, par suite des congestions internes qu'ils produisent, et qui ne se dissipent que par la réaction; alors ils donnent lieu à des bronchites, à des pneumonies, à des coliques, à des diarrhées et quelquefois même à des convulsions. Ils sont un puissant moyen thérapeutique dans la chorée, mais il faut se garder d'en abuser.

Les *bains frais* ont une température de 20 à 25 ou 26 degrés centigrades, qui est celle des rivières et de la mer pendant l'été. L'eau à cette température détermine une légère horripilation, surtout lorsqu'on n'y est pas habitué et qu'on n'entre dedans que graduellement; car lorsqu'on y entre tout d'un coup, on éprouve une impression subite de froid, mais qui disparaît promptement. Rien n'est plus salutaire que l'usage de ces bains : ils tempèrent la chaleur, calment la soif, et sont employés sous ce rapport avec avantage en été et dans les climats chauds ; ils fortifient les constitutions faibles, délicates et molles, détruisent beaucoup de prédispositions fâcheuses et peuvent même guérir quelques maladies chroniques. Les bains frais, tels qu'on peut les prendre dans une rivière, et non pas dans une baignoire, pourvu qu'ils ne soient pas trop prolongés, exercent de très heureux effets sédatifs et toniques dans diverses affections, telles que les scrofules et le rachitisme, certaines gastralgies accompagnées d'une grande débilité, etc. Quand l'aménorrhée est liée à un état d'irritabilité nerveuse prononcée, elle cède en général assez promptement à l'usage des bains frais pris dans l'eau courante. C'est aussi un des meilleurs moyens de déterminer la menstruation chez les jeunes filles pâles et chlorotiques, chez qui elle s'établit avec tant de difficulté pour la première fois. Le bain frais est dans ce cas un puissant adjuvant du régime Tonique (*Voyez ce mot*).

Les bains frais, dont l'usage était autrefois totalement négligé, ont pris aujourd'hui en hygiène et en thérapeutique une place légitime qu'ils garderont.

Dans les *bains russes*, l'action du froid est combinée avec celle de chaleur. Toutefois l'emploi de ce moyen dans nos climats n'est pas sans danger, et il y a témérité pour les individus à constitution énervée, molle et irritable de nos cités à se soumettre à de pareilles épreuves, qui produisent toujours une extrême perturbation suivie souvent d'accidents graves. Toutefois, porté à un degré modéré de température, 38° à 44° centig., par exemple, avec l'affusion, non pas glaciale mais tiède, le bain russe, d'ailleurs complété par le massage et la flagellation, et suivi de repos absolu ou de sommeil dans une douce température, peut procurer de bons résultats dans quelques affections; mais il ne doit jamais être pris que d'après la prescription du médecin.

Le traitement par l'eau froide est une méthode curative dont il sera parlé au mot *hydrothérapie* (*Voyez ce mot*).

Le *bain tiède* ou *tempéré* est celui qu'on prend en toute saison comme moyen d'hygiène, et dont la température varie de 27 à 35°. Pendant la durée de ce bain on remarque un ralentissement des battements de cœur et des mouvements respiratoires, et un état de calme qui finirait par conduire doucement au sommeil, pour peu qu'on y fût disposé. Les effets consécutifs de ce bain sont calmants et relâchants; il délasse parfaitement, et mieux que le bain frais. Considéré comme moyen hygiénique, le bain tiède convient à tout le monde; car, quels que soient le sexe, le tempérament, la profession d'un individu, la propreté lui est indispensable; mais c'est particulièrement aux tempéraments secs, irritables, aux vieillards, aux enfants, aux femmes, que les bains tièdes sont avantageux. Après l'emploi de ce bain, on doit éviter soigneusement l'impression du froid; car la peau, débarrassée des débris d'épiderme et de l'enduit qu'y avait laissés la sueur, reste pendant quelque temps plus impressionnable qu'elle ne l'était auparavant.

Les *bains de vapeur* agissent par le calorique combiné avec la vapeur d'eau; les *bains de chaleur* n'agissent que par le calorique. Les uns et les autres excitent vivement la surface de la peau, déterminent une transpiration abondante et peuvent, en augmentant ainsi les fonctions de l'organisme cutané, produire un effet dérivatif; c'est ainsi qu'on les prescrit avantageusement dans les douleurs rhumatismales, la sciatique, les raideurs articulaires, etc. Ils sont également utiles dans la gale, les dartres et autres affections cutanées invétérées.

Les *bains alcalins* se composent en ajoutant à un bain ordinaire 125 à 250 grammes de sous-carbonate de potasse et de soude.

On prépare aujourd'hui des *bains sulfureux (bains de Barèges artificiels)* bien moins odorants et bien plus rapprochés des eaux sulfureuses naturelles en employant, au lieu de sulfure de potasse, l'hydrosulfate de soude cristallisé. C'est particulièrement dans l'eczéma et l'impétigo chroniques, dans le psoriasis, le pityriasis et le prurigo que l'on observe les bons effets des bains sulfureux; c'est aussi le moyen dont ont se sert le plus ordinairement pour guérir la gale chez les enfants : Guersent y attachait une grande importance dans le traitement des scrofules.

On prépare les *bains salins* en ajoutant 125 à 250 grammes de chlorhydrate de soude pour chaque seau que contient la baignoire; s'ils irritent trop, on les mitige avec une dissolution de gélatine ou du son. C'est particulièrement contre le rachitisme, les scrofules et les débilités en général que ces bains sont employés avec avantage. Contre les scrofules on emploie encore le bain chloruré, qu'on obtient en ajoutant un ou deux hectogrammes de chlorure de soude à la quantité d'eau nécessaire pour remplir une baignoire.

Baromètre. — Instrument qui sert à indiquer la pression ou le poids de l'air atmosphérique, et par conséquent les variations qui surviennent dans la pression de l'atmosphère. Cet instrument se compose, dans sa construction la plus simple, d'un tube de verre fermé par un bout, rempli de mercure, et dont l'autre extrémité, ouverte, plonge dans une cuvette remplie de mercure. Au bord de la mer, le mercure s'élève dans le tube à une hauteur de 763 millimètres; à mesure qu'on s'élève au-dessus du niveau de la mer, on diminue d'autant la hauteur et le poids de la colonne d'air; la pression devient moins forte sur le mercure de la cuvette, et la colonne barométrique s'abaisse. Un millimètre d'abaissement du mercure indique une ascension de 10 m. 50. C'est ainsi que le baromètre sert à déterminer l'altitude des divers points de la terre. Mais son usage le plus fréquent est d'indiquer à l'avance les changements de temps. L'observation a constaté que, dons nos climats, lorsque le baromètre descend, le temps se dispose à la pluie; qu'il tourne au contraire au beau, lorsque le mercure monte.

Baumes. — Substances résineuses employées comme excitants intérieurs ou stimulants des plaies atoniques.

Bégaiement. — Affection caractérisée par un trouble et un temps d'arrêt plus ou moins complet dans les fonctions de l'appareil vocal, existant le plus souvent sans lésions organiques; trouble et temps d'arrêt qui rendent la parole pénible, et la font sortir de la bouche tantôt d'une manière explosive, saccadée, tantôt avec répétition d'une ou de plusieurs syllabes, tantôt enfin qui la rendent momentanément impossible.

Cette infirmité est surtout produite par les émotions morales, les sensations vives, la frayeur, la colère, la douleur, etc. Tout ce qui tend à surexciter violemment le système nerveux cérébral peut contribuer à augmenter le bégaiement et à le faire naître. On a observé que lorsque les bègues chantent ou récitent, leur infirmité ne se révèle pas.

Bénignité. — État d'une maladie dont la guérison est facile à obtenir. La cause de la bénignité des maladies, quelles qu'elles soient, repose sur les inégalités de constitution interne qu'on observe d'un individu à l'autre. Ces inégalités sont telles que, sur deux personnes de constitution également bonne, mais de tempérament différent, de même âge, etc. soumises aux mêmes causes morbides, accidentelles ou épidémiques, l'une pourra offrir une série de phénomènes morbides des plus graves, déterminant ou non la mort, et l'autre la même série de symptômes du même ordre, mais sans les dangers ou la durée qui caractérisent la malignité.

Bile. — Humeur liquide, amère, jaunâtre ou verdâtre, savonneuse, dont la sécrétion se fait dans le foie, et qui concourt à la digestion. Une sécrétion trop abondante de la bile cause des malaises dont on se débarrasse en prenant tous les matins une cuillerée à café de la *Purgation végétale* (Voyez *Spécialités*).

Blennorrhagie. — Elle disparait en 2 ou 3 jours par l'emploi du *Sel végétal* de Domille (Voir *Spécialités*).

Blépharite. — Inflammation du bord libre des paupières, se développant soit sous l'impression brusque du froid, des piqûres d'insectes, des contusions, soit sous l'influence d'une constitution lymphatique ou scrofuleuse, et se montrant plus ou moins rebelle, selon que celle-ci est plus ou moins prononcée. Quelques lotions avec l'*Eau merveilleuse ophtalmique* en ont facilement raison; toutefois il est à propos de combattre en même temps la cause de cette affection, c'est à dire le lymphatisme et la scrofule (*Voyez ces mots*), si ce sont eux qui la déterminent.

Blessures. — Terme générique par lequel on désigne les brûlures, les plaies par instruments tranchants, piquants, contondants, les contusions, les luxations, fractures, etc.

Les blessures réclament un traitement différent, selon leurs causes et leur état de gravité. Voici le résumé des recommandations édictées par le conseil d'hygiène et de salubrité. Aussitôt qu'une personne a été blessée assez grièvement pour qu'il soit nécessaire d'appeler un homme de l'art, on peut, en attendant celui-ci :

1° *En cas de plaie*, découvrir doucement la partie blessée, en coupant, s'il est nécessaire, les vêtements avec des ciseaux, et laver la blessure avec une éponge ou un linge imbibé d'eau fraîche, pour la nettoyer.

2° *S'il n'y a qu'une simple coupure*, et que le sang soit arrêté, on peut rapprocher les bords de la plaie et les maintenir en cet état avec un morceau de taffetas d'Angleterre ou des bandelettes de sparadrap.

3° *S'il y a bosse ou contusion*, on peut appliquer sur la partie blessée des compresses imbibées d'eau fraîche, avec addition d'extrait de Saturne dans la proportion de 20 gouttes pour un verre d'eau; ces compresses sont tenues humides par des arrosages fréquents (Voyez *Contusion*).

4° *S'il y a hémorragie*, on applique sur la plaie de l'amadou ou des tampons de charpie que l'on maintient soit avec la main, soit avec un bandage, de manière à exercer une compression suffisante sans être exagérée; si le sang s'échappe par un jet rouge, écarlate et saccadé, et que le blessé soit pâle, défaillant et en danger de mort, on s'empressera de comprimer fortement avec les doigts l'endroit d'où part le sang; on remplacera ensuite cette compression par un tampon d'amadou, de charpie ou même de linge appliqué sur la plaie et maintenu par une bande bien serrée.

5° *Si le blessé crache ou vomit le sang*, on le place sur le dos ou sur le côté correspondant à la blessure, la tête et la poitrine élevée, et on lui fait avaler de l'eau fraîche par petites gorgées; on lui applique sur la poitrine et sur le creux de l'estomac des compresses trempées dans de l'eau aussi froide que possible.

6° En cas de *Brûlure* (*Voyez ce mot*).

7° *En cas de foulure (entorse)*, on plonge la partie blessée dans un vase rempli d'eau fraîche et on l'y maintient le plus longtemps possible, en renouvelant l'eau à mesure qu'elle s'échauffe; si la partie blessée ne peut être trempée dans l'eau, on l'enveloppe de compresses imbibées d'eau fraîche, en ayant soin de les arroser continuellement.

8° *En cas de luxation ou de déboîtement*, on évite de faire exécuter au membre malade aucun mouvement brusque ou étendu; on se contente de placer ou de soutenir ce membre dans la position qui cause le moins de douleur au blessé.

9° *En cas de fracture*, on évite encore davantage d'imprimer aucun mouvement au membre blessé; si le malade doit être transporté d'un lieu à un autre, on le soutient avec la plus grande précaution.

10° *En cas de syncope ou d'évanouissement*, il faut desserrer promptement les vêtements, enlever ou relâcher tous les liens qui peuvent comprimer le cou, la poitrine ou le ventre.

Boissons. — L'homme a autant besoin de boissons que d'aliments solides; elles interviennent comme dissolvants dans la digestion, et elles réparent la perte de liquide que subit constamment l'économie par les transpirations des poumons et de la peau.

Les boissons peuvent être distinguées en *boissons gazeuses*, *boissons fermentées*, *boissons alcooliques* et *boissons aromatiques*.

L'eau est la plus saine des boissons pour quiconque éprouve peu de fatigues et vit sous un ciel tempéré. Elle doit, pour être salubre, dissoudre le savon, renfermer de l'air, et cuire les légumes secs. L'eau de pluie et l'eau de rivière sont ordinairement les plus saines, comme plus aérées que celle de source, et moins salines que celle de puits. L'eau stagnante est malsaine; l'eau distillée, trop privée d'air; l'eau de mer, trop salée et nauséabonde, même quand on la distille.

Les principales boissons fermentées sont le vin, le cidre, le poiré et la bière.

Le vin est la plus salubre et la plus recherchée des boissons; on fait avec le raisin noir aussi bien du vin blanc que du vin rouge, selon qu'on laisse cuver la pellicule rouge, ou qu'on l'isole du moût avant toute fermentation. Les vins rouges sont plus toniques et plus sains, les vins blancs sont plus excitants, plus insinuants, plus apéritifs. On fait aussi, avec le marc de raisin, une boisson faible et aigrelette qui désaltère sans enivrer, la piquette.

On fabrique avec les raisins secs une espèce de vin qui est loin d'avoir les qualités du vin obtenu avec le moût de raisin frais.

Le cidre et le poiré remplacent le vin dans les provinces privées de vignes. On fabrique le cidre avec des pommes qu'on écrase et qu'on presse, et le poiré avec des poires. Ils sont moins sains que le vin.

La bière résulte de la fermentation de l'orge ou d'une autre céréale, et c'est le houblon qui la rend amère, odorante et tonique ; cette boisson est rafraîchissante en tant qu'elle désaltère, mais elle échauffe au point de troubler le sommeil; elle est peu favorable à la digestion.

Les alcooliques sont d'un usage souvent funeste ; outre que leur vive saveur peut induire à d'ignobles habitudes d'ivrognerie, ils exposent à des paralysies, à des tremblements, à des attaques d'apoplexie. (Voyez *Alcoolisme* et *Delirium tremens*).

Parmi les boissons aromatiques, nous citerons seulement le *café* et le *thé*. Le café, dont les poètes ont chanté les louanges et qui a été appelé la boisson intellectuelle par excellence, est un excitant qui n'est pas sans danger pour les tempéraments nerveux ; il occasionne chez les personnes irritables un malaise qui se prolonge et peut les priver de sommeil pendant toute une nuit. Mêlé au lait, le café perd la plus grande partie de ses propriétés : il peut même devenir un débilitant pour les personnes qui en prennent tous les jours. Broussais le défendait formel lement en temps de choléra. Le café est très-nuisible dans les affections de cœur.

Le thé agit comme délayant des aliments et stimulant de l'estomac; mais, pris à l'excès, il agit sur le système nerveux, cause l'insomnie; son usage continué longtemps peut irriter l'estomac et produire, chez les sujets prédisposés, des palpitations, des névralgies, l'amaigrissement. Mais il convient, à doses modérées, aux constitutions molles et lymphatiques, surtout aux habitants de climats humides et brumeux. (Voyez *Sirop*).

Boulimie. — Besoin impérieux de prendre une grande quantité d'aliments. Tantôt elle est liée à un état nerveux particulier de l'estomac, et on voit alors le malade se gorger d'aliments qu'il est bientôt contraint de rejeter; tantôt elle n'est que le symptôme d'une autre maladie, le plus souvent *l'hystérie* ou la *chlorose* (*Voyez ces mots*).

Bourdonnement. — Bruit sourd que les malades, et quelquefois les personnes en état de santé, croient entendre, et qui est extrêmement variable dans son type, sa violence et ses causes. Il peut être produit par le bruissement du sang poussé avec force dans les canaux du cerveau, par la présence d'un corps étranger, etc. Assez souvent il est purement nerveux, et dû alors à un trouble des nerfs acoustiques.

Boutons. — Petites tumeurs qui s'élèvent sur différentes parties de la peau, et dont la forme a quelque analogie avec des productions homonymes du règne végétal. On les distingue en *boutons secs*, *boutons vésiculeux* et *boutons pustuleux*. Ces affections sont les plus communes et les plus légères de celles qui composent la liste, aussi longue que variée, des maladies de la peau. Parfois les boutons causent des démangeaisons très pénibles, que l'on fait aisément disparaître par l'emploi de la *Philodermine* (Voyez *Spécialités*).

Bronchite. — Inflammation de la membrane muqueuse des bronches, avec sécrétion de mucosités plus ou moins épaisses et abondantes. L'action du froid et les variations de la température, surtout au printemps et en automne, en sont la cause la plus ordinaire, bien que quelquefois la maladie paraisse survenir spontanément chez des personnes faibles ou lymphatiques. Dans le premier degré, il n'y a que de la toux accompagnée de crachats plus ou moins abondants, filants, visqueux et parfois teints de sang : c'est le simple *rhume*. Dans un degré plus intense, il y a malaise, frisson, rhume de cerveau, mal de tête, douleur obtuse; en même temps toux sèche, suivie de crachats limpides, muqueux, et enfin visqueux et opaques; difficulté de respirer *(dyspnée)* qui peut aller jusqu'à la suffocation. Tantôt il y a un sentiment de compression à la poitrine qui gêne la respiration; tantôt, au contraire, ces mouvements sont parfaitement libres. Bruits dans la poitrine qui sont entendus de loin; sifflements et extinction de la voix. Souvent la toux est violente et revient par accès. La bronchite se termine par résolution ou passe à l'état chronique (catarrhe chronique). Si l'inflammation se propage aux dernières ramifications des bronches (bronchite capillaire), le danger est imminent. Il arrive fréquemment qu'on n'attache à la bronchite, ou au simple rhume, aucune attention, et on a le plus grand tort; tout ce qui touche à l'appareil respiratoire demande au contraire les plus grandes précautions, et c'est ici le cas de répéter cet avis donné par Celse, il y a bien des siècles : « Un rhume négligé est une phtisie commencée. »

Le remède le plus efficace de la bronchite consiste dans l'emploi des Sirops pectoraux et des Pastilles au Thymate de Soude (Voir *Spécialités*).

Brûlure. — Lésion produite sur une partie vivante par l'action du feu ou d'un corps liquide ou solide fortement chauffé. Il faut placer immédiatement la partie malade dans l'eau froide, ou, si cette immersion est impossible, employer les affusions d'eau froide, d'eau à la glace, longtemps continuées. Pour peu que la brûlure soit grave, il est urgent d'appeler le médecin, car il peut se produire diverses complications que l'homme de l'art peut seul apprécier. Disons que tous les remèdes vantés par le vulgaire, pulpe de pomme de terre, de carotte, gelée de groseille, etc. sont loin de valoir l'eau froide. D'ailleurs, en présence des complications très-variées qui peuvent se produire, comment admettre qu'une maladie semblable puisse se guérir toujours par un remède simple et invariable ? Combien de gens, cependant, prétendent posséder un remède souverain contre la brûlure ! On doit bien se persuader, au contraire, qu'il n'existe ni eau ni onguent contre les accidents de la brûlure, que des charlatans seuls sont capables de soutenir le contraire, et qu'il appartient au médecin seul de désigner l'emploi de tel ou tel médicament d'après les phénomènes de l'accident.

Si la brûlure est superficielle, on emploiera le liniment oléo-calcaire, dont on trouvera la composition au mot *Formules*.

C

Cachexie. — Etat de dépérissement qui survient après de longues maladies ou à la fin de certaines affections (scorbut, cancer), et que caractérisent l'amaigrissement, un teint jaune ou plombé, l'infiltration des tissus et la langueur de toutes les fonctions. (Voyez *Toniques*).

Cal. — Cicatrice des os après une fracture.

Calcul. — Concrétions qui se forment dans certaines parties du corps de l'homme par l'effet de la stagnation des liquides, et qui sont formés d'un sédiment auquel du mucus sert de lien; on en trouve dans les articulations, le foie, la vessie, les reins même.

Cancer. — Tumeurs qui désorganisent les tissus où elles se forment, se les assimilent, s'étendent progressivement sans jamais rétrograder, et le plus souvent, quand elles ont été enlevées, se reproduisent d'après la cause inconnue qui a présidé à leur génération primitive.

Carie. — Altération du système osseux, qui se distingue de la nécrose en ce que dans celle-ci la partie atteinte est morte, tandis que dans la carie, la portion d'os malade continue de vivre; elle suppure, elle sert de base à des suppurations de mauvais augure, et tend à s'accroître.

Carreau. — Nom vulgaire de l'affection appelée *atrophie mésentérique*, qui consiste dans une dégénérescence tuberculeuse des glandes du mésentère. Cette maladie, qui attaque particulièrement les enfants, surtout ceux qui ont été sevrés trop tôt et nourris d'aliments indigestes, présente pour symptômes un trouble général des fonctions digestives (gaz, diarrhées), une dureté excessive du ventre, jointe à l'amaigrissement des membres et de la face. L'affection peut durer plusieurs mois et guérir, surtout quand l'appétit est conservé; mais souvent la diarrhée, due à des ulcérations intestinales, se prolonge en demeurant rebelle à tout traitement, et le malade succombe.

Le régime tonique, l'huile de foie de morue, les ferrugineux sont indiqués dans le traitement de cette maladie.

Catalepsie. — Névrose cérébrale intermittente, le plus souvent sans fièvre, caractérisée par la perte instantanée et passagère du mouvement et de l'entendement, et surtout par un roideur des muscles qui permet aux membres et même au tronc de conserver, pendant tout le temps de l'accès, la position qu'ils avaient au moment de l'invasion, ou celle qu'on leur donne. Les tempéraments nerveux, les individus sujets à l'hystérie, à l'épilepsie, à la chorée, etc., y sont naturellement prédisposés. L'accès cataleptique est un état aigu qui se termine de lui-même et n'a pas ordinairement de durée.

Cataracte. — Espèce de cécité survenant comme par l'effet d'un voile qui tomberait sur les yeux, et qui consiste dans l'opacité du cristallin ou de sa membrane.

Les rayons lumineux ne parvenant plus jusqu'à la rétine, il en résulte la perte de la vue.

Catarrhe. — Le symptôme principal des maladies catarrhales est un écoulement, un flux, ce qui les a fait désigner par quelques auteurs sous le nom de *Profluvia*.

Les catarrhes ont reçu différentes dénominations suivant la place qu'ils prennent : ont-ils leur siège au nez, c'est un *coryza;* à la gorge, c'est une *angine;* à l'oreille, c'est une *otite;* à l'œil, c'est une *ophtalmie;* à la vessie, c'est une *cystite*, etc. Quand on dit simplement catarrhe, sans ajouter l'épithète qui désigne le lieu particulièrement affecté, on entend parler du *catarrhe pulmonaire*.

Le *Catarrhe pulmonaire*, dont le siège est la membrane muqueuse qui revêt les ramifications bronchiques, se développe sous l'influence de circonstances climatériques; le cours ordinaire des saisons le ramène deux fois par an, à l'approche du printemps et à la fin de l'automne; la cause en est donc essentiellement dans les variations de l'atmosphère, c'est-à-dire dans le passage du froid au chaud, tout autant peut-être que dans le passage du chaud au froid.

Le catarrhe pulmonaire est *chronique* ou *aigu*.

Le catarrhe pulmonaire aigu débute presque toujours par le catarrhe du nez, dont le principal symptôme est l'enchifrènement. Du nez il descend dans la gorge, la trachée, les bronches, en vertu de cette loi de l'inflammation, connue sous le nom de *Diffusion de la phlogose*. Le malade ressent alors, sinon une douleur, du moins une sensation d'âpreté et de sécheresse derrière le sternum. Assez ordinairement il éprouve d'autres douleurs aigües dans tel ou tel point de la poitrine, ce qui pourrait faire croire à un point de côté, si elles étaient plus circonscrites et ne changeaient souvent de place. La toux revient par quintes, principalement la nuit, et plus particulièrement encore le matin au réveil et après les repas.

Le premier effet physiologique du catarrhe pulmonaire est de sécher les membranes muqueuses des voies aériennes, naturellement humides, comme toutes les autres; mais cet état ne dure pas. Bientôt au contraire chaque quinte amène dans la bouche une mucosité claire, transparente, glaireuse, plus ou moins visqueuse. Le degré de cette viscosité indique assez bien le degré de l'irritation. Tant que la sécrétion pulmonaire est dans cet état, la toux est *sèche*; elle devient grasse dès que la matière de l'expectoration commence à s'épaissir et sort sous forme de petites masses opaques, jaunes ou vertes. Ce changement dans la consistance de l'expectoration et dans la qualité de la toux est essentiel à noter : il indique qu'il se fait là un travail important, qui marque le passage de la *crudité* à la *coction*, comme disaient les anciens; et en effet, dès lors les symptômes d'irritation se calment, les tissus se détendent et la maladie marche vers la guérison.

En même temps que ces symptômes locaux, on observe d'ordinaire une fièvre continue, avec de petits redoublements à l'entrée de la nuit et des sueurs le matin; la tête est embarrassée, le sommeil inquiet et interrompu, la langue blanche, l'appétit nul; il y a souvent un bon et un mauvais jour.

Le meilleur traitement consiste à adopter un régime adoucissant et à laisser marcher la maladie. Une température douce et bien égale, repos, diète, infusion de fleurs de mauve et de guimauve, pâtes pectorales, sirop; tels sont les meilleurs moyens à employer.

Mais il ne suffit pas de guérir une maladie, il faut s'attacher à la prévenir, et le catarrhe pulmonaire en particulier est très sujet à récidiver. On conseille dans cette vue l'usage du lait d'ânesse, un exercice modéré tous les jours et en plein air, et par dessus tout l'habitude de porter de la flanelle sur la peau.

Le *catarrhe pulmonaire chronique* se rencontre surtout chez les vieillards. Cette maladie, qui succède le plus ordinairement à la précédente, est caractérisée par une toux fréquente et grasse, par une expectoration abondante, surtout le matin, de crachats incolores ou transparents, ou opaques et de couleur blanche ou verdâtre : expectoration souvent laborieuse. Ces symptômes sont accompagnés, chez quelques sujets, par un état fébrile avec amaigrissement progressif. Presque toujours subordonné aux variations atmosphériques, ce catarrhe diminue ou disparaît même pendant l'été pour recommencer avec plus ou moins de force au retour de la mauvaise saison; on le voit quelquefois céder d'une manière définitive sous l'influence d'une autre maladie; il n'offre une réelle gravité que dans le cas où il détermine du dépérissement.

Son traitement consiste dans l'éloignement de toutes les causes qui peuvent augmenter les accidents, puis dans l'usage de boissons légèrement amères et aromatiques, comme les infusions de sauge, de véronique, d'hysope, de lierre terrestre, de quinquina, etc. On joint à ces moyens les eaux minérales sulfureuses, l'inspiration de vapeurs stimulantes, les frictions sèches, l'usage de vêtements de laine, les révulsifs sur la peau. Les *Pastilles au thymate de soude* sont d'un excellent effet. (Voyez *Spécialités*).

Cauchemar. — Sorte d'étouffement plus ou moins considérable, qui survient pendant le sommeil, et est accompagné d'un sentiment indéfinissable de malaise et d'effroi. A cet état succède bientôt un réveil en sursaut, qui laisse parfois dans l'esprit des restes de l'agitation récente, et parfois aussi a pour résultat le désordre réel de quelques parties : c'est alors que le système musculaire éprouve une fatigue qui dure plus ou moins longtemps, et le réveil est suivi de palpitations qui cessent au bout de quelques minutes. Le cauchemar est une sorte d'hallucination intellectuelle produite par une cause physique ou morale. Parmi les causes physiques on peut citer un état pénible de gêne et de pesanteur qui naît d'un estomac souffrant ou surchargé d'aliments, sans que le sommeil soit entièrement interrompu ; ou un état réel d'oppression produite par une affection du poumon ou du cœur. Quant aux causes morales, elles consistent dans une surexcitation du cerveau causée par des chagrins de quelque nature qu'ils soient, ou même par une joie excessive, par des travaux trop vivement et trop longuement prolongés, et par diverses affections nerveuses.

Cautérisation. — Action de détruire un tissu vivant, sain ou malade dans des vues hygiéniques ou thérapeutiques.

Céphalalgie. — On donne ce nom à tout mal de tête (voyez *Migraine*), à toute douleur qui occupe la tête en totalité ou en partie.

Charbon, *ou anthrax malin* — Affection virulente qui se manifeste par une altération profonde du sang, un abattement général des forces, avec production d'une ou de plusieurs tumeurs cutanées inflammatoires ; elle a presque toujours une terminaison fatale.

Chauffage. — L'art de tirer le meilleur parti

possible d'un combustible pour l'élévation de la température des enceintes closes, au degré exigé pour garantir les êtres organisés, et spécialement l'homme, contre l'influence du froid. Le chauffage *direct* consiste à brûler un combustible dans un vase : tel est par exemple, le *brazero* espagnol ; ce mode de chauffage, qui répand dans l'appartement une quantité considérable d'acide carbonique, est tout-à-fait contraire à l'hygiène.

Le chauffage par rayonnement au moyen de cheminées est le plus agréable et le plus sain ; mais il n'utilise que 6 pour cent de la chaleur totale produite par le bois, et 13 pour cent de celle que produit la houille. Le chauffage par les poêles est fort économique, et il l'est d'autant plus que les tuyaux par lesquels s'échappe la fumée ont une plus grande longueur dans un espace donné; mais il dessèche l'air et ne s'accompagne pas du renouvellement de ce fluide. On remédie au premier inconvénient en plaçant sur les poëles des vases découverts contenant de l'eau qui en s'évaporant donne à l'atmosphère de la chambre une humidité suffisante.

Une troisième méthode consiste à chauffer par introduction d'air chaud. L'air est chauffé tantôt par des surfaces métalliques directement exposées au feu, tantôt au moyen d'un système de tubes renfermant soit de l'eau chaude, soit de la vapeur d'eau. Les calorifères métalliques présentent l'inconvénient d'introduire dans les appartements de *l'air brûlé* par le contact de surfaces métalliques surchauffées. Il faut donner la préférence au chauffage par circulation d'eau chaude ou de vapeur. C'est le procédé employé pour le chauffage des serres où on cultive les plantes des pays chauds, qui, moins robustes que l'homme, ne résisteraient pas au chauffage par les calorifères métalliques; mais de ce que l'homme peut en supporter les inconvénients, il ne s'ensuit pas qu'ils soient sans danger pour lui; aussi fera-t-on bien, lorsque ce genre de chauffage sera établi dans une habitation, de ne lui demander qu'une faible élévation de température, en recourant par supplément pour obtenir un degré convenable, au chauffage plus hygiénique des cheminées.

Chirurgie. — Partie de l'art de guérir qui nécessite l'emploi de la main seule ou armée d'instruments. Elle a pris depuis un siècle un grand développement, et a reçu ses principaux perfectionnements; on entreprend aujourd'hui et l'on termine heureusement des opérations autrefois réputées impraticables: elles ont trouvé de puissants auxiliaires dans l'éther et le chloroforme, agents qui dans les mains de praticiens habiles ont donné les plus heureux résultats.

Les guerres du commencement de ce siècle n'ont pas été sans influence sur les progrès de la chirurgie; les Percy, les Larrey ne pouvaient manquer de tirer de salutaires enseignements des nombreux cas d'observation que leur offraient les victimes de tant de combats.

Chlorose. — Maladie qui affecte principalement les jeunes filles, à l'époque de la puberté, lorsque la menstruation éprouve de la difficulté à s'établir. On la désigne sous le nom vulgaire de *pâles couleurs*, à cause de la pâleur générale de la peau, de la décoloration des lèvres, des gencives, de la langue, de la muqueuse buccale et des conjonctives.

Quoique la chlorose affecte plus spécialement les

jeunes filles à l'époque de la puberté, elle se montre aussi aux autres époques de la vie, depuis l'enfance jusqu'à un âge avancé. Les causes prédisposantes et occasionnelles de cette maladie sont : le tempérament lymphatique, une constitution débile, un régime alimentaire trop aqueux, peu nutritif et secondé par l'influence d'un climat humide et froid, un genre de vie trop sédentaire, l'habitation des grandes villes ; des chagrins prolongés, principalement ceux qui proviennent d'un amour malheureux ; des saignements de nez très-fréquents, une diarrhée de longue durée, de funestes habitudes corporelles prises dans l'isolement, et quelquefois, surtout chez les jeunes veuves, un changement d'état physique contraire aux vues de la nature, une menstruation difficile ou impossible à établir, la suppression des époques chez les personnes qui ont dépassé l'âge de puberté, et quelquefois un écoulement trop fréquent et trop abondant du sang menstruel ou d'un flux leuchorrhoïque considérable ; enfin la chlorose est souvent le résultat d'une gastrite chronique.

Les désordres intérieurs qui précèdent et accompagnent la chlorose sont : le dégoût ou l'appétit dépravé, la pesanteur et la tension à l'épigastre, les nausées, un sentiment d'aigreur ou d'amertume au fond de la gorge ; les digestions sont habituellement lentes et pénibles, accompagnées de bâillements fréquents, d'un peu de chaleur et de sécheresse à la peau, sans néanmoins qu'elle change de couleur. Dans quelques cas les fonctions digestives s'exécutent avec tant de promptitude et de facilité, qu'elles nécessitent des repas fréquents. Il faut cependant se méfier de cet appétit désordonné, qui, loin de profiter à la malade, ne tarde point à développer chez elle une inflammation de l'estomac et des intestins, si elle n'existait déjà. A tous ces symptômes se joignent encore de fréquents accès de palpitations, de dyspnée, et de crampes, qui augmentent d'intensité au moindre mouvement, surtout en montant les escaliers; le pouls, ordinairement petit, devient parfois accéléré et fébrile une heure après le repas.

Les chlorotiques éprouvent habituellement des douleurs de tête, un sentiment de pesanteur à la nuque, au fond des orbites et sur les parties latérales du cou; les paupières s'enflent soir et matin.

Cette affection est accompagnée aussi de maux de reins, qui augmentent considérablement à certaines époques mensuelles. Il existe fréquemment des douleurs articulaires qui se fixent principalement aux genoux et aux chevilles; les pieds restent constamment froids; les malades sont habituellement constipés, ou bien il survient une diarrhée provenant d'une mauvaise élaboration des aliments; une leuchorrée plus ou moins abondante accompagne ordinairement la chlorose, qu'elle soit compliquée ou nom de la suppression des menstrues; un état de langueur générale, l'insouciance, la tristesse, le défaut d'énergie caractérisent cette affection, qu'accompagnent tantôt un engourdissement moral, tantôt une suceptibilité extrême, un état général de flaccidité du système musculaire, l'inappétence pour tout exercice, les lassitudes à la suite du moindre mouvement, une faiblesse extrême et la tendance continuelle au sommeil.

Dans la première période de la chlorose, si l'on n'a pu reconnaître la complication d'aucune lésion organique grave, et si les voies digestives ne présentent point de signes manifestes d'inflammations, le traitement doit être basé principalement sur l'hygiène. La malade portera des vêtements de laine appliqués immédiatement sur la peau, et sera placée dans une chambre vaste, aérée, bien exposée aux rayons du soleil; malgré la répugnance qu'elle pourra témoigner pour tout mouvement actif, elle devra s'astreindre à un exercice modéré, à pied ou à cheval, même à quelques exercices gymnastiques, sans jamais les pousser juqu'à une une fatigue douloureuse; on la nourrira d'aliments faciles à digérer, substanciels, et donnés à petites doses. On fera usage de *l'Élixir antichlorotique* (voir *Spécialités*) et on recourra au régime des toniques, principalement au *Vin de quinquina ferrugineux*. (Voyez *Toniques*).

On observera avec soin le développement de toute phlegmasie de la poitrine ou du bas-ventre qui pourrait se produire, et on combattra l'inflammation partout où elle se manifesterait. Fortifier toute la constitution par un régime succulent et tonique, sans jamais trop fatiguer les organes digestifs, telle est en résumé la base du traitement le plus convenable à toutes les affections chlorotiques.

Choléra. — Maladie meurtrière qui paraît nouvelle en Europe, au moins à l'état épidémique, mais qui peut-être est la même que celle qui donna lieu jadis à de terribles épidémies qu'on nommait *pestes noires*. Et en effet les cholériques de 1832, comme ceux de l'Inde, vraie patrie du choléra, parurent fréquemment d'un brun noirâtre qui rappela les pestes noires mentionnées par les historiens. La cyanose fut beaucoup moins marquée en tous lieux en l'année 1849, ce qui fit dire à quelques médecins d'hôpital que sans le souvenir de la funeste épidémie de 1832, on n'aurait pas songé à rattacher au choléra asiatique celle de 1849.

On appelle *choléra indien* le choléra épidémique qui se signale par des crampes violentes et une cyanose bronzée. Mais on a reconnu de tout temps en Europe un choléra moins meurtrier, ordinairement sporadique, ou ne frappant que de rares individus, caractérisé principalement par des vomissements et des déjections simultanés.

Le choléra indien est toujours précédé par des déjections blanches, vertes ou incolores; la diarrhée est son premier symptôme, et à ce commencement il est toujours guérissable, pourvu qu'on observe la diète et qu'on soit tempérant dans tout le reste. Mais on ne guérit que par un coup du ciel d'un choléra avec crampes, cyanose, peau gluante et glaciale. C'est huit jours plus tôt qu'il faut s'y prendre; et on réussit à coup sûr avec la diète et l'*Élixir anti-cholérique*. En dehors de cette phase prodromique et de ce conseil, le choléra n'est qu'une étude d'histoire naturelle.

Les moyens préventifs hygiéniques, en temps d'épidémie, sont d'une extrême importance; on recommande spécialement la plus grande propreté dans les logements, le renouvellement constant de l'air, de grands feux dans les habitations, un régime alimentaire substantiel et sain. On évitera avec soin le froid et l'humidité, surtout la nuit; on se vêtira chaudement; on entretiendra la chaleur animale par des exercices musculaires bien combinés, par des frictions, etc. La contagion résidant surtout dans la matière des évacuations alvines, il importe de se débarrasser le plus vite et le plus complètement possible de ces déjections.

Cholérine. — C'est le choléra dans son début; il est combattu avec succès par les moyens employés ci-dessus.

Chorée. — Voyez *Danse de Saint-Guy.*

Cicatrice. — Tissu qui réunit les solutions de continuité des divers systèmes organiques. On appelle *cal* la cicatrice des os. La *cicatrice* résulte du dépôt, entre les lèvres ou à la surface de la plaie, d'une lymphe plastique qui donne naissance à des éléments anatomiques. Les cicatrices récentes sont plus ou moins rouges, molles, bleuâtres; elles sont quelquefois le siège de douleurs lors des changements atmosphériques.

Circulation. — Fonction caractérisée par le transport, dans l'appareil vasculaire, du sang et de la lymphe, quelle qu'en soit la direction, distribuant dans tous les organes les principes absorbés durant la digestion et l'inspiration, et se chargeant en même temps de ceux qui, devenus impropres à la nutrition, sont rejetés par l'expiration et l'urination. La circulation est un mouvement successif, et, pour ainsi dire, circulaire du sang, qui est poussé par le cœur dans les artères et rapporté à cet organe par les veines, pour en repartir de nouveau.

Clou. — Voyez *Furoncle.*

Colique. — Douleurs de ventre le plus souvent soudaines, vives, violentes, continues ou séparées par des intervalles de calme. Les auteurs en reconnaissent diverses espèces; voici les principales :

1° *Colique venteuse*; elle est le résultat de l'accumulation des gaz dans le tube digestif; voyez le mot *Vents.*

2° *Colique stercorale.* Elle est le résultat de la *constipation*; voyez ce mot.

3° *Colique bilieuse.* On la suppose produite par la trop grande sécrétion et la surabondance de la bile. Elle se reconnaît au goût amer et bilieux de la bouche, à l'enduit jaunâtre de la langue, aux nausées, aux vomissements bilieux, au dégoût des boissons, à la perte de l'appétit, à des douleurs dont l'intensité et le siége varient sans cesse; des gargouillements quelquefois très-bruyants accompagnent ces douleurs, auxquelles met fin une abondante évacuation de matières bilieuses, et qui se renouvelle lorsqu'une nouvelle collection de bile sollicite son expulsion. On calme les douleurs au moyen de cataplasmes de graine de de lin appliqués sur le ventre; quant à l'indisposition, c'est le régime, aidé de quelques purgatifs, qui doit la guérir.

4° *Colique hémorrhoïdale.* On désigne ainsi les douleurs de ventre qui accompagnent ou précèdent les hémorroïdes, ou qui succèdent à leur suppression. Voyez *Hémorroïdes.*

5° *Colique menstruelle.* Elle est déterminée par l'approche, [illegible] difficulté ou la suppression des règles. *L'Élixir [illegible] Dames* (voyez *Spécialités*) la prévient, ou la calme [illegible]tanément.

6° *Co[illegible] nerveuse.* Elle survient sans cause, surtout che[illegible] personnes dont l'imagination est vive, facile à [illegible]ter, à la suite d'une forte émotion de plaisir ou [illegible] peine, ou après une grande contention d'esprit. [illegible] antispasmodiques en potion, et principalement [illegible]her, suffisent pour la dissiper comme par enchantement. Si le mal se prolonge, on prend quelques tasses d'une infusion chaude de fleurs de tilleul, de feuilles d'oranger; on administre des lavements émollients; on couvre le ventre de cataplasmes mucilagineux.

7° *Colique de plomb, colique des peintres.* Colique violente, qui se manifeste chez les individus qui travaillent le plomb, ou qui font usage de ses préparations : tels sont les peintres, les plombiers, les potiers d'étain, les doreurs, les fabricants et les broyeurs de céruse, etc.; et chez les personnes qui boivent de l'eau ayant coulé dans des conduits de plomb, qui font usage d'ustensiles de plomb, qui boivent des vins frelatés avec de la litharge, ou protoxyde de plomb.

C'est un véritable empoisonnement dû à l'absorption du plomb à l'état moléculaire.

L'invasion prochaine de la colique de plomb s'annonce par la constipation, la dureté des matières évacuées, et par quelques douleurs obscures et passagères dans le ventre. Ces symptômes s'accroissent chaque jour davantage, avec assez de lenteur pour permettre au malade de continuer ses travaux pendant quelques jours, et quelquefois même pendant quelques semaines, de sorte que les doses de poison absorbé s'accroissent considérablement.

Après cette première période, les douleurs deviennent plus intenses, et quelquefois si violentes qu'elles arrachent des cris au malade et lui font prendre les attitudes les plus bizarres; puis elles s'apaisent et ne consistent plus qu'en un resserrement douloureux des parois du ventre, jusqu'à ce qu'un nouvel accès les réveille. Plus violentes la nuit que le jour, elles parcourent le ventre, et s'accompagnent assez souvent de vomissements, mais plus fréquemment de nausées et d'échappement de gaz.

Le traitement de cette affection, appelé traitement de *la Charité*, du nom de l'hôpital de la Charité, à Paris, où il est pratiqué avec succès depuis un grand nombre d'années, repose sur la combinaison des purgatifs et des narcotiques, et consiste dans l'usage alternatif des lavements et tisanes laxatifs, sudorifiques et calmants et d'une potion dont nous avons la recette.

Combustion. — Combinaison de deux ou de plusieurs corps qui s'accomplit avec dégagement de chaleur et de lumière. — *Combustion humaine spontanée.* — Combustion ou destruction rapide du corps humain par l'effet d'un feu dont la nature et l'origine sont encore inconnues, mais que l'on croit dépendre d'un état particulier de l'organisme. Cet accident n'a guère été observé que chez des individus d'un âge avancé, d'un grand embompoint, et dont les tissus étaient pour ainsi dire imprégnés d'alcool par un long abus de liqueurs spiritueuses. Le corps brûle avec une flamme bleuâtre que l'eau active au lieu de l'éteindre.

Tous les tissus réduits en cendres, à l'exception de quelques pièces osseuses, ne laissent pour résidu qu'une matière grasse, fétide, une suie puante, un charbon onctueux et léger.

Congélation. — Réduction d'un liquide à l'état solide par la soustraction d'une partie de son calorique latent. — Mortification des parties vivantes par l'effet du froid, qui les rend insensibles, dures et exsangues. Si la congélation se prolonge, ou si un traitement approprié n'a pas été appliqué, une inflammation éliminatrice se développe, et la partie gelée tombe. Le moyen spécifique à employer est de faire des frictions soutenues sur la partie gelée avec de la neige ou de l'eau à la glace; il faut surtout bien se garder de l'échauffer au feu ou avec des corps chauds : ce serait éteindre ce qui y reste de vie. La congélation générale se manifeste par un besoin irrésistible de se livrer au repos et au sommeil; les hommes en cet état, ne peuvent être décidés à se mouvoir que par la force, et dès qu'ils s'arrêtent, l'engourdissement passe rapidement à la mort. La congélation générale se traite comme la congélation locale, par les frictions avec la neige ou l'eau de glace, puis par des moyens restaurants.

Congestion. — Accumulation d'un liquide dans un organe ; tout afflux de sang dans un organe d'ailleurs sain. La congestion suppose donc un trouble, soit permanent, soit momentané, dans la circulation ; elle peut être tout-à-fait indépendante de la partie qui en est le siège. Les organes les plus vasculaires, tels que le poumon, la rate, le foie, et ceux qui reçoivent plus immédiatement l'abord du sang, tels que le poumon et le cerveau, sont ceux qui éprouvent le plus souvent les effets de la congestion. La congestion diffère de l'inflammation et de la fluxion, puisqu'un organe congestionné peut être d'ailleurs dans un état parfait d'organisation et de vitalité, et ne présenter après la mort, aucun vestige d'altération; tandis que les tissus d'un organe qui a été le siège d'une flegmasie ou d'une fluction, conservent, sur le cadavre, des caractères indélébiles de l'état inflammatoire ou fluxionnaire. On combat la congestion par les révulsifs, par la saignée, par la *Purgation végétale*. (Voyez *Spécialités*).

Consomption. — État de langueur, de détérioration, de destruction lente qu'amène inévitablement, si l'on n'y remédie, le défaut de nutrition, (*voyez ce mot*) qui produit lui-même la maigreur, le dessèchement du corps, l'anémie. Les causes et les symptômes divers de la consomption sont en grand nombre. Cet état morbide attaque tous les âges; sa marche est en général d'autant plus rapide que les sujets sont plus jeunes; il est fréquemment la terminaison d'un grand nombre de maladies dont la convalescence s'opère mal, et conduit le plus souvent à une mort inévitable, lorsqu'il résulte de la lésion d'un organe plns ou moins important à la vie. Dans ce cas le traitement doit être purement palliatif; mais on a l'espoir de guérir la comsomption lorsqu'elle est indépendante de toute altération organique et de toute complication grave; pour parvenir à ce but, il faut faire concourir tous les moyens moraux, médicamenteux, et tous les soins hygiéniques appropriés aux diverses conditions et circonstances où le malade se trouve placé. Le *régime tonique* se trouve donc tout naturellement indiqué. (*Voyez Toniques*).

Constipation. — État d'un individu dont les évacuations alvines sont rares et les matières fécales dures et laborieusement excrétées. La constipation a pour cause tantôt la paresse de l'intestin, le défaut de sécrétions muqueuses ou biliaires, l'activité trop grande des vaisseaux absorbants, etc., tantôt une vie sédentaire, les travaux intellectuels prolongés, les affections morales, les temps froids et secs, une nourriture trop échauffante, un usage abusif des excitants, tels que le café, le thé, les boissons spiritueuses, etc.

Dans la constipation qui ne s'accompagne d'aucune lésion de l'intestin, il y a sentiment de pesanteur dans le bas-ventre, des borborygmes, des coliques sourdes, souvent un besoin illusoire d'excrétion; l'appétit diminue, parfois la soif est vive; enfin l'intelligence est moins dégagée et le caractère souvent plus irritable.

Éloigner les causes de cet état, quand on le peut, est donc la première mesure. A la vie trop sédentaire, aux contentions démesurées de l'esprit, au régime stimulant, on substitue l'exercice, les distractions, une alimentation plus laxative, les légumes tendres et peu sapides, les fruits, le lait, les viandes blanches; on évite les farineux. On use modérément du vin, du café, du thé, surtout des boissons alcooliques, qu'il vaudrait mieux proscrire entièrement; largement au contraire, des boissons aqueuses, mucilagineuses acidulées.

Un simple lavement d'eau froide suffit souvent à faire disparaître la constipation, surtout lorsqu'elle a pour cause l'inertie de l'intestin, dont l'eau froide secoue la paresse.

Contagion. — Communication d'une maladie par le contact. La communication d'une maladie d'un individu à un autre peut se faire par le toucher *immédiat* de la personne infectée, ou simplement par le contact de ses vêtements ou de tout autre objet qu'elle a touché : on appelle contact *immédiat* ce dernier mode de communication. On distingue encore la contagion *virulente*, produite par le virus; *miasmatique*, par les miasmes; *purulente*, par le pus; *parasitaire*, par les animaux et végétaux parasites; enfin *nervosique*, par l'influence nerveuse.

Tantôt évidente et incontestable, la contagion est souvent douteuse, car l'inoculation, qui démontre expérimentalement le fait pour certaines maladies, telles que la rage, la morve, etc., n'est suivie d'aucun résultat fâcheux dans le typhus, les angines simples et gangréneuses, la suette, qui sont pourtant des maladies contagieuses.

La contagion s'effectue, soit par contact de la peau intacte ou écorchée avec un agent contagieux (virus, pus, miasmes, végétal ou animal parasite), soit par le contact des mêmes agents avec les muqueuses gastro-intestinale, pulmonaire ou oculaire, mais partout il faut que l'absorption fasse pénétrer dans le sang le principe contagieux morbifique.

Les agents de la contagion sont *fixes et inoculables*, comme les virus vaccin, rabique, varioleux; *volatils et non inoculables*, comme les miasmes de la rougeole, de la scarlatine, etc.; *solides* ou *liquides*, comme les croûtes de la variole ou le pus de la blennorrhagie; *morts* ou *vivants*, comme les débris cellulaires de l'ophtalmie purulente, les bactéries du charbon, du typhus, de la variole, ou les épiphytes et les épizoaires des maladies parasitaires.

Parmi les maladies contagieuses, les unes sont d'abord localisées et ne deviennent générales qu'un peu plus tard, comme le charbon; les autres sont d'emblée des maladies générales, comme la variole ou la scarlatine, les typhus, etc; les autres enfin sont toujours locales, comme la blennorrhagie, l'ophtalmie purulente, la teigne, la gale, le muguet, et les maladies parasitaires.

En général, les agents contagieux ne produisent pas deux fois le même effet chez le même individu, et il semble qu'une première contagion préserve d'une seconde, car l'immunité contre le virus s'acquiert d'ordinaire par leur inoculation et par la maladie qu'ils engendrent.

Voyez *Épidémie*.

Contusion. — Lésion produite dans les tissus vivants par le choc des corps orbes à surfaces plus ou moins larges, sans solution de continuité à la peau. Les corps contondants froissent, rompent les fibres des tissus : de là une infiltration ou un épanchement de sang, un gonflement plus ou moins considérable, une ecchymose plus ou moins étendue ; de là, par conséquent, une douleur plus ou moins vive, qui est remplacée par un état d'engourdissement, d'insensibilité, de stupeur, si la contusion a été assez violente pour déterminer une forte commotion, ou une désorganisation immédiate ou profonde. A ces phénomènes succèdent une inflammation plus ou moins intense, la résorption du sang infiltré ou épanché, ou bien la formation d'abcès, et quelquefois la gangrène des parties contuses. L'eau froide sans cesse renouvelée, l'eau vinaigrée à laquelle on ajoute une substance saline, sont les meilleurs topiques contre les contusions récentes. L'eau-de-vie camphrée et les eaux spiritueuses dites *Vulnéraires*, la teinture d'arnica, sont aussi très efficaces. Le massage et les frictions méthodiques hâtent très fructueusement la résorption du sang et la disparition des douleurs. En cas d'abcès, on emploiera avec succès *l'Onguent maturatif*. (Voir *Spécialités*).

Convalescence. — État qui succède à la maladie, sans être cependant encore l'entier rétablissement de la santé. Dans cet état, outre les rechutes auxquelles est exposé le malade, il est plus accessible à d'autres affections. L'amaigrissement, la pâleur, la faiblesse musculaire, la débilité des facultés intellectuelles, tout atteste que les fonctions sont encore languissantes, et que les ménagements les plus minutieux sont indispensables. La convalescence, courte dans l'enfance et la jeunesse, est progressivement plus longue dans l'âge mur et dans la vieillesse; plus longue dans les lieux bas et humides que dans les lieux secs et élevés; plus longue encore durant l'hiver et les froids qu'au printemps et en été et au milieu de circonstances hygiéniques favorables. La règle la plus essentielle dans la direction à donner aux soins de la convalescence, c'est de procéder graduellement, en observant avec attention de quelle manière chaque chose est tolérée. La nutrition étant la base fondamentale de la restauration du corps, c'est sur elle d'abord que se concentrera la sollicitude; c'est un bon signe que l'appétit, mais il faut prendre garde qu'il n'excède les forces digestives, il ne faut donc le satisfaire qu'avec réserve et jamais jusqu'à la satiété; il est important surtout de suivre une progression sévère et raisonnée dans l'alimentation, en partant des aliments les plus légers et les plus faciles à digérer pour arriver par degrés et lentement aux plus succulents et aux plus restaurants. Le *Vin de Solenne* (voir *Spécialités*), pris *après* les repas, comme digestif, si l'appétit est suffisant, ou *avant* les repas, si l'appétit est insuffisant, sera d'un grand secours; lorsque l'estomac aura repris l'exercice normal de ses fonctions, on s'occupera de réparer les pertes subies pendant la maladie par l'organisme, en faisant usage du régime tonique, principalement du Vin de Quinquina. L'huile de foie de morue sera très-favorable aux jeunes enfants.

Il faut en outre que le moral du convalescent soit entretenu dans un état de gaîté, par des distractions douces et variées, suivant son âge, son sexe, ses habitudes ; il faut également graduer l'exercice musculaire et intellectuel, ranimer les mouvements et l'esprit peu à peu et sans fatigue.

Convulsions. — Contraction involontaire et instantanée des muscles, assez énergique pour produire un mouvement irrégulier du tronc et des membres, avec secousses plus ou moins violentes et brusques, phénomènes qui se reproduisent à plusieurs reprises, après des intervalles plus ou moins longs de relâchement et de calme.

Les maladies aiguës ou chroniques du cerveau sont la cause la plus fréquente des convulsions ; mais chez les femmes et chez les enfants, elles se produisent très-fréquemment comme trouble sympathique du système nerveux.

La chlorose et l'anémie, l'intoxication mercurielle ou saturnine, l'intoxication par la strychnine et les solanées, peuvent produire les convulsions.

L'invasion d'une maladie aiguë, surtout chez les enfants, par exemple d'une pneumonie, se révèle souvent par une violente convulsion.

La dentition lente et laborieuse, les vers de l'intestin (voyez *Vers intestinaux*), le travail de la menstruation (voyez *Elixir des dames*), les névralgies intermittentes, etc., troublent quelquefois très-profondément les fonctions du système nerveux et occasionnent des convulsions dites *sympathiques* ou *réflexes*.

La surexcitation du cerveau par le travail intellectuel, par les passions, par les émotions vives et par la frayeur, le trouble des sens par une odeur désagréable, par un bruit violent et imprévu, par le chatouillement, s'accompagnent souvent de convulsions.

Convulsions des enfants. — Voyez *Éclampsie.*

Coqueluche. — Affection nerveuse caractérisée par des accès de toux violente et convulsive, avec inspiration pénible, bruyante, menaces de suffocations, se terminant par une expectoration ou des vomissements de matière spumeuse et filante. Elle atteint presque exclusivement les enfants, surtout les filles de un à sept ans, sévit sur les sujets lymphatiques et nerveux, particulièrement au printemps et en automne et principalement dans les années froides et humides. Souvent épidémique, mais dans tous les cas contagieuse, la coqueluche n'attaque ordinairement qu'une fois le même sujet; elle précède ou complique souvent la rougeole. Les quintes sont plus violentes la nuit, et les douleurs de poitrine plus déchirantes. La durée est de six semaines à six mois. La coqueluche est ordinairement peu grave, si l'affection est bien soignée; mais, dans le cas contraire, elle peut se compliquer de hernie, d'obstructions de viscères, de phtisie même, et le malade peut mourir d'épuisement.

La première indication est de changer de lieu, s'il est possible. Pendant les accès, il faut tenir l'enfant sur son séant, la tête élevée et le front soutenu, et faire respirer, avec prudence, de la vapeur d'éther (quelques gouttes versées sur un mouchoir). Dans l'intervalle des accès, on fera usage de boissons calmantes, adoucissantes, par exemple de la *Préparation spéciale contre la coqueluche,* qui d'ordinaire guérit en deux jours les affections les plus tenaces.

Coryza. — Inflammation catarrhale de la membrane pituitaire ou muqueuse des fosses nasales, connue vulgairement sous le nom de *Rhume de cerveau.* Cette affection a le plus souvent pour cause la suppression subite de la transpiration interne, d'où naît l'inflammation. L'impression du froid, particulièrement à la tête et aux pieds, l'occasionne d'ordinaire. Souvent il accompagne ou précède les épidémies de *Grippe* ou *Influenza* (*voyez ce mot*), ainsi que la coqueluche, la rougeole, la variole et la scarlatine. Les enfants, les femmes, les sujets lymphatiques y sont plus particulièrement prédisposés.

On emploiera avec succès la *Poudre sternutatoire* (Voyez *Spécialités*).

Coup de sang. — Congestion momentanée du sang vers la tête, qui s'annonce par les mêmes symptômes que l'apoplexie, mais qui est promptement suivie du retour à la santé, et ne produit point de paralysie durable.

Coup de soleil, ou *Insolation*. — Effet produit, sur une partie quelconque du corps, par l'action d'un soleil ardent. Lorsque cette action porte seulement sur un membre ou sur une partie du tronc, elle y détermine une espèce d'érysipèle; mais quand elle frappe sur la tête, il peut en résulter une affection cérébrale intense. Si l'insolation est légère, elle cède à la diète, au repos, à des lotions émollientes froides, à des boissons tempérantes. Si elle est intense, elle exige les soins du médecin.

Coupure. — Nom vulgaire des petites plaies faites avec des instruments tranchants, tels que couteaux, canifs, rasoirs, etc. (Voyez *Blessures*). Le persil haché, que l'on place souvent sur les coupures pour obtenir la réunion immédiate des lèvres de la plaie, ne peut produire aucun effet, et les compresses d'eau salée qu'on emploie fréquemment déterminent une irritation qui devient une cause de suppuration.

Courbature. — Sentiment de lassitude douloureuse dans tout le corps, qui porte à désirer le repos pour réparer les forces. La courbature n'est le plus souvent qu'une indisposition de peu de durée; dans quelques cas elle est le prélude d'une autre maladie plus ou moins grave. Elle a pour causes les plus ordinaires des excès de tout genre, des veilles, des passions vives, un exercice violent, des écarts de régime, l'exposition subite au froid ou au chaud. L'invasion est ordinairement prompte et même immédiate. Les symptômes sont : fatigue générale, malaise et brisement de tout le corps, souvent mal de tête, difficulté des mouvements, une sorte de paresse physique et morale, insomnie ou sommeil agité, perte de l'appétit, sécheresse, quelquefois amertume de la bouche, accélération passagère et plénitude du pouls, répartition inégale de la chaleur, quelquefois aussi nausées et vomissements. Quelques heures de sommeil suffisent souvent pour dissiper tous les symptômes. La diète et le repos, l'usage de boissons légèrement diaphorétiques, la température convenable de la chambre, sont les moyens à employer.

Course. — Genre de locomotion qui consiste à se porter en avant par une suite de sauts plus ou moins rapides. Cet exercice est très favorable à la jeunesse, en ce qu'il développe l'organisation du corps; mais s'il est poussé trop loin, il peut causer des accidents graves. Il faut donc proportionner la longueur et la vitesse de la course aux forces individuelles; après la course, il faut s'abstenir des boissons glacées; enfin il faut se couvrir convenablement pour éviter la répercussion de la transpiration, accident qui pourrait amener la pleurésie.

Crachement de sang. — Voyez *Hémoptysie.*

Crampe. — Contraction involontaire et douloureuse de plusieurs muscles, principalement de ceux qui forment le mollet. C'est une affection nerveuse, ordinairement de peu de durée, mais qui peut récidiver : souvent le moindre effort suffit pour la déterminer chez quelques individus. Ces contractions pénibles ont pour cause l'irritation des centres nerveux produite par l'action exagérée de divers excitants : ainsi agissent les contentions d'esprit fortes et prolongées, l'excès de boissons alcooliques, le café, les vers intestinaux, qui irritent secondairement le cerveau. En général, l'inflammation des viscères cause des crampes, c'est pour cela qu'elles sont si fréquentes et si violentes dans le cours du choléra indien ou indigène et des fièvres graves.

Les crampes qui sont passagères et rares, et qui ne dépendent pas de quelque affection grave, n'exigent que des moyens bornés à leur durée : aussitôt qu'on commence à les ressentir, il faut étendre le membre affecté autant que possible; si on est couché, et que les membres inférieurs soient le siége de ces contractions, il faut se lever rapidement. Il est utile de frictionner la partie avec la main, soit nue, soit couverte d'une étoffe de laine rude. Quand les crampes reviennent souvent, il est nécessaire de s'abstenir des diverses excitations morales ou physiques qui en sont la cause, et de se soumettre sévèrement aux préceptes de l'hygiène.

On appelle vulgairement *crampe d'estomac* une constriction très-douloureuse qui se fait sentir au creux de l'estomac; si elles sont passagères, elles méritent peu d'attention, si ce n'est chez les personnes qui se livrent à la natation, car elles les condamnent à une impuissance de mouvement qui a coûté la vie à plus d'un nageur. Si les crampes se succèdent à des intervalles rapprochés, elles sont très probablement un symptôme de *Gastralgie* ou de *Gastrite*. (*Voyez ces mots*).

Crâne. — Boîte osseuse qui renferme l'encéphale.

Crétinisme. — Maladie endémique dans les vallées basses, profondes et étroites du Valais, la Maurienne, une partie de la Suisse, des Pyrénées, du Tyrol, etc. Le crétinisme est cette dégradation dans laquelle on observe un arrêt général du développement de l'organisme et particulièrement de l'ensemble des attributs du système nerveux. Il est ordinairement lié au goître. Mais ce sont surtout les troubles ou l'absence des facultés intellectuelles qui frappent le plus : ils sont portés au plus haut degré de l'idiotie. Des facultés intellectuelles et instinctives, il ne reste que quelques-unes de ces dernières ; et souvent l'instinct nutritif seul subsiste, dans ses manifestations les plus grossières.

Deux causes principales contribuent à produire cet état : c'est d'abord l'air épais, stagnant, chargé de vapeurs, de brouillards, dans des vallées étroites, abritées du vent par de hautes montagnes, et l'habitation dans des huttes étroites, étouffées, d'une malpropreté repoussante ; c'est en second lieu une alimentation grossière et malsaine. On voit jusqu'où peut aller le danger de l'inobservation des lois de l'hygiène. Certains villages des pays de hautes montagnes, qui renfermaient encore au commencement de ce siècle une grande quantité de crétins en ont vu largement diminuer le nombre par des moyens purement hygiéniques ; car aucun agent thérapeutique n'a prise sur ce triste état. Les habitations malsaines des vallées profondes ont été abandonnées pour des logements plus aérés, dans des lieux plus élevés ; l'alimentation générale s'est améliorée, et ces seuls faits ont suffi pour amener des résultats très appréciables dans les quelques localités, point trop éloignées des courants de la civilisation, où ils ont pu se produire.

Crevasses. — (Voyez *Engelures*). Le mamelon des nourrices est souvent le siège de crevasses qui disparaissent facilement par l'emploi du *Mélange théléphile*. (Voyez *Spécialités*).

Crise. — Changement qui survient dans le cours d'une maladie, et s'annonce par quelques phénomènes particuliers, comme une excrétion abondante, une hémorrhagie considérable, des sueurs, un dépôt dans les urines, etc. La crise est *parfaite* quand elle amène aussitôt le malade à un état de convalescence ; *imparfaite*, quand elle produit seulement un soulagement. Elle est *salutaire* ou *fatale*, suivant le résultat.

Croissance. — Développement progressif du corps, particulièrement en hauteur, d'où résulte la taille plus ou moins élevée. Au moment de la naissance, l'enfant a en moyenne 490 millimètres de hauteur ; dans la première année, la croissance est d'environ 2 décimètres, soit un seizième de l'accroissement total ; dans la seconde année, elle est de moitié moins rapide ; de l'âge de 4 à 5 ans jusqu'à celui de la puberté, elle n'est que d'environ un vingt-unième de l'accroissement total. Le développement du corps humain en largeur et en épaisseur est, au contraire, plus lent dans les premières années de la vie que vers l'âge de quinze à vingt ans; c'est vers quarante ans pour l'homme, et vers cinquante ans pour la femme, que ce développement est le plus complet.

La croissance doit être l'objet d'une vigilance constante de la part des parents; la vie et la santé des enfants en dépendent. On sait que les tempéraments lymphatiques et anémiques sont aujourd'hui en nombre considérable; qui n'a remarqué combien d'enfants étiolés forment la nouvelle génération? La nature semble chez eux avoir perdu toute vigueur, et il est indispensable de prendre toutes les précautions nécessaires pour que ces chères créatures traversent heureusement cette période critique de la croissance. Dans les premières années, l'adjuvant le plus efficace au développement de l'enfance sera l'huile de foie de morue (voyez *Spécialités*); plus tard, ce seront les toniques et les ferrugineux, principalement les préparations au vin de quinquina; on éprouvera également de bons effets de *l'Elixir anti-anémique* (Voir *Spécialités*). Enfin on ne devra négliger aucune des ressources offertes par la science pour favoriser le développement des forces chez les enfants pendant la croissance; on devra spécialement attacher toute l'importance qu'elles méritent aux prescriptions hygiéniques.

Croup. — Laryngite caractérisée par une tendance à la formation d'une fausse membrane dans les voies aériennes, ou par la formation réelle de cette excrétion membraneuse. Le croup est sporadique, épidémique et endémique. On l'observe particulièrement dans les lieux bas et humides, surtout dans la saison des pluies, et chez les enfants de deux à huit ans. La marche de cette terrible maladie est tellement rapide, qu'elle emporte souvent le pauvre petit malade en quelques heures; l'intervention du médecin ne saurait donc être trop promptement réclamée.

D

Danse de Saint-Guy, ou *Chorée*. — Névrose du système musculaire, caractérisée par des mouvements involontaires et désordonnés d'une ou plusieurs parties du corps. Cette affection, particulière à l'enfance et à l'adolescence (7 à 15 ans), s'attaque plus souvent aux jeunes filles qu'aux jeunes garçons (trois filles pour un garçon). Les tempéraments nerveux et irritables y sont plus communément sujets. Elle a pour causes une frayeur, la colère, la jalousie, une croissance trop rapide, les vers intestinaux, la difficulté dans l'établissement de la menstruation.

La chorée s'annonce par un sentiment de fourmillement dans les membres, qui augmente peu à peu et se trouve remplacé par des mouvements convulsifs, devenant de plus en plus sensibles; ils attaquent d'ordinaire la jambe et le pied du même côté; si le malade veut marcher, il traine le membre; dans l'état de repos, le pied est agité et porté en divers sens; le bras du même côté éprouve aussi des convulsions semblables, et devient d'une agitation telle que ce n'est qu'avec les plus grands efforts qu'il peut parvenir à porter quelque chose à sa bouche. On voit souvent les muscles de la face et ceux qui servent à la déglutition participer aux convulsions; le sommeil n'est jamais parfaitement tranquille; les malades sont très-mélancoliques, et, chez les filles, cette affection offre toutes les bizarreries qu'on observe dans l'hystérie. Les garçons ont plus de penchant aux mouvements.

La chorée dure ordinairement de six semaines à trois mois; mais si elle passe à l'état chronique, ce qui est fréquent, elle peut se prolonger pendant des années entières; elle récidive souvent sous l'influence des moindres causes.

Le traitement diffère selon les causes de la maladie; a-t-elle pour origine une croissance trop rapide, accompagnée d'anémie? Il faudra prendre les soins prescrits pour la croissance (*voyez ce mot*), et suivre un régime anti-anémique (voyez *Anémie*). Est-elle produite par une difficulté dans l'établissement des menstrues? (Voyez *Aménorrhée*). Les vers en sont-ils l'origine? (Voyez *Vers intestinaux*). Est-elle purement nerveuse? La *Névrosine* produira de bons résultats. (Voyez *Spécialités*).

En tous cas les soins hygiéniques seront de première nécessité; un exercice modéré, un peu de gymnastique, les bains froids, l'emploi des antispasmodiques, etc. (Voyez *Bains*).

Dartres. — Terme générique servant à désigner un groupe d'affections inflammatoires de la peau, le plus souvent chroniques, caractérisées par des éruptions de formes diverses (vésicules, pustules, etc.), tendant à s'accroître en superficie, à récidiver, à se transformer d'une espèce en une autre. On attribue la cause première des dartres à un vice interne, à une disposition morbide particulière qui produit l'altération du sang et des divers fluides de l'économie. Pour remédier à ce vice du sang, on fait usage du *Vin dépu-*

ratif (voyez *Spécialités*), qui en corrige l'âcreté; simultanément on emploie la *Purgation végétale* (voyez *Spécialités*), comme dérivatif interne, et on fait disparaître les dartres elles-mêmes au moyen de la *Pommade anti-dartreuse*. (Voyez *Spécialités*).

Déclaration *de naissance, de décès.* — Voyez les *Renseignements divers* à la fin du volume.

Delirium tremens. — État de délire avec agitation et tremblements des membres (*alcoolisme aigu* ou *intoxication alcoolique aiguë*), qui est particulier aux individus adonnés à l'usage des boissons spiritueuses, particulièrement l'eau-de-vie et l'absinthe. Le délire et les tremblements musculaires, revenant le plus souvent par accès, et accompagnés de la rougeur et de la chaleur de la face caractérisent cette maladie, dont la terminaison est d'autant plus souvent fatale que les malheureux adonnés à la funeste habitude de l'ivrognerie retombent plus facilement dans leur vice, s'ils ne sont pas l'objet d'une surveillance de tous les instants.

Démence. — Perte plus ou moins complète des facultés cérébrales, affaiblissement ou abolition *accidentelle* de l'intelligence, à la différence de l'idiotie, qui est ordinairement congéniale.

Dentition, dents. — Personne n'ignore que l'homme adulte a 32 dents, 16 à chaque mâchoire, dont quatre moyennes taillées en biseau, nommées *incisives*, une sur chaque côté, appelée *canine*, et sur chaque côté encore, cinq en arrière des précédentes, qui s'appellent *molaires* ou *machelières*. De celles-ci, la plus en arrière de chaque côté et à chaque mâchoire, a reçu le nom de *dent de sagesse*, parce qu'elle vient la dernière. Ces 32 dents sont dites *permanentes*, ou de la seconde dentition, pour les distinguer des *dents de lait*, dites *caduques* ou de la première dentition, qui sont au nombre de vingt. C'est vers l'âge de six à dix mois que commence la première dentition; les deux incisives moyennes de la mâchoire inférieure percent ordinairement les premières; quinze jours ou trois semaines après, paraissent les correspondantes de la mâchoire supérieure, puis les deux incisives latérales inférieures, ensuite les supérieures. Les canines, d'abord celles de la mâchoire inférieure, puis celles de la supérieure *(œillères)*, percent du douzième au quatorzième mois. Enfin, on voit sortir successivement les huit premières mollaires, quatre en bas et quatre en haut, deux de chaque côté. Ces vingt premières dents sont ordinairement complètes à deux ans ou deux ans et demi. A la fin de la quatrième année, ou quelquefois plus tard, il sort à chaque mâchoire deux nouvelles molaires *permanentes*, qui sont plus tard les premières grosses molaires. La seconde dentition a lieu vers l'âge de sept ans; les premières dents sont remplacées successivement, à peu près dans le même ordre qu'à la première dentition : la sortie des dernières molaires, vers l'âge de dix-huit à vingt-cinq ans, termine le travail de la dentition.

On observe en général chez les enfants, pendant le travail de la première dentition, de légers troubles du système nerveux, un sommeil agité, des réveils en sursaut, un changement du caractère qui devient morose et irascible; parfois enfin surviennent des maladies locales ou sympathiques. Ainsi l'écoulement de salive qu'on observe quelque temps avant la sortie de la dent, est, dans quelques circonstances, poussé à l'excès; la bouche peut être alors le siège d'une chaleur insolite, de rougeur, de gonflement des gencives; la peau des joues participe à cette congestion locale et se couvre de boutons appelés *feux de dents*. La diarrhée est un des accidents les plus communs de la dentition.

La Pharmacie Saint-Antoine a composé un *Sirop spécial pour la dentition*, qui en favorise singulièrement le travail. (Voyez *Obturation, Odontalgie*).

Dévoiement. — Voyez *Diarrhée*.

Diabète. — Altération des urines et du sang, caractérisée par la présence d'une notable quantité de sucre de glycose.

Le traitement du diabète réside plutôt dans le régime que dans la médication. Il faut supprimer de l'alimentation le pain ordinaire ainsi que tous les aliments féculents et sucrés pour les remplacer par le pain de gluten; la nourriture se composera de viande noire et blanche, lard, œufs durs, lait, légumes herbacés, vin, café sans sucre, thé; on emploie comme adjuvants les ferrugineux, les préparations au vin de quinquina; le *Vin à la glycérine pure* produit de bons résultats. (Voyez *Spécialités*).

Diarrhée. — Flux de l'intestin caractérisé par de fréquentes évacuations stercorales liquides. Une foule de causes peuvent produire la diarrhée : l'impression subite du froid, des aliments de mauvaise nature ou pris en trop grande quantité, les boissons excitantes, le passage subit de la sobriété à l'intempérance. Tous les âges sont sujets à cette affection. Chez les enfants, elle résulte souvent des mauvaises qualités du lait de la nourrice, ou d'une alimentation substantielle prématurément employée. Lorsqu'elle résulte d'un refroidissement, de l'humidité de l'atmosphère, on l'appelle *catarrhale*. La diarrhée *inflammatoire* est celle qui accompagne les inflammations intestinales; sous le règne de certaines causes fâcheuses, ordinairement épidémiques, elles forment le premier degré de la *Dyssenterie*. *(Voyez ce mot)*.

Le traitement de cette affection varie suivant la nature de la cause et l'intensité de l'irritation intestinale.

Diathèse. — Prédisposition à contracter telle ou telle maladie.

Digestion. — Fonction caractérisée par la dissolution et la liquéfaction des aliments, avec absorption des substances dissoutes et liquéfiées, suivie de la déjection des résidus. Elle a lieu, chez l'homme, de la manière suivante : les aliments, introduits dans la bouche, y sont soumis à *l'insalivation* et à la *mastication*; portés ensuite dans le pharynx par les mouvements combinés de la langue et des parois de la bouche, ils sont transmis par la déglutition à l'œsophage, qui les conduit dans l'estomac. Une heure et demie environ après l'ingestion des aliments dans cet organe, ils commencent à se convertir en *chyme*, et il faut communément quatre ou cinq heures pour que cette conversion soit terminée. A mesure qu'elle s'opère, le chyme est poussé par les contractions des parois musculaires de l'estomac vers le pylore, qu'il franchit pour parvenir dans le duodénum, où sa présence produit une excitation qui détermine l'arrivée d'une plus grande partie de bile et de fluide pancréatique. Ainsi élaborée par ces fluides, par ceux que sécrètent les glandes du duodénum, la masse chymeuse, devenue apte à fournir le *chyle*, est poussée dans l'intestin grêle, où elle est dépouillée par les vaisseaux chylifères des principes graisseux, et par les veines des autres substances liquéfiées, qui sont portées dans le sang. A mesure qu'en s'éloignant du duodénum il fournit à l'absorption, le chyme prend une couleur plus foncée et une consistance plus grande ; modifié encore par le suc intestinal, il arrive au gros intestin. Là il se durcit et se colore de plus en plus : il y acquiert une fétidité qu'il n'avait pas jusqu'alors et qui provient surtout de la décomposition des composés sulfurés de la bile. Enfin, parvenu au rectum, il est rejeté au dehors.

Douleur. — Impression anormale et pénible reçue par une partie vivante et perçue par le cerveau. La douleur est un degré de toute sensation quelconque soit externe soit interne ; mais ce n'est pas une espèce particulière de sensation comparable à la gustation ou à l'odorat. Les douleurs sont aussi diverses que les sensations normales, et proviennent, soit du mode d'action de l'agent qui cause l'impression, soit de l'état de l'appareil qui reçoit et transmet celle-ci, soit de l'état du cerveau qui perçoit, toutes les autres conditions étant normales. — On appelle communément *douleurs*, des douleurs articulaires, musculaires ou névralgiques, qui se manifestent dans telle ou telle région selon les sujets, principalement chez ceux qui ont eu des névralgies, des rhumatismes, ont été exposés aux intempéries des saisons, ou ont souvent dormi en plein air, comme les soldats, les marins, les bateliers, chasseurs, etc. Celles-ci reparaissent avec chaque changement de temps, semblent souvent plus vives la nuit que le jour, parce que l'attention n'en est pas détournée par l'activité physique ou intellectuelle, et diminuent sous l'influence de l'exercice musculaire. Les frictions sèches ou avec des liquides stimulants tels que les essences, l'alcool, etc., l'usage de la flanelle, les cures d'eaux sulfureuses, en éloignent les retours ou les font disparaître.

Dyssenterie. — Phlegmasie intestinale, dont les symptômes principaux consistent dans de fréquentes évacuations de matières muqueuses ou puriformes, souvent mêlées de sang, avec tranchées et sentiments d'ardeur dans tout le trajet du côlon. La dyssenterie n'est pas toujours simplement une colique intense, et elle a souvent les caractères de l'endémie. Elle règne surtout pendant les saisons humides et dans les lieux bas et marécageux; souvent aussi dans les prisons et dans les camps, par suite de l'usage de mauvais aliments; c'est là principalement qu'elle prend un caractère épidémique, et quelques auteurs l'ont même regardée comme devenant quelquefois contagieuse. Elle réclame beaucoup moins un traitement anti-phlogistique qu'un traitement basé sur les évacuants; à cet effet la *Poudre de Sydenham composée* donnera de bons résultats.

Dysménorrhée. — Irrégularités et douleurs dans les époques menstruelles. C'est un accident dont quantité de jeunes filles et de dames ont à souffrir, et qui les fatigue beaucoup. Il est aisé de s'y soustraire par le procédé suivant : on placera sur le bas-ventre des serviettes chaudes ou des cataplasmes de farine de lin, et on fera usage de l'*Élixir des Dames*. (Voir *Spécialités*).

Dyspepsie. — Lenteur et difficulté habituelles de la digestion; elle se manifeste par de la pesanteur et du gonflement épigastrique après le repas, des bâillements, des régurgitations acides, des borborygmes, de la constipation ou des alternatives de constipation et de diarrhée, des maux de tête, de l'insomnie, de la faiblesse. Elle a pour cause la plus fréquente la paresse de l'estomac, qui a besoin d'être rappelé à l'activité par l'usage du *Vin de Solenne*, employé soit comme apéritif, si l'appétit fait défaut, soit comme digestif; dans le premier cas on le prend avant le repas, et après dans le second. (Voyez *Spécialités*).

Dyspnée. — Difficulté dans la respiration.

E

Eau. — Liquide transparent, incolore, inodore, insipide, susceptible de dissoudre un grand nombre de corps, qui résulte de la combinaison de 88,91 parties d'oxygène avec 11,09 d'hydrogène. L'eau la plus pure qu'on trouve dans la nature est celle de la pluie. Les bonnes eaux potables doivent être absolument inodores, de saveur sensible, agréable pour les palais habitués à apprécier la qualité des eaux; elles doivent être limpides, fraîches, dissoudre le savon et cuire les haricots sans les durcir.

Eaux minérales. — On appelle *eau minérale* toute eau de source qui diffère manifestement de l'eau de source ordinaire, soit par la nature ou la proportion de ses principes salins, soit par les gaz abondants qu'elle renferme; quand ces eaux ont naturellement une température égale ou supérieure à celle du corps humain, de 35 à 37° et au-dessus, elles reçoivent le nom de *Thermales;* on donne même, un peu abusivement, ce nom de Thermales à des eaux qui ne sont que tièdes, comme celles de Bagnoles (Orne) ou de

Castéra-Verdusan (Gers), qui ont de 19 à 25° centigr.

Depuis 9 à 10° cent. au-dessus de zéro jusqu'à 80 et quelques degrés, on trouve en beaucoup de contrées des eaux minérales de diverses températures. Le duc de Raguse en a vu en Égypte qui marquaient 88 ou 90°, et M. Desfontaines, à Bône en Algérie, qui avaient 96°. L'emploi des eaux minérales dans la thérapeutique remonte à une haute antiquité; on en a pour preuve les vestiges des nombreux travaux exécutés par les Romains pour le captage de quantité de sources encore exploitées aujourd'hui; l'usage de l'eau et des bains était d'ailleurs fort répandu chez eux, et les établissements qu'ils élevaient à cet effet, sous le nom de *Thermes*, étaient de gigantesques et superbes palais, dont nos modernes maisons de bains ne sauraient donner aucune idée, soit comme étendue, soit comme luxe. Au 17e siècle, les eaux minérales étaient en grand honneur chez nous, et les lettres de Madame de Sévigné sont souvent datées des diverses stations thermales qu'elle fréquentait. Mais c'est surtout la construction de notre réseau de chemins de fer qui en a popularisé l'usage, et d'immenses travaux d'améliorations ont été consacrés aux sources déjà exploitées, en même temps que les recherches de la chimie moderne sur la composition des eaux en signalaient de nouvelles qui ont pris leur rang dans la thérapeutique.

Les eaux minérales se divisent en quatre classes principales, savoir : 1° les *eaux sulfureuses*; 2° les *eaux alcalines*; 3° les *eaux ferrugineuses*; 4° les *eaux salines*. Les *eaux alcalines* sont fréquemment nommées *acidules* ou *gazeuses*, à cause du gaz acide carbonique qui s'y trouve ordinairement à grande dose; mais comme ce gaz se trouve aussi dans d'autres eaux, en particulier dans quelques eaux ferrugineuses et même dans des eaux salines, cette dénomination de gazeuses peut exposer à quelques confusions et à des erreurs.

La science est arrivée à imiter dans la perfection un assez grand nombre d'eaux minérales, par exemple les eaux purgatives froides de l'Allemagne, ainsi que les eaux gazeuses et alcalines; les eaux gazeuses principalement sont le triomphe de l'art, puisque la chimie peut faire des eaux beaucoup plus gazeuses que ne le fait la nature. La Grande Pharmacie St-Antoine prépare une *Eau ferrugineuse dialysée* d'une grande efficacité, et qui présente cet avantage sur la plupart des eaux ferrugineuses naturelles qu'elle ne cause aucune fatigue à l'estomac.

Éclampsie. — Affection convulsive qui attaque les jeunes enfants, surtout pendant le travail de la dentition.

Eczéma. — Inflammation de la peau, qui attaque soit une seule ou plusieurs parties du corps, soit la périphérie tout entière. Il est caractérisé par de petites vésicules non contagieuses, très rapprochées, souvent agglomérées, et qui se terminent par la résorption du fluide qu'elles contiennnent, ou par des excoriations artificielles. L'affection peut affecter la forme chronique, laquelle résulte du renouvellement des vésicules et des croûtes. L'eczéma a pour cause une âcreté du sang qui se corrige par l'emploi du *Vin dépuratif* (voir *Spécialités*); quant aux démangeaisons causées par les vésicules et les croûtes, on les calme au moyen de la *Pommade anti-dartreuse* ou de notre *Philodermine*.

Elixir. — Nom générique d'un assez grand nombre de préparations qui résultent du mélange de certains sirops avec des alcoolats.

Nous donnons les formules de quelques élixirs faciles à préparer soi-même, et d'un effet éprouvé.

Elixir amer. — Gentiane, 50 grammes; carbonate de potasse, 5 grammes; alcool à 36 degrés, 100 grammes; sucre, quantité suffisante. — Comme anti-scrofuleux, 10 à 30 gouttes par jour.

Elixir anti-odontalgique. — Pyrèthre, 40 grammes; teinture de romarin, 300 grammes. Faites macérer 4 jours et filtrez. Prévient les maux de dents, à la dose d'une cuillerée à café dans un verre d'eau pour se rincer la bouche.

Elixir carminatif. — Teinture d'assa-fœtida, 10 grammes; essence de carvi, 4 grammes; essence de menthe, 8 grammes; magnésie calcinée, 4 grammes; teinture de castoréum, 25 grammes; alcool, 90 grammes; sirop de sucre, 140 grammes. Une cuillerée à café dans un verre d'eau contre les vents.

Elixir de Garus. — Teinture de safran, de canelle et de muscade, 10 grammes; teinture de girofle, 5 grammes; eau de fleur d'oranger, 100 grammes; alcool à 80 degrés, 400 grammes; sirop de sucre, 500 grammes. Stomachique excellent.

Elixir de longue vie. — Aloès, 34 grammes; gentiane, 4 grammes; rhubarbe, 4 grammes; zédoaire, 4 grammes; safran, 4 grammes; agaric, 4 grammes; thériaque, 4 grammes; alcool à 56 degrés, 1800 grammes. Faites macérer quinze jours en deux fois avec la moitié de l'alcool chaque fois et filtrez. Cet élixir, légèrement purgatif, se prend le matin à jeun à la dose de 8 à 15 grammes.

Embarras. — Terme souvent employé en médecine pour désigner, soit un arrêt ou la cause d'un arrêt dans le cours d'un liquide organique, soit certains états morbides.

Embarras gastrique. — Trouble de la digestion avec nausées, vomissements, et souvent coliques et diarrhées. Un vomitif simple ou un léger purgatif le font disparaître.

Emphysème. — Tumeur, épanchement ou infiltration dans les tissus, formés par l'air ou un autre gaz.

Empoisonnement. — L'ensemble des effets produits par un poison introduit dans l'économie. Toutes les fois qu'une personne bien portante sera prise tout à coup de violentes coliques, de nausées, de vomissements, etc., à la suite de l'ingestion d'une boisson ou d'aliments, on devra supposer un empoisonnement. Les empoisonnements peuvent être divisés en 3 groupes : 1° les empoisonnements instantanés, dont l'invasion est brusque et la terminaison rapide; 2° les empoisonnements aigus, c'est-à-dire ceux qui se manifestent violemment au bout de quelques heures ; 3° les empoisonnements lents ou chroniques, dont les accidents se déclarent faiblement d'abord, puis avec plus d'intensité, et simulent une maladie lente. Toute substance toxique introduite dans l'économie, de quelque manière que ce soit, produit deux sortes d'effets : les uns sont locaux et résultent du contact du poison avec les tissus ; les autres sont généraux et sont le résultat de l'absorption du poison.

L'assistance du médecin ne saurait être trop promptement réclamée lorsqu'on a quelque raison de se croire en présence d'un empoisonnement, mais en attendant il est toujours prudent de faire vomir le malade.

Encombrement. — Disproportion entre l'étendue d'une habitation donnée et le nombre des individus sains ou malades destinés à y vivre. Dans ces conditions, l'homme et les animaux se nuisent à eux-mêmes par la viciation de l'air; la nocuité se continue encore au-delà du moment où l'air a été renouvellé et où la population des bâtiments a diminué, par suite de ce que les miasmes produits imprègnent les parois des salles, des meubles, des rideaux, etc., et obligent de les laver, recrépir ou revernir pour combattre les effets de l'encombrement. Les dangers de celui-ci dépendent de la viciation miasmatique de l'air, surtout pendant la nuit, par les excrétions naturelles solides, liquides ou gazeuses, toutes facilement putrescibles, surtout à la température des habitations de l'homme. Dans les hôpitaux, il faut y joindre l'influence de la fétidité préexistante et de l'abondance des excrétions et déjections, du pus des plaies, des parties en voie de gangrène ou de pourriture d'hôpital, l'odeur et la vapeur des tisanes, des cataplasmes, les émanations de l'éclairage, de la literie, des latrines trop rapprochées, mal construites et mal tenues. Les effets de l'encombrement par des hommes sains sont l'apparition de diarrhées, de dyssenteries, d'affections typhoïdes prenant rapidement un caractère grave et épidémique. Toute augmentation du nombre des malades dans une salle d'hôpital amène une augmentation de mortalité, non-seulement par suite des effets sus-mentionnés de l'encombrement, mais encore parce que le repos et le sommeil nécessaires à la réparation nutritive et cicatricielle manquent par suite des impressions pénibles qui se multiplient autour de chaque malade; impressions causées par les cris et les plaintes des uns, par la mauvaise odeur et la malpropreté, les accidents nerveux, le délire, l'agonie, la mort des autres, la vue du transport des cadavres, etc. Dans les hôpitaux, l'encombrement est aussi la cause de l'altération du sang amenant l'érysipèle autour des plaies, l'infection purulente et les abcès, la pourriture d'hôpital, le typhus, etc., aussi bien que dans les camps et sur les vaisseaux. On peut produire, augmenter, diminuer ou supprimer les effets de l'encombrement dans une même salle, une même caserne, un même vaisseau, etc., selon qu'on élève ou qu'on abaisse le nombre des habitants ou des lits.

Endosmose. — Dutrochet a reconnu que quand deux liquides hétérogènes et miscibles sont séparés par une cloison membraneuse, il s'établit à travers cette cloison deux courants dirigés en sens inverse et inégaux en intensité, et que celui des deux liquides qui reçoit de son antagoniste plus qu'il ne lui donne, accroît graduellemedt son propre volume d'une quantité égale à l'excès de ce qu'il donne. Les premières expériences ayant été faites de manière que le liquide qui augmentait de masse se trouvait renfermé dans une vessie, il donna d'abord le nom d'*endosmose* au courant dirigé de dehors en dedans, et celui d'*exosmose* au courant dirigé de dedans en dehors. Aujourd'hui *endosmose* signifie le courant fort et *exosmose* le courant faible. (Voyez *Absorption*).

Engelure. — Gonflement inflammatoire de la peau et du tissu cellulaire sous-cutané, occupant surtout les doigts, les orteils, le talon, et qui est très commun chez les enfants et chez les femmes, très rare chez les gens robustes, les adultes et les vieillards. Le froid alternant avec la chaleur, est la cause immédiate des engelures; rien ne favorise plus d'ailleurs leur développement que l'habitude de se réchauffer brusquement les pieds et les mains engourdis par le froid, surtout si ces parties viennent d'être mouillées. Le plus souvent les engelures ne consistent qu'en un simple engorgement superficiel avec rougeur légère et démangeaison; quelquefois il y a engorgement profond, douleurs brûlantes, phlyctènes remplies d'une sérosité roussâtre; enfin il se forme des ulcérations qui pénètrent parfois jusqu'aux tendons et même aux os. Le *Mélange contre les Engelures* (voir *Spécialités*) le fait promptement disparaître.

Engourdissement. — Sorte de stupeur, soit intellectuelle, soit d'une ou de plusieurs parties du corps, caractérisée par la pesanteur des parties, la difficulté ou l'impossibilité de leur faire exécuter leurs mouvements habituels, un fourmillement incommode, etc. Cet état tient essentiellement à un trouble ou à une interruption partielle et momentanée de l'action du système nerveux.

Entérite. — Inflammation de la membrane muqueuse du canal intestinal; elle est aiguë ou chronique.

Les causes principales de l'*entérite aiguë* sont l'action directe de substances âcres ou vénéneuses introduites dans les voies alimentaires, l'abus des purgatifs drastiques ou des liqueurs alcooliques, l'usage des aliments de mauvaise qualité, des eaux malsaines, des glaces; la présence de corps étrangers, surtout de vers, dans les intestins; une hernie étranglée, etc. Cette affection se propage souvent à l'estomac et au gros intestin, et alors elle constitue la *gastro-en-*

térite. A l'état aigu, l'entérite présente les symptômes suivants : abdomen tendu, brûlant au toucher ; douleur sourde et profonde dans la fosse iliaque droite surtout; coliques plus ou moins fortes, avec constipation opiniâtre; soif ardente, nausées, vomissements, borborygmes ; urines peu abondantes, rouges et sédimenteuses ; inappétence, insomnie, sécheresse de la peau ; pouls dur, langue rouge à la pointe et au pourtour, sèche et jaunâtre au centre ; et, si le mal empire, prostration des forces, froid des extrémités. Sa terminaison peut avoir lieu par résolution, par la formation d'un abcès, par la gangrène ou par le passage à l'état chronique.

L'*entérite chronique* est le plus souvent bornée à une portion peu étendue du conduit intestinal ; ses symptômes sont la fréquence des évacuations alvines et la liquidité des matières excrétées ; le ventre est peu douloureux, l'appétit peut persister ; cependant l'embonpoint et les forces diminuent. Sa durée est illimitée et sa terminaison incertaine.

L'entérite aiguë est combattue par la diète, les boissons mucilagineuses, gommeuses ; par les cataplasmes et les lavements émollients, enfin par les saignées générales ou locales. La convalescence exige de grands soins. L'entérite chronique réclame l'usage de viandes blanches, de boissons acidules gazeuses, aromatiques, astringentes, les eaux minérales de Vichy, de St-Galmier, l'habitation à la campagne.

Entorse. — Distension violente de l'appareil fibreux et musculaire qui environne les grandes articulations, surtout celles du pied et du poignet. Un faux pas, une chute, un effort, telles sont les causes les plus ordinaires de l'entorse, qui est toujours acmpagnée de douleurs vives, d'engorgement et d'ecymose.

Les répercussifs, tels que l'eau froide pure ou addinnée de vinaigre, d'extrait de saturne, employés ssitôt après l'accident, s'opposent souvent au déveppement de l'engorgement inflammatoire; mais tte immersion doit être continuée pendant plusieurs ures, et il faut renouveller l'eau à mesure qu'elle chauffe. Lorsque le membre est retiré de l'eau, on nveloppe de compresses imbibées d'eau blanche e l'on mouille souvent. Si, malgré ces moyens, e tuméfaction considérable se développe, on court au traitement anti-phlogistique; sangsues, taplasmes émollients, repos absolu et position élevée s membres; mais, dès que les symptômes inflamatoires diminuent, on revient aux répercussifs jus'à la disparition complète de l'ecchymose.

Entozoaires. — Voyez *Vers intestinaux.*

Enurésie. — Écoulement involontaire d'urine, continence des urines. Chez les enfants on en a disngué trois espèces : 1° ceux qui sont paresseux à se ver aux premiers avertissements; 2° ceux qui dorent assez profondément pour n'être pas réveillés r le besoin d'uriner; 3° ceux qui, sentant le besoin, vent qu'ils urinent dans un pot de chambre, contre mur ou dans tout autre endroit, et urinent effecvement; ceux-là ne sont pas en grand nombre, ou moins il ne leur arrive pas souvent de faire de pails rêves. Les deux premières espèces peuvent denir persistantes et constituer une véritable infirité. On traite cette incontinence à l'aide des *Pilules ntre l'Enurésie.*

Envies. — Terme vulgaire qui a plusieurs acceptions différentes. Les dépravations de l'appétit qu'on observe souvent chez les femmes enceintes. — Petites portions de peau qui se détachent autour des ongles, et causent une assez vive douleur quand on les arrache. — Taches que les enfants apportent en naissant, et auxquelles on s'imagine trouver de la ressemblance avec ces vrais objets que la mère aurait désirés pendant sa grossesse.

Ephélides. — Petites taches lenticulaires, non proéminentes, d'un jaune fauve, persistantes, qu'on observe plus particulièrement chez les personnes à cheveux blonds ou roux. Elles disparaissent facilement par l'emploi de la *Philodermine*. (Voir *Spécialités*).

Épidémies. — On appelle *épidémies*, ou *maladies épidémiques*, les maladies qui frappent sur un grand nombre d'individus à la fois, mais dont la cause est accidentelle, fortuite, passagère, le plus souvent inconnue. Elle se distinguent des maladies *endémiques*, en ce que ces dernières tiennent essentiellement à des causes locales permanentes, qui finissent par altérer l'organisation des habitants des lieux malsains, en sorte que l'économie finit par retenir en elle le germe des affections endémiques. Les fièvres intermittentes des pays marécageux, par exemple, sont des affections endémiques, dues à la présence des eaux dormantes.

Les épidémies sont aujourd'hui moins fréquentes et moins meurtrières qu'autrefois, grâce aux progrès de la civilisation et des soins hygiéniques. Leur durée est fort capricieuse et incertaine. Rarement deux maladies épidémiques graves règnent simultanément; et, durant les épidémies, les maladies sporadiques sont sensiblement plus rares que de coutume. On a remarqué aussi qu'après les épidémies meurtrières, la mortalité et le nombre des malades étaient notablement diminués. Les maladies épidémiques sont particulières aux climats situés entre les tropiques et les pôles; dans leur marche, elles se dirigent ordinairement de l'est à l'ouest, comme on l'a remarqué pour le choléra-morbus.

Les maladies qui prennent le plus souvent la forme épidémique sont : la coqueluche, le croup, la scarlatine, la dyssenterie, le typhus, le choléra, la variole, etc.

Epilepsie. — Vulgairement *mal caduc, haut-mal, mal sacré, mal lunatique*, etc. — Affection nerveuse cérébrale qui se manifeste par accès plus ou moins rapprochés, ordinairement brusques, dans lesquels il y a abolition complète des fonctions des sens et de l'entendement, et mouvements convulsifs. L'épilepsie se déclare plus souvent avant qu'après la puberté, chez les tempéraments nerveux et irritables, dans les climats froids. La frayeur, la colère, les excès de toute nature, surtout les habitudes solitaires, les passions vives, les lésions sur la tête, en sont les causes ordinaires. L'accès est souvent précédé de malaise et de vertige, ou d'assoupissement, et d'une sensation particulière *(aura)* qui, de la tête, de l'un des bras ou de quelque autre point du corps, gagne rapidement le cerveau; d'autres fois le malade tombe comme foudroyé. L'œil est fixe, le visage rouge, gonflé, livide, la bouche écumante et distordue, la respiration bruyante; tout le corps devient insensible, et est agité de mouvements convulsifs; après l'accès, stupeur et accablement général, pesanteur de tête, face pâle, sueur abondante; nul souvenir de tout ce qui s'est passé. Les attaques d'épilepsie, très irrégulières dans leur marche et dans leur retour, durent ordinairement de cinq à vingt minutes; elles peuvent aussi se prolonger plusieures heures; alors la mort peut en résulter.

La prudence exige que pendant une attaque d'épilepsie les malades soient couchés sur un matelas et que l'on éloigne d'eux ce qui pourrait les blesser. De plus, on placera dans la bouche du malade un tampon de linge ou un morceau d'amadou très épais, afin d'empêcher l'épileptique de se mordre la langue ou les lèvres.

Érysipèle. — Inflammation superficielle de la peau, non contagieuse, avec fièvre générale, tension et tuméfaction de la partie atteinte, douleur et chaleur plus ou moins cuisante et rougeur inégalement circonscrite, disparaissant momentanément sous la pression du doigt. La partie affectée est parsemée, au bout de quelques jours, de petites pustules ou vésicules, remplies d'une sérosité roussâtre, qui bientôt se rompent, se dessèchent et tombent sous forme d'écailles furfuracées. Le tempérament bilieux, une constitution phlétorique prédisposent à cette maladie, qui peut avoir pour causes l'impression d'un air froid et humide, l'exposition au soleil, les bains trop chauds, l'usage d'aliments malsains, les boissons spiritueuses, etc. C'est surtout au printemps et en automne qu'on observe cette affection, qui règne quelquefois épidémiquement.

Erythème. — Taches rouges, petites ampoules ou pustules suppurantes, surtout à la face, qui disparaissent au bout de quelques jours. Cette maladie de peau est légère; les jeunes femmes y sont particulièrement sujettes. La cause ordinaire est la phlétore, une congestion sanguine vers la tête, causée quelquefois par un corset trop serré, par la constipation, une peau délicate.

Le traitement consiste à user d'aliments rafraîchissants, à éviter le café, les excitants, à opérer une dérivation par de légers purgatifs, des bains de pied, etc.

Esquinancie. — Voyez *Angine.*

Estomac. — Organe principal de la digestion. Il reçoit les aliments, et les fait passer successivement dans l'intestin, lorsqu'ils ont été fluidifiés et convertis en *chyme*. Il n'a pour fonction que d'emmagasiner les aliments et de les chasser dans l'intestin, si, à l'état naturel ils sont divisés, comme le lait et l'œuf cru; si, au contraire, ils ne le sont pas, comme la viande par exemple, il est chargé de les diviser, puis de les chasser dans l'intestin. La division de la viande est due à la fois au suc gastrique et aux contractions de la membrane musculeuse. (Voyez *Digestion* et *Vin de Solenne).*

Etablissements insalubres. — Établissements industriels nuisibles à la santé ou incommodes pour les habitants du voisinage par les odeurs, vapeurs, fumées ou bruits qu'ils produisent, et par les eaux vannes qu'ils rejettent. La loi les assujettit à des autorisations et formalités variant d'après leur nature, sélon leur répartition en trois catégories qu'elle a déterminées.

Etourdissement. — Etat de trouble dans lequel tous les objets semblent tourner autour de nous. C'est un signe de pléthore sanguine et de congestion cérébrale.

Evanouissement. — Défaillance, perte de connaissance, avec cessation du mouvement et du sentiment. Synonyme de *Syncope*. *(Voyez ce mot)*.

F

Face. — La partie antérieure de la tête.

Faiblesse *de constitution*. — La faiblesse primitive ou congénitale de la nutrition et du développement des appareils et de leurs fonctions, et non la débilité momentanée et accidentelle qui survient dans certaines circonstances, pendant la convalescence par exemple. La faiblesse de constitution entraîne une imminence morbide, pour ainsi dire continuelle; et, à chaque instant, sous l'influence de causes occasionnelles légères, peuvent se produire des maladies que ces causes ne déterminent pas dans le cas de développement et de constitution régulière et normale des tissus.

On remédiera à la faiblesse de constitution par l'emploi successif ou simultaué de l'*Huile de foie de morue* et des *Toniques*. *(Voyez ces mots)*.

Faim. — Besoin de prendre des aliments. Sensation interne qui pousse l'homme et les animaux à introduire dans leur appareil digestif les matériaux nécessaires à la réparation du corps. Faible dans son premier degré, elle constitue ce qu'on appelle l'*appétit* *(voyez ce mot)*, et disparaît bientôt, quand on y satisfait, pour faire place à cet état particulier qu'on appelle *satiété*. Si, au contraire, cette première sensation n'est pas satisfaite, la faim devient plus intense et devient une sensation très pénible; il se passe alors dans l'é-

nomie, si l'on prolonge la privation d'aliments des
angements qui constituent ce que Chossat a nommé
anitiation, et qui ont pour terme l'*inanition*. L'ab-
nce de la sensation de la faim constitue l'*anorexie*.

Farine. — Poudre que l'on obtient par la tritura-
on de diverses semences, et particulièrement de
lles des graminées et des légumineuses. Celle de
oment, qu'on emploie pour faire le pain, est com-
sée de fécule amylacée et de gluten, outre une ma-
ère sucrée. La quantité de farine fournie par un hec-
litre est :

	Poids de l'hectolitre.		Poids de la farine.	
Froment	73 k	700	57 k	»
Méteil	69	420	52	»
Seigle	68	170	50	300
Orge	58	900	40	900
Maïs.	70	350	58	130
Sarrasin	55	770	37	900

La valeur nutritive de la farine est d'autant plus
etite qu'elle contient moins de matières salines. Les
els de la viande et du blé sont des phosphates de
otasse, de chaux, de magnésie et de fer.

Pour la confection du pain, la farine de froment est
référable aux autres, parce que, de toutes les céré-
les, c'est celle qui contient le plus de gluten, matière
ui donne à la pâte la propriété de lever et de se bour-
ouffler; ce qui la rend plus légère et plus facile à di-
érer.

La croûte du pain est plus facilement digestive que
a mie, et, sous le même volume, elle contient plus
e substances nutritives.

Fièvre. — Terme générique servant à exprimer
ertains troubles aigus de la circulation et de la res-

piration, dans lesquels il y a, tantôt une augmentation de chaleur avec accélération de pouls, tantôt des alternatives, soit dans la température réelle, soit dans la sensation de chaleur ou de froid éprouvée par le malade. On comprendra la difficulté, l'impossibilité, de donner de la fièvre une définition exacte et précise, lorsqu'on saura que l'acccélération du pouls et l'augmentation de la chaleur n'existent pas toujours dans les fièvres. Ainsi, par exemple, la fièvre typhoïde présente souvent un pouls assez lent, et les fièvres dites *algides* sont caractérisées par un froid glacial.

Considérée pendant longtemps comme une affection *essentielle*, comme constituant elle-même une maladie susceptible de se compliquer avec toutes les autres, la fièvre n'est plus regardée que comme un symptôme qui, dans une foule de maladies, indique qu'un organe important souffre ou est irrité. Broussais a posé en principe que la fièvre n'est, en réalité, qu'un phénomène sympathique, ou le résultat d'une douleur transmise au cœur et aux capillaires sanguins par les ramifications nerveuses faisant partie d'un organe souffrant : localisant ainsi la fièvre, il en place le siège sur la surface muqueuse des voies digestives, et ne la considère plus que comme une modification de la gastrite ou de la gastro-entérite. Néanmoins, plusieurs partisans de cette doctrine admettent que l'irritation inflammatoire, qui est la cause des fièvres, peut résider primitivement dans d'autres appareils que celui de la digestion.

On s'accorde généralement à reconnaître trois espèces de fièvres :

1° La *fièvre simple*, qui accompagne une maladie bien caractérisée, comme la pleurésie, l'inflammation du bas-ventre, de la vessie, des reins, etc.

2° Les *fièvres continues*, qui, bien que recevant leur nom de la partie malade, en deviennent cependant le caractère dominant, comme la fièvre inflammatoire, bilieuse, cérébrale, typhoïde, les fièvres éruptives (rougeole, scarlatine, variole).

3° Enfin les *fièvres intermittentes*, qui présentent des accès composés de frisson, de chaleur et de sueur, avec des intervalles sans fièvre. Elles sont aussi appelées fièvres d'accès ou paludéennes. Dans l'immense majorité des cas, dit le docteur Beaugrand, elles ne se montrent que dans les localités où existent des marais d'eau douce ou salée (Dombes, Camargue), ou de grandes masses d'eau, comme aux embouchures des grands fleuves; là où il y a des débordements fréquents. Cependant on assure les avoir rencontrées dans des localités saines en apparence. Mais que de causes d'infection souvent méconnues ! Depuis la simple mare d'eau croupissante jusqu'aux vastes inondations des plaines d'Asie ou d'Amérique, toutes les eaux stagnantes peuvent donner lieu à des miasmes ; le sol d'anciens étangs, d'anciens lacs imparfaitement desséchés, ou un sol formé de terres d'alluvion, les terres ouvertes pour la première fois dans les défrichements, le creusage des canaux, etc., exhalent des vapeurs funestes à la santé.

Les fièvres intermittentes sont parfois *rémittentes*; au lieu de laisser un intervalle pendant lequel la santé se rétablit momentanément, la fièvre persiste, quoique à un moindre degré, entre les accès, que le type en soit quotidien, tierce ou quarte. (Voyez *Vin du docteur Solenne).*

Fistule. — Plaie étroite, à trajet plus ou moins long, profond, sinueux, disposé en forme de canal, entretenue par une cause locale, et donnant issue à du pus ou à des liquides naturels.

Flatuosités. — Gaz développés dans l'intérieur du corps, particulièrement dans les intestins. Les personnes qui y sont sujettes doivent s'abstenir des aliments où dominent les fécules et la gélatine, et se nourrir de viandes faites (bœuf, mouton, gibier). Elles feront usage de l'*Élixir carminatif*. (Voyez la formule donnée au mot *Elixir*).

Flueurs blanches, par corruption *fleurs blanches*. (Voyez *Leuchorrée*).

Fluxion. — Engorgement phlegmoneux du tissu cellulaire, des joues et des gencives, causée par l'irritation de la pulpe dentaire ou de la membrane interne des racines des dents, par un coup, etc. Les fluxions des gencives s'annoncent par une rougeur vive, avec douleurs lancinantes; bientôt après se manifeste un gonflement plus ou moins étendu, d'abord dur, qui se ramollit peu à peu et s'abcède au bout de 6 à 7 jours. — Les fluxions du tissu lamineux des joues ont des symptômes inflammatoires intenses; elles sont souvent causées par des douleurs auxquelles donne lieu la carie ont le plombage des dents, et ces douleurs diminuent ou cessent ordinairement dès que le phlegmon est développé. Souvent aussi les fluxions, au lieu d'avoir le caractère phlegmoneux, sont simplement *œdémateuses*; elles ne sont ni précédées ni accompagnées de douleurs, et reconnaissent ordinairement pour cause l'action d'un air froid et humide, et son contact sur des dents plus ou moins malades, mais qui n'étaient actuellement le siège d'aucune souffrance.

Fluxion de poitrine. — Voyez *Pneumonie*.

Folie. — Ce mot, synonyme d'aliénation mentale, désigne une maladie apyrétique du cerveau, ordinairement de longue durée, presque toujours avec lésion incomplète des facultés intellectuelles et affectives, sans trouble notable dans les sensations et les mouvements volontaires, et sans désordres graves ou même marqués dans les fonctions digestives. Le fou conserve en général, la connaissance de sa propre existence et celle des objets avec lesquels il se trouve en rapport ; mais il a des idées, des passions, des déterminations en contradiction avec celles des hommes raisonnables ; il méconnaît son état de délire, ou bien sa volonté est impuissante pour le maîtriser.

Avant l'âge de la puberté, la folie est rare : elle frappe surtout dans l'âge adulte, époque à laquelle l'homme est plus exposé aux secousses de la vie sociale, et où les passions sont dans toute leur force ; elle trouve sa cause prédisposante la plus active dans l'hérédité et le tempérament nervoso-sanguin ; elle est plus commune dans les mois de mai, juin et juillet, qu'à aucune époque de l'année ; elle s'entoure, en général, de symptômes plus prononcés chez les femmes que chez les hommes, quoique, en réalité, elle soit plus fréquente chez ces derniers que chez les premières.

Autrefois les malheureux qui avaient perdu la raison étaient séquestrés dans des prisons ou dans des hôpitaux, et traités comme des criminels. « Ils étaient réduits à une condition pire que celle des animaux, a dit Esquirol. Partout les insensés, nus ou couverts de haillons, n'avaient que de la paille pour se garantir de la froide humidité du pavé sur lequel ils étaient étendus. »

Tout ce qui a été fait pour améliorer la condition des aliénés et le régime des établissements destinés à les recevoir est moderne, et l'on peut dire presque français. Avant la loi du 6 juillet 1838, complétée par l'ordonnance du 17 avril 1840, les aliénés étaient presque hors la loi commune. On prenait des précautions pour protéger les individus et l'ordre public contre leurs fureurs; mais comme aucune règle fixe n'avait été établie en cette matière par le législateur, il arrivait que la sécurité publique n'était point suffisamment garantie, que la liberté individuelle pouvait être compromise, et que les soins donnés aux malades n'étaient pas toujours convenables. Depuis cette loi, le sort des malheureux frappés d'aliénation mentale est confié à la surveillance de l'autorité publique; nul individu ne peut plus être, sous prétexte d'aliénation mentale, privé de la libre disposition de sa personne.

L'utilité des maisons destinées à la réclusion et au traitement des aliénés est reconnue par tous les hommes compétents. Que faire d'un fou dans une famille, surtout s'il est furieux? Les soins que réclame son état sont pénibles, et exigent souvent une sévérité à laquelle des parents ou des amis ne peuvent se résoudre; il faut un local approprié à cette destination.

Pour l'*Asile public des Aliénés, à Bron*, (voyez les *Renseignements* à la fin de ce volume).

Formules. — Voyez les *Formules* que nous donnons dans les *Renseignements divers*, à la fin du volume.

Foulure. — Nom vulgaire de l'*Entorse*. (*Voyez ce mot*).

Fracture. — Solution de continuité d'un ou de

plusieurs os, produite par une cause externe (chute, coup, etc.) ou, quelquefois, par une contraction forte et subite des muscles (en jetant une pierre, par exemple).

Furoncle. Nom vulgaire, *clou.* — Petite tumeur dure, circonscrite, très rouge, due à l'inflammation, compliquée d'étranglement d'un ou de plusieurs flocons du tissu cellulaire remplissant les aréoles fibreuses de la peau. Le centre de la tumeur se trouve frappé de gangrène dès le commencement, et l'inflammation paraît avoir pour but l'expulsion de la partie gangrenée ou *bourbillon.*

Les causes du furoncle sont rarement locales; il paraît tenir à une mauvaise disposition de l'estomac, à des sabures amassées dans les premières voies. Souvent multiple, il se développe successivement ou à la fois, sur diverses parties du tronc et des membres, offrant une tumeur chaude, douloureuse, pulsative, s'accompagnant quelquefois de fièvre.

On calme la douleur et on favorise l'expulsion du bourbillon par l'emploi de l'*Onguent maturatif;* on fait disparaître les causes résultant d'un état général de l'économie par les évacuants et notamment par de doux laxatifs, tels que la *Purgation végétale.* (Voyez *Spécialités*).

G

Gale. — Maladie parasitaire de la peau, causée par un animalcule du genre *acarus,* nommé *sarcopte* par les naturalistes. Elle se reconnaît à un plus ou moins grand nombre de sillons dans lesquels vivent les sarcoptes, et qu'on trouve aux mains, aux pieds, aux aisselles, à l'abdomen, etc.; à des démangeaisons générales, à des éruptions de papules vésiculeuses, de vésicules isolées, etc. La gale se montre à tous les âges, avec toutes les constitutions, dans toutes les conditions sociales. Elle est encore endémique dans certains pays sur les individus malpropres, la Corse, la Bretagne, la Suède, etc. Sa contagion s'opère surtout pendant la nuit. On guérit la gale en 24 heures (Dr Ch. Robin) à l'aide de bains savonneux et de frictions *générales* faites avec la *Pommade anti-psorique.* (Voyez *Spécialités*).

Ganglions. — Petites tumeurs globuleuses, dures, indolentes, développées sur le trajet des tendons sans changement de couleur à la peau. Ces tumeurs, formées par un fluide albumineux renfermé dans un kyste solide qui communique avec l'intérieur de la gaîne tendineuse, sont de véritables hydropisies des membranes synoviales. L'écrasement au moyen d'une forte compression, qui détermine la rupture du kyste, l'épanchement du liquide albumineux, et par suite, sa résorption, est le meilleur moyen curatif. On applique ensuite sur le lieu que la tumeur occupait des compresses imbibées d'eau blanche aiguisée avec de l'alcool camphré.

Gangrène. — Altération d'une partie plus ou moins considérable du corps, qui perd la sensibilité et le mouvement : c'est une mort locale. On combat la gangrène par l'emploi des toniques et des antiseptiques, tant à l'intérieur qu'à l'extérieur.

Gargarisme. — Liquide qu'on met en contact avec toute la membrane muqueuse gutturale, en le promenant dans l'arrière-bouche, et l'agitant en tous sens par la contraction des muscles des joues et par l'action de l'air qu'on fait sortir du larynx ; on le rejette ensuite sans en rien avaler. Les gargarismes sont employés dans les maladies du pharynx et des amygdales, etc., et peuvent être adoucissants, rafraichissants, astringents, stimulants, suivant les indications. Ils sont avantageusement remplacés par les *Pastilles au thymate de soude* (Voyez *Spécialités*).

Gastralgie. — Douleur de l'estomac dont la cause est inconnue et qu'on attribue à un état *nerveux* particulier, parce que, comme dans toutes les affections dites *nerveuses*, cette douleur se lie à un état apyrétique, chronique, et peu dangereux en lui-même. Elle est ordinairement caractérisée par des *besoins* qui simulent le sentiment de la faim, par des tiraillements et une sorte de défaillance ; souvent les malades digèrent alors avec la plus grande facilité les aliments qui sembleraient les moins convenables. Le traitement de la gastralgie consiste surtout dans l'emploi des toniques et des amers, pour revenir peu à peu à un régime substantiel, à des repas faits aux mêmes heures, avec mastication complète des aliments.

Gastrite. — Inflammation de la membrane muqueuse de l'estomac. Cette maladie peut se développer sous l'influence de certaines causes prédisposantes individuelles qui sont encore mal déterminées. Les variations brusques de l'atmosphère, l'usage d'aliments de mauvaise qualité, de substances alimentaires âcres ou épicées, l'abus des boissons spiritueuses, les indigestions répétées, etc., doivent être mises au nombre des causes les plus communes de cette maladie ; on peut y joindre les pressions habituelles sur l'estomac (par exemple celles qu'excercent des corsets trop serrés), les coups, les chutes sur l'épigastre, etc. La *gastrite aiguë* est quelquefois annoncée par de la chaleur, de l'anorexie (voyez *Faim*), de la soif, de la fièvre, de l'insomnie. Une douleur vive ne tarde pas à se faire sentir dans l'épigastre; elle augmente par la pression, s'accompagne de frisson, de fièvre aiguë; la bouche devient brûlante, la langue rouge ou jaunâtre, et sèche; le malade demande sans cesse des boissons froides et acides, qui le soulagent presque toujours momentanément. Il survient le plus souvent des vomissements, des hoquets, des éructations. A ces symptômes viennent se joindre une foule de phénomènes sympathiques ou secondaires, qui se manifestent par le trouble de la respiration, de la circulation, de l'innervation, etc. La *gastrite chronique* succède communément à la gastrite aiguë, mais quelquefois elle marche lentement et pour ainsi dire d'une manière latente, sans être précédée des phénomènes indiqués plus haut. Les malades éprouvent, à la base de la poitrine et dans l'épigastre, une douleur obscure qui n'augmente que par une forte pression; cette douleur se fait sentir lorsque le malade a pris des aliments; il y a des vomissements, des rapports acides, des redoublements de fièvre le soir, avec chaleur dans l'épigastre et dans la paume des mains. Le malade maigrit insensiblement, et succombe à une fièvre lente, si l'on ne parvient à remédier au mal. La diète la plus sévère, lorsque la maladie est aiguë, les boissons légèrement opiacées à très petites doses, prises souvent, le traitement antiphlogistique approprié à l'intensité des symptômes inflammatoires, et, vers la fin, les aliments et les dérivatifs, conviennent, en général, contre la gastrite, qui est sujette à de fréquentes récidives.

Gerçure. — Voyez *Crevasse.*

Goitre. — Accroissement anormal, hypertrophie de la glande tyréoïde. Endémique et héréditaire dans les contrées froides et humides, dans les vallées des Alpes, le bas Valais, etc., il n'est accompagné ni d'inflammation ni de changement de couleur à la peau. Il affecte surtout les individus lymphatiques, et particulièrement les femmes. Il forme, à la partie antérieure du cou, une tumeur irrégulière et bossuée, souvent bilobée, susceptible d'acquérir un volume considérable. Coindet a le premier appelé l'attention sur les diverses préparations d'iode, qui constituent le meilleur moyen de traitement du goitre.

Gourme. — Vulgairement, les *croûtes du lait.* (Voir *Impetigo*).

Goutte. — Affection qui, regardée primitivement comme catarrhale, a reçu le nom de *goutte*, parce qu'on pensait qu'elle était causée par le dépôt d'une goutte de quelque humeur âcre sur les surfaces articulaires. La goutte, bien qu'ayant le même siège que le rhumatisme *(voyez ce mot)*, est d'une nature complètement différente. Elle est, en effet, le résultat d'un trouble de la nutrition des tissus fibreux en général, qui prédominent aux articulations, et dans lesquels se produisent par désassimilation les urates, comme la créatine dans les muscles. La goutte est donc une affection primitivement générale, qui existe depuis longtemps lorsque les manifestations en ont lieu, et qui est héréditaire comme le sont les qualités de la plupart de nos tissus. Son apparition, sa marche, la mobilité et la variabilité de ses manifestations locales selon les individus, sont celles de beaucoup d'affections générales, et la distinguent du rhumatisme, qui est toujours local avant de devenir général, et dont les causes sont différentes.

Gravelle. — Petits corps granuleux, du volume d'une tête d'épingle, parfois beaucoup plus petits, qu'on trouve réunis au fond du vase dans lequel l'urine de certaines personnes a été reçue et s'est refroidie. Quand les corpuscules ont plus de volume, sans cependant être assez gros pour ne pouvoir être évacués par le canal, ils prennent le nom de *graviers*. (Voyez *Huile de Harlem*).

Grenouillette. — L'obstruction du conduit de la glande sous-maxillaire par des concrétions ou tout autre cause, donne naissance à une tumeur non inflammatoire, plus ou moins volumineuse, dont le siège est sur les côtés du frein de la langue; cette tumeur a été appelée *Grenouillette*.

Grippe ou *Influenza*. — Affection épidémique qui se présente sous la forme d'un catarrhe aigu ou d'une inflammation des membranes muqueuses, et qui sévit souvent sur de très grandes étendues de pays. L'invasion est subite, la fièvre forte, la courbature extrême; le malade éprouve de la céphalalgie, des douleurs contuses dans les membres, la poitrine et le ventre, avec de la toux, d'abord sèche et quinteuse, puis humide et accompagnée d'expectorations spumeuses. Souvent il existe des nausées, des coliques et de la diarrhée; habituellement aussi une inflammation des muqueuses nasales. (Voyez *Coryza*).

La grippe dure de huit à quinze jours, et se termine presque toujours heureusement. Cependant elle est quelquefois dangereuse, surtout chez les personnes âgées, ou quand elle se complique de pneumonie.

Le traitement consiste en sudorifiques, fébrifuges, et laxatifs.

L'adynamie qui accompagne souvent sa convalescence exige l'emploi des infusions de sauge, de fleur de sureau, de thé; les préparations de quinquina et l'usage des vins généreux sont ensuite très-utiles.

Gymnastique. — Partie de l'hygiène qui traite de tous les exercices et de l'influence qu'ils ont sur l'économie. — *Gymnastique médicale.* — Quand on ne recherche que l'action générale de l'exercice, il n'y a pas lieu de tenir compte de sa forme, il suffit d'avoir égard à son intensité. Il sera par conséquent rarement nécessaire de recourir aux exercices et aux instruments sans nombre qu'on met en usage dans les gymnases. Excellents pour développer la force physique et l'harmonie des formes, ces exercices de gymnase ne sont pas indispensables pour conserver la santé ou la rétablir. Les exercices les plus naturels, comme la marche, la course, la natation, le chant, répondront à presque toutes les indications. En ne considérant les exercices actifs que par rapport à leur intensité, on peut les diviser en trois classes :

1° Les *exercices doux*, comme la marche ordinaire, le jeu de billard, la lecture à haute voix, etc.; ils augmentent peu la fréquence de la respiration et des battements du cœur. Suivant Nick, la marche n'élève le pouls que de 6 à 8 pulsations. La calorification est très légèrement excitée, et la sueur par conséquent est presque insensible. Enfin ils n'occasionnent qu'une faible dépense de forces.

2° Les *exercices modérés* : tels sont la marche accélérée, certaines danses, la chasse; les jeux de balle, de volant, de paume, de quilles, de cerceau; le chant, la déclamation; l'organisme éprouve une excitation assez vive, la chaleur générale s'élève, la sueur devient plus abondande, et les viscères reçoivent de légères secousses qui favorisent leurs fonctions et la nutrition ; la dépense de forces, sans devenir excessive, est notable, et demande une réparation assez abondante.

3° Les *exercices violents*, comme la course, le saut, la lutte, l'escrime, la natation et les exercices gymnastiques proprement dits. Ici le pouls se précipite, la respiration s'accélère quelquefois jusqu'à l'essoufflement, la chaleur s'accroît, la sueur coule en abondance, et la fatigue ne tarde pas à se produire ; la dépense nerveuse et matérielle est considérable : aussi les exercices violents réclament-ils de nombreux intervalles de repos et une alimentation substantielle. Quand on demande à l'exercice ses effets locaux pour développer certaines parties du corps trop faibles, corriger des attitudes vicieuses, redresser des déviations du squelette, etc., il faut diriger les exercices d'après les muscles mis en mouvement d'une manière différente, selon les cas dont il s'agit. Tantôt ce sont les exercices des membres inférieurs, comme la marche, la course, le saut, la danse, etc. D'autres fois les mouvements inférieurs sont joints à ceux des supérieurs, comme dans les divers exercices du portique, (cordes lisses ou à nœud, échelles, porches, mâts), les exercices des haltères et des mils, des barres parallèles et horizontales, etc. Viennent ensuite les exercices de la totalité du corps ; tels sont l'escrime, la chasse, la lutte, la natation, les jeux de billard, de balle, de volant, etc. Enfin, les exercices partiels, qui ne portent que sur un muscle ou un petit nombre de muscles : ainsi les divers exercices de la voix (action de parler, lecture à haute voix, chant, déclamation), les mouvements de la langue, des bras, etc.

H

Haleine. — Air qui sort des poumons pendant l'*expiration*. L'haleine ou exhalation pulmonaire est de l'air privé d'une partie de son oxygène qui a été remplacé par un volume presque égal d'acide carbonique avec de la vapeur d'eau, tenant en dissolution quelques substances organiques. L'haleine, dans l'état de santé, ne reçoit presque aucune odeur des substances azotées dont elle est chargée; mais, à mesure des progrès de l'âge, elle en reçoit une odeur spécifique plus prononcée, quelquefois fade ou fétide. Chez quelques personnes, elle est naturellement d'odeur forte, fade ou désagréable; on combat efficacement cet état, soit à l'aide de lotions ou de gargarismes avec l'acide phénique, soit par l'emploi des *Pastilles au Thymate de soude*, de Viravelle.

Hallucination. — Variété commune d'aliénation mentale; état dans lequel on a la conviction intime d'une sensation actuellement perçue, alors que nul objet extérieur propre à exciter cette sensation n'est à portée des sens. L'*illusion*, au contraire, ne peut se produire sans la présence d'un objet extérieur.

Hébétude. — État morbide particulier, généralement passager, qui consiste en une sorte d'impossibilité de se servir des facultés intellectuelles, bien que l'action des organes des sens soit conservée, au moins partiellement. Les yeux sont ouverts, ou demiouverts, presque immobiles; le malade répond encore quelquefois, oralement ou par signes, aux questions qui lui sont adressées, ou montre qu'il entend, etc. L'état d'hébétude est comme un premier degré de la stupeur; c'est un symptôme de la contusion cérébrale, parfois des apoplexies, de diverses affections générales graves, ou simplement de la migraine.

Hémiplégie. — Paralysie qui affecte toute une moitié ou une partie d'un seul des côtés du corps.

Hémoptysie. — Hémorrhagie de la membrane muqueuse pulmonaire, caractérisée par l'expectoration d'une quantité plus ou moins grande d'un sang vermeil et écumeux. Les causes de cette affection sont les compressions de la poitrine ou du ventre (corsets chez les femmes); les coups sur la poitrine, les plaies pénétrantes, la lecture à haute voix, la déclamation, le chant, les cris, la toux violente, le jeu des instruments à vent, les maladies chroniques des poumons et du cœur.

Hémorrhagie. — Effusion d'une quantité notable du sang. L'anatomie et la physiologie générales ont montré que toute hémorrhagie est la suite nécessaire de la rupture d'un vaisseau sanguin. En effet, les parois de celui-ci sont homogènes, sans fissures ni orifices; et les globules sanguins qui, par leur couleur, font reconnaître la présence du sang épanché dans les tissus ou dans les humeurs hors des voies naturelles, sont des corps solides qui ne peuvent traverser un autre corps solide sans que celui-ci soit perforé, rompu. Leurs principes immédiats, isolés, altérés, devenus solubles, dissociés, peuvent bien transsuder, être exhalés, comme on dit, hors des capillaires, mais non les globules entiers.

Hémorrhoïdes. — Tumeurs situées au pourtour de l'anus, provenant de la dilatation variqueuse des veines du rectum, ou de kystes sanguins dans le tissu cellulaire sous-muqueux. Les hémorrhoïdes n'apparaissent ordinairement que dans l'âge adulte; elles sont souvent héréditaires. Une constitution sanguine et bilieuse, une vie sédentaire, une nourriture trop succulente, y prédisposent; la constipation, la grossesse, les vêtements trop serrés à la taille, l'abus des purgatifs, en un mot toutes les circonstances qui favorisent la stagnation du sang dans les vaisseaux du rectum en sont les principales causes déterminantes. Pour prévenir les hémorrhoïdes lorsqu'on y est prédisposé, il faut suivre un régime doux, s'abstenir d'aliments excitants, de boissons spiritueuses, de café; éviter soigneusement la constipation par une nourriture rafraîchissante. Si les tumeurs hémorroïdales sont engorgées et douloureuses, il faut faire usage de la *Pommade contre les hémorrhoïdes.*

Hépatite. — Inflammation du foie, caractérisée par une tension et une douleur plus au moins aiguë et plus ou moins profonde dans l'hypocondre droit, avec fièvre, trouble dans la sécrétion biliaire, coloration des urines en jaune. Si l'inflammation occupe la face convexe du foie, il y a de plus toux, difficulté de respirer, douleur sympathique dans l'épaule droite. Outre les causes ordinaires des inflammations, celle du foie est souvent déterminée par de grandes commotions, des chutes sur la tête, etc. La durée moyenne de l'hépatite est de deux septennaires; mais elle passe souvent à l'état chronique, et le tissu du foie éprouve alors diverses altérations pathologiques. Le traitement de l'hépatite aiguë est celui des phlegmasies en général; celui de l'hépatite chronique ou lente consiste particulièrement dans les moyens hygiéniques; les eaux de Vichy produisent de très bons effets. La terminaison par suppuration est très fréquente dans les pays chauds, et fort dangereuse.

Hérédité. — Phénomène biologique qui fait que, outre le type de l'espèce, les ascendants transmettent aux descendants des particularités d'organisation et d'aptitude. L'hérédité est liée, en particulier, à ce fait : que les éléments anatomiques ont la propriété de donner naissance directement à des éléments semblables à eux, ou de déterminer dans leur voisinage la génération d'éléments de même espèce. D'après la propriété qu'ont les substances organiques de transmettre d'une manière lente, mais continue, leur état moléculaire aux substances avec lesquelles elles sont en contact, il est évident que toutes les parties qui naîtront par suite du développement des premières cellules seront modifiées en bien ou en mal, selon l'état que celles-ci offraient elles-mêmes. Il suit de là que les parents ne sauraient transmettre à leurs enfants le germe de maladies *aiguës* dont ils pourraient être atteints, lesquelles, par leur nature passagère, n'ont point influé sur l'état moléculaire chez les ascendants, mais leur lèguent simplement une organisation identique, une *aptitude* à contracter telle ou telle maladie. Ce sont donc les constitutions qui sont héréditaires. Cette hérédité toutefois n'est pas forcément efficiente : les soins, un régime contraire, pourront souvent prévenir l'éclosion des maladies dont l'organisme aura été grevé.

Herpès. — Voyez *Dartres*.

Homme. — Considéré au point de vue zoologique, l'homme a été défini : *animal nu, à deux mains et à deux pieds, marchant debout, doué de raison, d'un langage articulé, et susceptible de civilisation.* De même que le règne animal est institué pour réprimer l'excessive abondance du règne végétal par les déprédations qu'il exerce, les espèces carnivores ont été créées aussi pour retrancher l'excès des espèces qui vivent des végétaux. La race humaine a été superposée sur toutes les autres pour faire régner l'harmonie entre elles, en châtiant également les unes et les autres pour les contenir entre leurs limites respectives. Cette fonction est prouvée par la faculté accordée à l'homme de pouvoir subsister dans tous les climats du globe et de se nourrir également de végétaux et d'animaux. Le régime tout pytagoricien, ou herbivore, vanté par certains philosophes comme primitif de notre espèce, ne pourrait pas bien soutenir la vie, surtout dans les contrées froides. Le régime tout animal devient malsain, meurtrier et putride, et l'instinct nous guide admirablement à cet égard. Les enfants aiment plutôt les fruits que la chair, et dans nos maladies, nous appétons les substances végétales : le régime carnivore ne pourrait être dans ces cas que préjudiciable. Il est certain que nous sommes plus frugivores que carnassiers, et la vie trop animalisée, si elle rend robuste, actif, cruel ou belliqueux, est plus maladive : le corps devient pléthorique, les humeurs sont putrescibles. Le régime végétal tempère davantage le caractére, mais rend timide et faible, comme on l'observe en comparant le délicat Hindou, le Brahme, s'abstenant de tout ce qui a eu vie, avec l'Anglais, son dominateur, gorgé de roastbeef.

Notre espèce ayant les viscères digestifs plus délicats que les autres animaux, fait cuire et prépare ses aliments; par là elle s'est encore adoucie et civilisée.

A cause de sa nudité originelle et la délicate sensibilité de sa peau, l'homme devait se vêtir : mais en apprenant à se garantir contre l'inclémence de l'atmosphère, il sut bientôt franchir les limites de tous les climats, et il devint le possesseur du globe. Il a traîné en esclavage le chien, son docile auxiliaire, par toute la terre, et avec lui il a dompté les plus fiers animaux.

Débrouillant le chaos des systèmes contradictoires qui avaient été proposés avant lui, Blumenbach, dans la célèbre thèse *De generis humani varietate nativa* émit l'idée de diverses variétés de la race humaine, qui depuis a servi de base à toutes les investigations scientifiques faites sur cette matière. La division par Blumenbach du genre humain en cinq races, à savoir la *caucasienne,* la *mongole,* l'*éthiopienne,* l'*américaine* et la *malaise,* a été diversement modifiée par ses successeurs, mais on peut considérer comme certaine l'existence de trois types complètement dissemblables, savoir : le type *caucasien,* en Europe, dans la partie sud-ouest de l'Asie et au nord de l'Afrique; — le type *mongol,* Asiatiques du nord, kamtchadales, chinois, japonais, esquimaux, indiens rouges ou cuivrés, pécherais — enfin le type *éthiopien,* à l'ouest de l'Afrique et en Guinée.

Le nombre total des habitants de la terre est estimé à 1 milliard 391 millions, savoir : 300,530,000 en Europe, 798,000,000 en Asie, 203,300,000 en Afrique, 84,542,000 en Amérique, et 4,430,000 en Océanie. Le nombre des langues parlées est de 3,642. La mortalité annuelle du globe est de 32,333,331; quotidienne, 91,554; horale, 3,780, c'est-à-dire 62 décès par minute, 1 par seconde au moins. La moyenne générale de la vie est de 33 ans. Le quart des naissances meurt avant 7 ans; la moitié meurt avant 17 ans. Sur 100,000 hommes, 1 arrive à l'âge de 100 ans; sur 500, 1 atteint l'âge de 90 ans; sur 100, 1 atteint l'âge de 60 ans.

L'accroissement annuel de la population en Angleterre, est de 1,58 pour cent; chez nous il ne paraît être que de 4/5 pour cent. Aux États-Unis, cet accroissement, favorisé d'ailleurs par les nombreux arrivages d'émigrants européens, est à peu près constamment de 3,50 pour cent par an. (Voyez *Population*).

Homœopathie. — Bizarre système médical, imaginé vers la fin du siècle dernier par l'allemand Hahnemann, et qui, comme tant d'autres excentricités, a eu son heure de vogue : il consiste à traiter les maladies à l'aide d'agents qu'on suppose doués de la propriété de produire sur l'homme sain des symptômes semblables à ceux qu'on veut combattre. L'axiome des partisans de cette méthode est *similia similibus curantur*, contrairement à l'axiome d'Hippocrate, *contraria contrariis curantur*. Il y a deux choses dans l'homœopathie, savoir : la *doctrine pathologique* et la *méthode thérapeutique*. La première est une série d'hypothèses gratuites et absurdes sur l'essence de la maladie en général et des causes qui la déterminent; il suffit de citer cette assertion d'Hahnemann, que deux des trois causes des maladies chroniques seraient des *miasmes* qu'il nomme *gale* ou *psore* et *sycose*, alors qu'il est parfaitement démontré que la *sycose* et la *psore* ne sont pas des miasmes, mais des affections parasitaires. Quand à la méthode thérapeutique, elle n'est pas moins extravagante dans sa donnée première, formulée dans l'axiome *similia similibus curantur*, que dans son mode d'emploi : selon Hahnemann, l'action des substances employées à titre de remède serait en raison inverse de leur quantité, en sorte que leur action serait d'autant plus énergique qu'on emploierait de plus faibles quantités de ces substances ; et voici comment on procède pour obtenir ces *merveilleux* remèdes : un grain (5 centigrammes) de la substance médicamenteuse est mêlé à 99 grains de sucre de lait, c'est la première *dilution*; puis un grain du mélange est mêlé de nouveau à 99 autres grains du même sucre (deuxième *dilution*) et ainsi de suite jusqu'à 32 *dilutions* : la dose de la substance médicamenteuse administrée n'égale pas même alors un quintillionième de grain ; or, dès la deuxième dilution, il n'existe plus que 5 dix-milligrammes de la substance médicamenteuse, et à cette dose, les plus énergiques, comme la strychnine, le cyanure de mercure, l'acide arsénique, etc., sont sans action sur l'économie : d'ailleurs l'homœopathie ne prescrit jamais une dilution entière, mais seulement un très petit nombre des globules qui la composent, et qui doivent se prendre dans un verre d'eau. La quantité de sucre qui forme la matière de ces minimes globules étant beaucoup trop faible pour être appréciable dans un verre d'eau, et le médicament étant, autant dire, absent, ceux qui ont foi dans cette singulière médication pourraient tout aussi bien se contenter de boire simplement un verre d'eau pure — ce qui est une excellente chose quand on a soif.

Huiles. — Corps gras liquides à la température

ordinaire, et presque entièrement formés d'*oléine* et de *margarine*. Nous n'avons pas à nous occuper ici des huiles considérées comme substances alimentaires, et parmi celles qui sont employées dans la thérapeutique, nous en citerons deux seulement : *L'huile de foie de morue*, extraite par pression des foies frais de l'animal, est blanche, incolore et peu désagréable ; tandis que si elle est extraite des foies qui ont fermenté et qui ont subi un commencement de putréfaction, elle est brune, sent mauvais et a une saveur repoussante. On l'emploie avec succès contre le rachitisme, dans la scrofule, le lupus, la bronchite chronique et la phtisie pulmonaire. Comme son odeur répugne souvent aux malades, il est indispensable de ne faire usage que de celle qui a été extraite des foies *frais ;* mais la blancheur n'est malheureusement pas un signe certain, car divers procédés chimiques permettent de blanchir les huiles brunes tirées des foies fermentés. L'huile de foie de morue offerte au public par la *Grande Pharmacie Saint-Antoine*, importée directement de Terre-Neuve, présente donc toutes les garanties désirables. — L'*Huile de Harlem* est une huile composée, dont il existe plusieurs formules qui n'ont pas toutes la même valeur ; celle de la Pharmacie Saint-Antoine, venant directement de Harlem, et employée dans les cas de coliques néphrétiques et de gravelle goutteuse, amène toujours le soulagement d'abord et ensuite la guérison. Sous son influence, les selles deviennent plus fréquentes, les urines plus claires, il ne se forme plus ni gravier ni sable, et les douleurs de reins disparaissent. (Voyez *Spécialités*).

Humeur. — Le corps humain est composé de corps solides ou matériaux fixes, et de parties fluides ou matériaux mobiles. Ces derniers, qu'on appelle *humeurs*, sont en quantité majeure et sont même la source des premiers. Le sang est l'origine commune des matériaux fixes et mobiles. Des vaisseaux capillaires absorbent dans le sang artériel les matériaux humides qui lubréfient les surfaces membraneuses, la peau, les articulations, le tissu cellulaire, etc. Ces fluides, étant reportés dans le torrent de la circulation, sont appelés *humeurs récrémentielles* par opposition à d'autres qui, étant absorbés pour être expulsés, sont appelés *humeurs excrémentielles* : tels sont la transpiration qui émane de la peau, la perspiration pulmonaire, les résidus de la digestion. Des glandes très nombreuses séparent aussi du sang des produits divers qui sont au nombre des humeurs : ces organes, appelés sécréteurs, forment les larmes, la salive, le suc pancréatique, la bile, l'urine, le lait, etc.

Humeurs froides. — Voyez *Scrofule*.

Hydrogène. — Corps simple qui, avec l'oxygène, compose l'eau. C'est le plus léger des gaz qu'on connaisse actuellement; sous le même volume, il pèse près de quatorze fois et demie moins que l'air atmosphérique : c'est sur cette propriété qu'est fondée la construction des ballons. Il est incolore, et inodore quand il est pur.

Hydrophobie. — Comme l'horreur de l'eau et en général des liquides est un des symptômes les plus caractéristiques de la *rage*, on donne très souvent à cette maladie le nom d'*hydrophobie*, dénomination du reste qui n'est pas absolument exacte; l'aversion pour l'eau se manifeste en effet dans d'autres maladies que la rage; telles sont certaines affections nerveuses, quelques fièvres de mauvais caractère, et même des phlegmasies.

La rage ou hydrophobie rabique est une des maladies les plus terribles dont l'espèce humaine puisse être attaquée. La cause prochaine aussi bien que la nature intime de cette affection sont inconnues : on sait seulement qu'elle est produite par la morsure des animaux enragés, et particulièrement du chien, le plus exposé de tous à l'hydrophobie spontanée. (Voyez *Rage*).

Hydropisie. — Épanchement de sérosité dans une cavité quelconque du corps ou dans le tissu lamineux. On lui donne différents noms, selon le siège de la collection séreuse : on appelle *hydrothorax* l'hydropisie de la poitrine; *hydropéricarde,* celle du *péricarde; hydrocéphale,* celle du cerveau ; *ascite,* celle du ventre ; *œdème* ou *anasarque,* l'infiltration partielle ou complète du tissu cellulaire. On a longtemps distingué des *hydropisies actives* et des *hydropisies passives* : on attribuait les premières à un accroissement d'action des vaisseaux exhalants, d'où résultait la production d'une quantité surabondante de sérosité; et les *hydropisies passives,* à l'atonie des absorbants, qui, ne remplissant plus leurs fonctions avec l'énergie normale, laissaient s'accumuler les produits de l'exhalation séreuse. Aujourd'hui on continue d'appeler *hydropisies actives, hydrophlegmasies,* les hydropisies dues à un accroissement de l'action sécrétoire, et, partant, à un afflux anormal de sang dans les capillaires artériels de la partie qui est le siège de la maladie; mais on entend par *hydropisies passives,* celles qui sont le résultat d'un obstacle au cours du sang ou au défaut d'absorption de la sérosité produite. Le pronostic des hydropisies est toujours grave ; néanmoins, le danger est relatif à la cause des maladies. Le traitement consiste, en général, dans l'emploi des moyens propres à déterminer des sécrétions dérivatives, tels que les purgatifs, les diurétiques, les sudorifiques; mais comme elles sont, dans presque tous les cas, un symptôme d'une lésion primitive, le traitement en est subordonné à l'affection principale.

Hydrothérapie. — Mode de traitement des maladies, spécialement des maladies chroniques, par l'usage exclusif de l'eau. Cette méthode a été imaginée, vers 1834, par un paysan de la Silésie autrichienne, nommé Priessnitz. Elle consiste à envelopper le malade, nu et couché, avec des couvertures de laine, et à lui donner en abondance de l'eau froide pour boisson. La transpiration s'établit; alors on lui donne un bain froid, on lui applique des linges mouillés. Ce sont là les moyens hydrothérapiques les plus habituels pour tous les cas où il s'agit d'états morbides généraux, adynamiques, d'épuisement, de lésion des viscères cérébro-rachidiens et abdominaux. On y associe souvent les *bains* ou *douches en pluie*, l'immersion dans l'eau froide et l'ingestion d'un ou de plusieurs verres d'eau avant ou pendant la réaction cutanée. A chaque application hydrothérapique, le malade ressent ordinairement une sensation de refoulement des liquides vers les grandes cavités et spécialement vers le thorax et le crâne; un frisson général parcourt tout le corps; on éprouve le phénomène connu vulgairement sous le nom de *chair de poule*.

Tel est le régime hydrothérapique proprement dit; mais on appelle communément *hydrothérapie* diverses pratiques qui sont plutôt du domaine de l'hygiène que de la thérapeutique; elles sont employées régulièrement par certaines personnes, en état de santé, pour donner de l'énergie aux tissus et aux organes; ce n'est pas alors dans des *Établissements hydrothérapiques* qu'on s'y livre, mais chez soi, et au moyen d'appareils assez peu volumineux, consistant notamment en une assez large cuvette en zinc, surmontée d'un réservoir communiquant à une pomme d'arrosoir, par laquelle s'écoule brusquement, sur les épaules du patient placé nu au-dessous, une certaine quantité d'eau placée dans ce réservoir, et qui, après avoir glissé sur le corps, est recueillie dans la cuvette. Celle-ci constitue souvent à elle seule tout l'appareil : on presse alors soi-même, sur la nuque, une grosse éponge imprégnée d'eau froide, qui fournit ainsi une sorte de douche de courte durée. On doit toujours, après l'une ou l'autre de ces pratiques, s'essuyer promptement, et faire une course rapide pendant un quart d'heure pour amener la réaction.

Hydrotimétrie. — Détermination de la quantité des sels calcaires ou terreux contenus dans l'eau au moyen d'un instrument appelé *hydrotimètre*. Elle se fonde sur ce fait que l'eau blanchit lorqu'on y verse de l'eau de savon sans produire la mousse du blanchissage, tant que le savon n'a pas précipité la totalité de ses calcaires en dissolution. Les divisions gravées sur l'appareil indiquent en degrés conventionnels la quantité de sels terreux contenus dans l'appareil, l'eau absolument pure (eau distillée) marquant 0. On s'accorde généralement à regarder comme impropre aux usages domestiques une eau marquant à l'hydrotimètre 25° en plus. L'eau du Rhône prise à Lyon marque 13°; celle de la Loire, au-dessus du barrage qui alimente le canal du Forez, 5°. C'est une erreur de croire que l'eau de source est plus pure que celle des fleuves et rivières ; cette pureté dépend absolument de la nature des terrains sur lesquels a passé l'eau qui alimente chaque source ; et on en trouve abondamment qui, quoique fraîches et limpides, marquent à l'hydrotimètre un degré élevé et sont par conséquent beaucoup moins propres qu'on ne le croit généralement, soit aux usages domestiques, soit à la boisson. Leur limpidité tient à ce que les sels dont elles sont chargées sont tenus en dissolution, et non en suspension, comme ils le sont souvent dans l'eau des fleuves et rivières.

Hygiène. — L'hygiène, avons-nous dit dans l'*Avant-propos* qui précède ce *Vocabulaire*, est l'ensemble des règles à suivre pour entretenir l'action normale des organes dans les différents âges, les différentes constitutions, les différentes conditions de la vie ; elle comprend la détermination de l'usage des choses, soit placées hors de nous, soit émanées de nous-mêmes, usage dirigé, selon nos besoins, vers la conservation de l'existence et de la santé. L'hygiène suppose donc la connaissance de l'organisation du corps humain, celle du jeu des organes, celle de l'ensemble des sciences naturelles, puisque nous sommes en relation avec tous les corps de la nature, et influencés par eux.

Parmi les appareils d'organes dont se compose le corps humain, il en est qui ont une importance majeure comparativement aux autres. En première ligne, on remarque l'appareil nerveux : c'est par lui que l'organisation commence, et c'est sous sa présidence qu'elle s'achève. C'est en lui que réside le principe de l'intelligence ; il est le dispensateur de cette propriété inhérente à nos tissus qui les rend aptes à être excités, à recevoir des impressions, à être sensibles ; il établit des rapports entre toutes les parties et est l'organe des sympathies.

Les corps célestes ont une action sur nous, mal ou point connue, mais appréciable par des effets. Sans leur accorder l'empire que les astrologues lui attribuaient jadis, on ne peut nier, d'après l'observation, l'influence de plusieurs causes sidérales. Le soleil, source de la chaleur répandue sur la terre, et avec laquelle notre température propre tend à s'équilibrer, est l'origine de plusieurs modifications. Si son action modérée est nécessaire pour l'entretien de la vie, elle est nuisible quand elle est en excès. Cet astre échauffe-t-il trop fortement le milieu dans lequel nous vivons, ne pouvant nous décharger d'un excès de calorique qui nous embarrasse, nous éprouvons une excitation accablante, qui affaiblit nos facultés intellectuelles et use prématurément les instruments de la vie : une trop vive insolation engendre des accidents graves et instantanés. Nous trouvons-nous, au contraire, placés dans un milieu froid, nous avons d'autres inconvénients à redouter ; mais ils sont moins dangereux, et il est plus facile de s'y soustraire : nos maisons, nos foyers, nos vêtements nous offrent de grandes ressources sous ce rapport ; aussi la vie se prolonge-t-elle plus longtemps sous les latitudes froides que sous celles qui leur sont opposées. Nous devons donc nous soustraire autant que possible aux températures extrêmes. Par la même raison, nous devons, pour la conservation de la santé, nous abstenir des bains trop chauds comme des bains trop froids ; adoptons pour règle en les prenant l'état où l'on se trouve au sortir de l'eau : qu'il soit le bien-être, et ne nous plongeons pas dans l'eau pour éprouver après en être sorti une chaleur fébrile ou un sentiment de froid.

La lumière, autre émanation du soleil, considérée indépendamment des organes de la vision, exerce aussi une action incontestable sur nous; son défaut comme son excès sont nuisibles. L'électricité, agent impondérable répandu dans la nature, influe sur notre existence, mais la plupart du temps sans que nous puissions rien faire pour diriger son action.

Les organes des sens servant principalement à mettre l'homme en rapport avec le monde extérieur sont des voies très actives d'excitation; leur exercice demande de la modération et des temps de repos; on ne peut en user immodérément sans léser leur tissu et sans troubler la fonction du cerveau, par conséquent sans impressionner tout l'ensemble de l'individu. Des migraines dont on cherche inutilement la cause proviennent souvent de la surexcitation des yeux, ainsi que divers autres accidents. Les bruits intenses et inattendus sont funestes en plusieurs cas, surtout pour les femmes enceintes. Les odeurs ont des inconvénients très graves et auxquels on ne fait souvent pas assez attention.

Comme organe des facultés intellectuelles, l'appareil nerveux est la source de nombreuses modifications, et c'est sous ce rapport qu'un exercice modéré est encore nécessaire. C'est au détriment de notre santé que nous nous adonnons aux méditations profondes et soutenues que l'étude exige. L'homme éprouve cet effet dès sa jeunesse, qu'il passe dans les écoles. Cependant l'exercice des fonctions mentales n'est nuisible que s'il est exagéré : il est nécessaire à l'homme, et surtout quand il s'en est fait une habitude ; on n'y renonce pas sans tomber dans une vieillesse anticipée.

Les passions, qui ont aussi leur origine dans le système nerveux, soit par l'action des organes des sens externes, soit par les impressions instinctives parties des viscères, combien de maux n'engendrent-elles pas ? Une joie excessive peut tuer comme une vive affliction ; la tristesse, le chagrin, détruisent à la longue nos entrailles, comme des poisons corrosifs ; la colère est une cause fréquente d'apoplexie foudroyante, etc. Il faut éviter ces affections extrêmes ; mais l'homme ne peut pas toujours se soustraire aux conséquences de sa propre organisation, ainsi qu'à celles de mille circonstances où il est placé. Il est un bien que la nature nous a donné pour laisser des périodes de repos et de relâche à un appareil d'organes chargé de tant de rôles importants, c'est le sommeil, qu'on a appelé la meilleure partie de la vie, tant l'état de veille est souvent pénible. Il est un besoin impérieux, auquel il importe beaucoup de satisfaire pour conserver la santé. Les personnes qui consacrent une très grande partie des nuits au travail ou aux plaisirs sont ordinairement maladives, et l'insomnie trop prolongée compromet la vie ou la raison.

Le système nerveux sert d'intermédiaire entre les organes des sens, par conséquent des perceptions, et ceux qui exercent divers mouvements nécessaires à la satisfaction de nos besoins. Ces derniers actes sont accomplis par un appareil composé d'os et de muscles, dont l'exercice est en partie soumis à l'empire du cerveau, et qui est une source de santé comme de maladie. Il faut d'abord que l'appareil locomoteur puisse se développer librement et suffisament : c'est une nécessité qu'on néglige trop souvent de satisfaire en retenant les enfants captifs dans des langes. Plus tard, dans les écoles, on les astreint à une vie trop sédentaire pour leur âge. Communément encore les écoliers accomplissent leur tâche sans être assis commodément, et ils prennent l'habitude d'une position vicieuse, à laquelle ils s'abandonnent d'autant plus que leur attention est entièrement absorbée par la composition des devoirs. Cette cause, à laquelle on n'accorde point assez d'attention, produit fréquemment les déviations de la taille et nuit plus ou moins au développement du corps. Il est à souhaiter que les différents jeux gymnastiques, pourvu qu'on n'en permette qu'un exercice modéré, augmentent les bienfaits des heures consacrées à la récréation.

L'exercice musculaire est une condition de la santé, mais c'est surtout quand il est combiné avec celui des organes de l'intelligence. C'est ainsi que le jeu de billard, qui exige cette combinaison, serait un moyen très salutaire, si, d'une part, les bons effets qu'il peut produire n'étaient en partie neutralisés par le vice de l'atmosphère qu'on respire dans les établissements publics où l'on se livre à ce jeu, et si, d'un autre côté, ils n'exposaient pas ceux qui le pratiquent, par la fréquentation de ces établissements, à la déplorable habitude des boissons alcooliques. Les excursions en plein air qui ont un but intellectuel sont encore préférables : telles sont celles qui ont pour but l'étude de la botanique, de l'entomologie, de la géologie, etc. Dans la vielliesse même, des courses pareilles ont toujours de grands avantages. La chasse est un exercice moins noble que celui auquel on s'adonne pour étudier l'histoire naturelle, quoiqu'on l'ait appelée le délassement des héros; il paraît que l'effusion du sang — des autres — est un besoin pour ces personnages; mais il est salubre, comme tout autre, s'il n'est pas excessif. En général, l'action musculaire contribue à entretenir le corps dans un état vigoureux; en favorisant la circulation du sang, en répartissant, par conséquent, les matériaux nutritifs, elle empêche certaines parties d'acquérir plus de développement que d'autres, ce qui est un effet de l'oisiveté et de la vie trop sédentaire.

Après les besoins de la sensibilité et de la motilité, viennent ceux qui sont engendrés par le jeu des organes destinés à renouveller constamment les matériaux dont l'organisme se compose, comme aussi à expulser ceux qui doivent être éliminés, soit que leur rôle soit terminé, soit qu'ils ne soient pas assimilables à la matière animale. Deux vastes surfaces servent à l'accomplissement de ces fonctions importantes, et concourent avec les organes des sens à établir des rapports entre l'homme et le monde où il est placé: l'une est formée par les membranes muqueuses qui tapissent les cavités du corps; l'autre est l'enveloppe appelée *peau*. Le premier acte de ses fonctions d'entretien est la digestion, la source du sang, avec lequel coulent partout les matériaux nutritifs. Si cette fonction est une des premières conditions de l'entretien de la vie, elle est aussi la cause de nombreux abus nuisibles à la santé. L'appétit et la soif sont les moniteurs qu'on devrait consulter pour prendre des aliments et des boissons. Ce n'est pas sans raison qu'un adage médical proportionne la liste de diverses maladies à celle des progrès de l'art culinaire. En nous laissant aller aux plaisirs de la table, nous mangeons ordinairement trop : ce n'est pas une satiété pénible qui devrait déterminer la fin de nos repas ; ce devrait être un sentiment de bien-être au moral comme au physique. Il faut aussi proportionner la quantité des aliments, indépendamment de leur nature, à l'âge et à l'exercice.

Les inconvénients qui dérivent d'une quantité d'aliments insuffisante se conçoivent facilement, et, sous ce rapport, l'estomac est l'ennemi du pauvre. Les substances alimentaires ont une influence variée sur la santé en raison de leur qualité. Il serait très difficile de donner des règles de diététique d'une application générale ; car ce qui est péniblement digéré par les uns l'est aisément par d'autres. Chacun doit chercher à acquérir par sa propre expérience la connaissance des aliments qui conviennent le mieux à son tempérament.

Les boissons sont un impérieux besoin pour l'homme ; ce sont elles qui réparent en grande partie la perte des fluides dépensés par les voies de sécrétion et d'excrétion ; la quantité nécessaire pour l'entretien de la santé est indiquée par la sensation de la soif, mais l'homme néglige trop souvent d'écouter cette suggestion : Sous ce rapport, il se distingue à son désavantage des animaux ; la qualité des boissons nuit encore plus intensivement et plus communément. Les différents liquides qui nous servent de boissons étant absorbés dans l'estomac sans être modifiés par la digestion, on peut juger combien ils influent promptement sur la composition du sang, et surtout sur sa propriété présumée d'être l'excitateur des nerfs.

Si l'existence de l'homme dépend de la terre sous le rapport des comestibles et des boissons, elle dépend aussi rigoureusement de l'atmosphère ; la respiration est un besoin inévitable qui exige pour condition principale un air pur ; il y a dans cette fonction comme dans celle de la digestion, un choix de matériaux propres à entretenir l'organisme et au rejet de matériaux impropres à ce but. C'est dans l'un et l'autre appareil une opération indispensable pour la santé.

Les fonctions de la peau qui revêt le corps sont multiples et importantes pour la conservation de la santé. Comme organe du tact, cette surface contient beaucoup d'expansions nerveuses dans son tissu, et a une sympathie très-étroite avec le reste de l'organisme ; elle est comme le régulateur de la chaleur animale ; elle est tout à la fois une voie d'absorption et une voie d'excrétion. On comprend combien il importe que ces diverses fonctions ne soient pas entravées. Si la peau n'est pas entretenue dans un constant état de propreté par des lotions fréquentes, ses pores s'obstruent, et elle n'est plus propre alors à ces fonctions d'absorption et de sécrétion, qui sont si importantes. (Voyez *Bain*).

Hygromètre, **Hygrométrie.** — L'air qui nous environne, quelque sec qu'il nous paraisse, tient toujours en suspension une certaine quantité d'eau, suivant le degré de sa température, les saisons, la direction des vents, la nature des terrains, etc. Les physiciens ont imaginé divers instruments pour se rendre compte de la quantité de vapeurs aqueuses qui peuvent être mélangées avec un gaz : ces instruments ont reçu le nom d'*hygromètres*. Les principes sur lesquels repose leur construction, l'interprétation de leurs indications, relativement à notre atmosphère, constituent l'*hygrométrie*, partie importante de la météorologie.

Hypertrophie. — Accroissement excessif d'un organe, caractérisé par une augmentation de son poids et de son volume, sans altération réelle de sa texture.

Hypochondrie ; *Spleen, Maladie noire.* — Névrose des fonctions organiques, accompagné d'un sentiment habituel de tristesse, de chagrin, de désespoir, dû principalement à une irritation chronique du cerveau et des nerfs qui vivifient les organes digestifs.

Hystérie ; *Vapeurs, Maux de nerfs, Attaques de nerfs*, etc. — Maladie à laquelle la femme est disposée par son organisation particulière. Les femmes hystériques ou disposées à le devenir se font remarquer par une sensibilité et une mobilité très-vives ; leurs gestes, leurs regards sont caressants ; leur caractère est très-variable ; on les voit facilement passer d'une gaieté folle à une tristesse soudaine et non motivée. L'effusion des larmes est pour elles un besoin fréquent, qui met fin momentanément à un sentiment d'oppression et de suffocation. Divers accidents signalent l'affection : des bâillements réitérés surviennent, la respiration devient pénible ; un mouvement s'opère dans l'abdomen, et il est accompagné d'une sorte de contraction des parois de cette cavité ; il s'en élève comme une boule, qui semble remonter vers la gorge, et suffoque la malade ; la peau pâlit, se refroidit, rougit et s'échauffe alternativement ; la circulation est troublée, le cœur palpite ; les artères de la tête battent avec violence ; souvent les mâchoires se resserrent, les membres s'agitent convulsivement, et la syncope met fin à cet état. Lorsque la malade se ranime, un flux très abondant de larmes ou d'urine opère comme une espèce de crise salutaire. Cette perturbation violente ne laisse après elle qu'une fatigue de peu de durée, et la santé habituelle se rétablit. Mais, plus tard, ces accidents se renouvellent à des retours périodiques, qu'on nomme *accès*, et dont la répétition est plus on moins fréquente. Si l'hystérie n'est point combattue efficacement, elle peut acquérir une gravité alarmante. Les accidents débutent subitement et avec force ; les mouvements convulsifs sont violents, ou bien le corps est dans une raideur tétanique ; les malades poussent des soupirs, des cris étouffés, quelquefois analogues aux aboiements d'un chien ; tantôt elles grincent des dents ; la violence de cet état convulsif est quelquefois comparable à l'épilepsie. Une douleur locale fréquemment perçue sur la tête, est au nombre des symptômes de cette maladie ; cette douleur, en raison de sa fixité, a été appelée *clou hystérique*.

Les moyens de prévenir l'hystérie sont assez bornés. On recourt, suivant les cas, aux purgatifs, aux ferrugineux, aux *Toniques (voyez ce mot)*, aux antispasmodiques. La nourriture doit être légère, l'exercice modéré. Quand il n'y a pas de contre-indication, on peut espérer de bons effets des bains froids. Mais on devra surtout faire tous ses efforts pour empêcher l'esprit de la malade de s'appesantir sur l'affection dont elle est atteinte.

I

Ictère. — *Jaunisse.* — Maladie caractérisée par la coloration en jaune de la peau, des conjonctives et de l'urine, coloration qui est due à l'infiltration de la partie colorante de la bile dans divers tissus, et à son mélange avec le sang. Elle a pour causes une vive émotion morale, une affection abdominale, ou une maladie de foie, dont elle n'est que le symptôme. Quant la jaunisse existe seule, elle est peu grave, et dure de trois à six semaines ; elle se dissipe le plus souvent à l'aide d'un régime doux végétal, de bains et de boissons rafraîchissantes. On peut aussi recourir avec avantage aux purgatifs salins.

Ictère des nouveaux-nés. — Espèce de jaunisse qui se manifeste presque immédiatement après la naissance. Dans cette affection, il faut tout attendre de la nature ; on peut la seconder par quelques laxatifs, tels que le sirop de chicorée, la manne, etc ; quelquefois, il est nécessaire de changer la nourrice.

Idiosyncrasie. — On appelle ainsi une disposition particulière de l'organisme qui lui inspire un goût anormal ou une répugnance de même nature pour certaines choses. Cette disposition ne consiste pas seulement dans la répugnance invincible de certaines personnes pour certains mets, certaines boissons, certains bruits, certains sons, certaines odeurs, etc., mais encore dans les résultats de son action, lorsqu'elle a lieu à l'insu de l'individu, et même quand la première sensation qu'elle produit est agréable. Il faut en dire autant de ces aberrations de l'appétit, qui font aimer par quelques individus comme des friandises des choses qui répugnent généralement aux autres.

Idiotie. — Sorte d'aliénation mentale, consistant dans un état d'oblitération plus ou moins complète des facultés de l'intelligence. L'idiotie est le plus souvent congéniale, et dans ce cas elle paraît ordinairement résulter d'un vice de conformation du cerveau, cet organe n'ayant pu se développer suffisamment, ou s'étant développé d'une façon anormale. D'autres fois elle est accidentelle, et provient soit d'une affection cérébrale, soit d'une lésion organique du cerveau. L'idiotie est presque toujours incurable.

Iléus. — Affection qui paraît avoir son siège dans l'intestin *iléon*, et qui est caractérisée par des douleurs extrêmement vives dans l'abdomen, accompagnées de vomissements et de constipation opiniâtre ; c'est la violence de ces douleurs qui a fait donner à l'iléus le nom vulgaire de *Miserere*.

Les principaux symptômes de cette affection sont la contraction spasmodique des parois du bas-ventre, une anxiété générale, la pâleur et l'altération de la face, la petitesse et l'inégalité du pouls, les sueurs froides et les défaillances. Comme cette maladie est due à l'arrêt des matières fécales dans le canal intestinal, par un obstacle mécanique quelconque, (corps étranger, épanchement de sang considérable, lésions organiques, etc.), on l'a encore appelée *étranglement interne*. Le traitement varie selon la cause de l'iléus. Souvent l'application de serviettes chaudes sur l'abdomen, des infusions tièdes de tilleul, de feuilles d'oranger, de camomille ; des cataplasmes, des lavements émollients et narcotiques, quelquefois un bain tiède, ont suffi pour faire cesser promptement les accidents.

Illusion. — *Illusion morbide ou pathologique.* Trouble des sensations caractérisé par une impression réelle, mais s'accomplissant d'une manière anormale ou modifiée pathologiquement durant sa transmission. Elle diffère de l'*hallucination,* qui est l'activité anormale des portions du cerveau qui perçoivent sans qu'il y ait eu préalablement impression correspondante par un objet extérieur. Il y a certains phénomènes physiques qui ont été appelés *illusions,* et qui ne ressemblent que par le nom à l'*illusion pathologique ;* tels sont le mirage, les illusions d'optique, etc. Ces phénomènes se produisent sous l'influence de causes extérieures, dont la science donne l'explication. Il nous empêchent d'avoir une idée nette des objets et de leurs propriétés ; mais il ne faut ni accuser le sens de l'erreur qui en résulte, ni en conclure que nous devons nous méfier de la certitude des connaissances qu'ils nous fournissent.

Illusion d'optique. Erreur du sens de la vue sur l'état des corps. Elle peut être *naturelle,* comme le mirage, par exemple, ou *artificielle,* comme celle que produisent les instruments d'optique qui renversent l'image des objets. Pour modifier l'image reçue par l'œil et dont la perception nous permet d'apprécier les dimensions des corps, leur forme, leur couleur, etc., il suffit d'une distance plus ou moins grande, de l'interposition d'une certaine couche d'air, d'eau ou de tout autre corps qui réfracte la lumière. Le sens de la vue a donc besoin d'être contrôlé par les autres sens. (Voyez *Hallucination*).

Impetigo. — Maladie assez commune chez les enfants, surtout pendant la première dentition. Il est caractérisé par une éruption de boutons plus ou moins confluents, de la grosseur d'une tête d'épingle à celle d'un pois, qui se crèvent facilement et laissent écouler un liquide séro-purulent, ou bien qui se dessèchent en forme de croûtes, sans avoir été rompus préalablement. Ils peuvent occuper les membres et différentes parties du corps, mais ils envahissent surtout la face et le cuir chevelu. Au visage, on l'appelle plus spécialement *Impetigo larvalis*, parceque l'impetigo le recouvre quelquefois comme un masque ; quand il a son siège dans le cuir chevelu, les croûtes qui succèdent à l'éruption pustuleuse offrent souvent un aspect analogue à celui du plâtre desséché, qui lui a fait donner le nom d'*impetigo granulata (teigne granuleuse* d'Alibert). L'*impetigo larvalis* et l'*impetigo granulata* ne sont que deux variétés de la même maladie, dépendant du siège qu'elle occupe. Le plus souvent cette éruption paraît sans avoir été précédée d'aucun dérangement dans les fonctions ; quelquefois elle s'accompagne d'un léger mouvement fébrile, d'accorexie, et d'autres troubles généraux. Lorsque les croûtes atteignent les yeux, elles produisent une ophtalmie palpébrale et oculaire assez rebelle, et, lorsqu'elles envahissent le nez, elles bouchent quelquefois complètement l'orifice des narines, en sorte que l'enfant ne peut pas respirer que par la bouche. Lorsque les boutons ont été déchirés ou écorchés par les ongles des petits malades, ce qui a lieu surtout pendant le sommeil, il peut s'en écouler une petite quantité de sang, qui donne aux croûtes une coloration brune ou noirâtre. Si l'on néglige les soins de propreté, l'odeur fade qu'elles dégagent peut devenir fétide. Cette affection est *aiguë* ou *chronique ;* dans le premier cas, elle peut se guérir au bout de deux ou trois septennaires ; tandisque, dans le second, elle dure quelques mois et même plusieurs années, si on ne les soigne pas convenablement. Alors, il se fait une série d'éruptions successives, pendant lesquelles le mal augmente et décroît d'une manière assez régulière, en sorte que beaucoup de parents supposent qu'elles sont en rapport avec les phases de la lune.

Le traitement doit être réduit à des soins hygiéniques et de propreté. Il faut couper les cheveux des parties envahies, et faire tomber les croûtes à l'aide de cataplasmes de fécule pour éviter l'accumulation de liquides au-dessous d'elles. Après un lavage à l'eau tiède, on enduira légèrement les parties atteintes de *Philodermine*. (Voyez *Spécialités*).

Impulsion. — *Impulsion irrésistible.* — Déterminations accidentelles à l'accomplissement de certains actes singuliers ou répréhensibles, que le malade exécute en dehors de toute idée délirante et dont il apprécie toute la portée, avant ou du moins après l'évènement, sans que sa volonté soit assez puissante pour l'en détourner. Tous les actes intellectuels et moraux des aliénés sont impulsifs. Ce sont souvent des actes se rattachant à la satisfaction de quelque instinct, perverti en ce cas, comme la propension à l'abus des liqueurs alcooliques, ou des actes caractérisant un mode spécial de perversion de tel ou tel instinct, comme la propension irrésistible au vol, au suicide, à l'homicide, à l'incendie, etc. ; ces perversions des instincts existent rarement sans troubles intellectuels proprements dits. L'impulsion irrésistible à dire, dans le cours de conversations encore sensées, des choses excessives ou étrangères au sujet, dont ensuite le malade cherche ou non à démontrer la rectitude, s'observe au début de presque toutes les formes de démence. Les phrases et les actes correspondants de ce genre, se multipliant, l'emportent de plus en plus sur les actions normales, et rendent peu à peu le mal évident.

Inanition. — État qui résulte d'un jeûne plus ou moins prolongé. Mourir *d'inanition*, c'est mourir de *faim*; mais cette dernière expression rappelle l'idée des souffrances causées par le besoin irrésistible de se nourrir, tandis que le mot *inanition* exprime surtout la faiblesse extrême résultant du défaut de nourriture. La faim est la cause, l'inanition est l'effet. Quand l'inanition est complète, la faim cesse ordinairement de se faire sentir. L'inanition peut être produite par le manque total de nourriture; mais il n'est pourtant pas indispensable que le jeûne soit complet. Si les aliments sont en trop petite quantité, ou si leur qualité est telle qu'ils ne fournissent pas à l'économie une nourriture suffisante, l'inanition peut se déclarer, et même causer la mort. Il n'est pas rare de voir des malheureux dans un état continuel d'inanition; et c'est une des plus grandes causes de mortalité chez les indigents. Quelquefois l'inanition est produite par une cause interne, qui s'oppose à l'ingestion ou à la digestion des aliments; par exemple, dans certaines maladies du pharynx, de l'œsophage et du pylore, les aliments ne peuvent plus arriver dans l'estomac, ou ils y pénètrent en si petite quantité, que le malade ne tarde point à tomber dans un état d'inanition souvent mortel.

Incontinence. — Voyez *Enurésie*.

Indigestion. — Trouble passager et subit des fonctions digestives, qui survient ordinairement quelques heures après l'ingestion d'aliments trop copieux ou de mauvaise qualité, de boissons spiritueuses prises en quantité un peu forte, ou sous l'influence d'une cause étrangère, telle que l'action d'un froid ou d'une grande chaleur, ou une vive affection morale. Tantôt il y a gêne et pesanteur de l'estomac, rapports acides, ballonnement de l'abdomen ; on rétablit la régularité de la digestion au moyen d'une légère infusion de thé, de camomille, de tilleul, etc., sucrée et aromatisée avec quelques gouttes d'eau de fleur d'oranger. Tantôt à ces symptômes d'abord si légers, se joignent du dégoût, des nausées, des borborygmes, des hoquets, enfin des vomissements précédés ou suivis de mouvements spasmodiques, de céphalalgie, d'accablement, etc. Souvent aussi il y a des coliques et des évacuations alvines abondantes et répétées. Lorsque le vomissement a lieu naturellement, il ne reste plus qu'à insister sur les boissons délayantes et légèrement antispasmodiques, et à observer une diète sévère ; dans le cas contraire, s'il existe de violentes nausées, sans vomissements, il faut administrer un vomitif à petites doses, ou provoquer le vomissement par la titillation de la luette. Si c'est dans le canal intestinal plutôt que dans l'estomac que la digestion est troublée, aux boissons délayantes on ajoute l'usage de lavements adoucissants. Si l'indigestion est accompagnée de congestion cérébrale, les vomissements, provoqués avec prudence, la dissipent le plus souvent à l'instant même.

Lorsque les indigestions se reproduisent avec une

certaine fréquence, et sont déterminées par des causes tellement légères qu'elles échappent le plus souvent à la personne qui les éprouve, il y a là le signe certain d'une dépravation des fonctions de l'estomac, à laquelle Il importe de remédier ; à cet effet on fera usage soit du *Vin de Solenne,* pris avant le repas, comme apéritif, si l'appétit manque, ou après, comme digestif, soit du *Vin de Quinquina,* qui a pour effet de rendre à l'estomac fatigué l'énergie nécessaire pour s'acquitter convenablement de ses importantes fonctions. On évitera ainsi, d'abord le retour de troubles passagers toujours désagréables, et surtout le développement d'une affection plus grave, comme une gastralgie, une gastrite, etc.

Infection. — Ce mot représente l'action des émanations fétides sur le sens de l'odorat, et la pénétration des principes délétères dans les corps animés. Telles sont les substances animales et végétales en putréfaction, l'haleine et la sueur de certains individus ; les excréments ; les odeurs qui engendrent dans les corps animés des foyers de corruption ; les substances dissoutes dans l'air atmosphérique et qui forment des effluves, des miasmes ; enfin les émanations de l'homme dans diverses maladies. L'eau contribue puissamment à élever dans l'air les exhalaisons infectes. C'est par l'action des vaisseaux absorbants que l'infection s'opère. Ainsi, il est difficile d'éviter les causes délétères disséminées dans l'air que nous respirons, et qui nous presse de toutes parts. Introduites dans le corps, les émanations infectes agissent comme des germes d'une inflammation plus ou moins active dont la gangrène est souvent le terme. L'âge favorise l'action de ces causes délétères; les enfants en sont principalement affectés, l'irritabilité étant chez eux très énergique et les réactions très puissantes. En général, tout ce qui affaiblit la vitalité dispose aux effets de l'infection. Les personnes débilitées par une alimentation insuffisante ou insalubre, par les chagrins, par la peur, etc., sont frappées par les maladies, tandis que celles qui sont robustes conservent la santé.

Deux conditions sont nécessaires pour que l'infection s'effectue : il faut des agents particuliers, et une aptitude organique à recevoir leur action. Si l'homme ne peut pas toujours écarter de lui ces agents nuisibles, il peut les invalider en différents cas. Ainsi, il est parvenu à détruire les qualités infectes de plusieurs matières fétides et délétères. Les chairs putrides, les excréments, peuvent être dépouillés des émanations qui révoltent l'odorat, et servir utilement les arts ou l'agriculture. L'air même, vicié par des particules invisibles comme lui, est corrigé par le chlore sous forme gazeuse. Un régime fortifiant, la propreté, l'énergie morale, les précautions hygiéniques sont encore des moyens de se soustraire à l'infection. On doit aussi avoir soin de se garantir des agents infects au moment du jour où l'humidité de l'atmosphère leur fournit des ailes. Ainsi, quand on est entouré de ces influences, il convient de s'exposer le moins possible à l'air du matin et du soir. Il faut également purifier par le chlore les vêtements et toutes les substances qui peuvent retenir des émanations délétères.

Inflammation. — Phénomène pathologique caractérisé par la chaleur, la douleur, la rougeur et la tuméfaction de la partie enflammée ; elle peut attaquer tous les tissus vivants, et dans la plupart des maladies, elle apparaît ou comme phénomène principal, ou comme complication.

Influenza. — Voyez *Grippe*.

Inoculation. — Transmission volontaire d'un mal quelconque, effectuée par l'introduction dans l'économie d'un individu sain d'une parcelle de virus empruntée à un sujet atteint de l'affection que l'on veut développer. Avant la découverte de la vaccine *(voyez ce mot)* l'inoculation de la variole en tenait lieu.

Irritation. — De l'*irritation* à l'*inflammation*, la nuance est très délicate. La brûlure, dans divers degrés, peut être présentée, suivant le docteur Ratier, comme donnant une juste idée de l'irritation. Quoiqu'il en soit, le mot irritation a pris une importance particulière sous l'influence de Broussais, qui en a fait la base d'une théorie médicale qui a gardé son nom. Suivant lui, l'irritation consiste dans l'augmentation de l'action organique des tissus, elle naît, se développe, s'accroît, se transmet, décroît et se dissipe en se conformant aux lois qui président au développement régulier de l'action organique. Elle est toujours primitivement locale, et ne peut jamais exister à la fois et au même degré dans toutes les parties du corps. L'irritation trouble, dérange, affaiblit la fonction du tissu qu'elle occupe, et peut offrir divers degrés d'inflammation, suivant la puissance des causes et la faculté irritable des tissus; ordinairement elle est continue dans sa marche, quelquefois elle affecte une forme intermittente.

Ivrognerie. — Intempérance dans l'usage des boissons spiritueuses, dont les vapeurs affectent le cerveau et troublent la raison. Ce vice engendre la misère parmi les pauvres et chez tous, les maladies les plus terribles. (Voyez *Alcoolisme, Delirium tremens*).

J

Jaunisse. — Voyez *Ictère*.

K

Kyste. — Sorte de poche membraneuse et fibreuse accidentellement développée au milieu des parties vivantes, et renfermant des matières liquides ou épaissies, adipeuses, charnues, etc. Quoiqu'on ne puisse les considérer en eux-mêmes comme une maladie, les kystes ne laissent pas que d'occasionner parfois des accidents graves, en raison de leur volume et de leur poids, comme aussi de la compression qu'ils exercent sur les parties qui les avoisinent. L'histoire de la chirurgie cite une foule d'exemples curieux de kystes parvenus à un volume extraordinaire et situés dans des endroits qui rendaient leur extirpation singulièrement difficile. Quand on laisse les kystes acquérir un volume énorme, il n'est pas rare de leur voir subir la dégération cancéreuse.

L

Lait. — Matière animale, liquide, blanche, opaque, douce, secrétée par les glandes mammaires de la femme et des femelles de mammifères. Ce liquide, approprié aux forces digestives des enfants et des animaux nouvellement nés, suffit à leur nourriture pendant les premiers temps de leur existence.

L'homme a de beaucoup étendu les usages du lait, qui est devenu un objet de première nécessité pour tous les âges, comme boisson alimentaire, comme aliment et comme médicament. Les espèces de lait les plus intéressantes sous ces différents points de vue sont le lait de vache, le lait de chèvre et le lait d'ânesse.

Beaucoup plus abondant et plus recherché que celui des autres animaux, le lait de vache est surtout alimentaire; pris seul ou combiné à une foule de mets, il occupe une large place dans nos préparations culinaires. L'âge, la race, la nourriture, la saison influent fortement sur la proportion des éléments qui entrent dans sa composition; ces éléments, communs d'ailleurs à toutes les espèces, sont l'eau, le caséum, le sucre de lait, le beurre et différents sels, plus ou moins abondants selon l'alimentation de chaque animal.

Le caséum et le beurre donnent au lait ses propriétés réparatrices; le sucre et l'acide contenus dans le petit lait le rendent en même temps adoucissant et rafraîchissant. Le lait convient aux femmes, aux enfants et aux sujets nerveux; il est la base du régime pour les convalescents après les maladies inflammatoires; il aide puissamment dans le traitement des maladies chroniques. Le petit lait, séparé des autres parties qui l'accompagnent, est employé comme médicament : il constitue une tisane rafraîchissante.

Plus riche en beurre que celui de vache, le lait de chèvre renferme de plus de l'acide hircique. Il peut être employé, comme celui de vache, à tous les usages domestiques ; il sert à faire d'excellents fromages, mais le beurre qu'on peut en tirer conserve une odeur particulière peu agréable. C'est un bon réconfortant, que les enfants acceptent d'ordinaire avec grand plaisir.

Doux et très rapproché par sa composition et sa qualité du lait de femme, le lait d'ânesse contient beaucoup de sucre de lait, assez de crème, et une forte proportion de matière caséeuse. Il est employé avec succès dans le traitement des maladies chroniques, à la fin des affections de poitrine.

Laryngite. — Inflammation de la membrane muqueuse du larynx ; et, par extension, l'inflammation du tissu cellulaire sous-muqueux de cet organe. Elle est *aiguë* ou *chronique*.

La laryngite aiguë s'annonce par une toux rauque avec voix étouffée ou éteinte, gêne de la respiration, chaleur et picotement au niveau du larynx ; prise au début, la laryngite aiguë est traitée avec succès par les *Pastilles au Thymate de Soude* (voyez *Spécialités*). Négligée, elle devient facilement une maladie grave et dégénère en laryngite chronique.

La laryngite chronique ou phtisie laryngée se décèle par l'aphonie ou la raucité de la voix et de la toux, une expectoration muqueuse ou ensanglantée, une respiration courte ou sifflante, datant de loin.

La raucité de la voix et la toux grasse, accompagnées d'un amaigrissement considérable, annoncent une phtisie laryngée qui est ou qui sera accompagnée de tubercules du poumon.

C'est là une affection des plus graves, des plus rapides dans sa marche, dont la terminaison est le plus souvent fatale, et qui exige, dès les premiers symptômes, les soins de l'homme de l'art.

Lèpre. — Nom donné à une maladie de la peau, qui a sévi en Occident, durant le moyen-âge, avec une singulière intensité. Cette maladie, qui est endémique en plusieurs contrées de l'Orient, l'était devenue en Europe. Depuis, elle y a disparu.

Lésion. — Changement morbide quelconque survenu dans la continuité des organes, leur situation, leurs rapports, leur conformation et leur organisation intime. (Voyez *Maladie*).

Léthargie. — Sommeil profond et continuel dans lequel le malade parle quand on le réveille, mais ne sait ce qu'il dit, oublie ce qu'il a dit, et retombe promptement dans son premier état. On emploie souvent ce mot, dans le langage vulgaire, comme synonyme de *Mort apparente*. (Voyez *Mort*).

Locomotion. — Exercice de la faculté par laquelle l'animal se transporte d'un lieu à un autre.

La locomotion dépend de la disposition mécanique du squelette et de la contraction musculaire; elle comprend la marche, la course, le saut, le vol, la natation et tous les mouvements du tronc et des membres.

Lumbago. — Douleur dans la région lombaire, sans gonflement, sans rougeur, et ordinairement sans chaleur locale, survenant presque toujours subitement, se manifestant à la moindre contraction des muscles des lombes, forçant les malades à se tenir courbés en avant, et ayant quelquefois une telle intensité qu'elle peut déterminer de la fièvre. Quelques auteurs le regardent comme un rhumatisme, d'autres comme une névralgie : les diverses circonstances qui peuvent le produire se prêtent en effet à chacune de ces suppositions. Un courant d'air frais qui vient frapper la région lombaire, un effort pour soulever un fardeau, un mouvement brusque de torsion du tronc, la flexion du corps en avant prolongée pendant trop longtemps, en sont les causes les plus ordinaires; mais il survient aussi quelquefois sans aucune cause appréciable. Le meilleur traitement consiste dans l'application sur la partie douloureuse d'un *Emplâtre de Bavière*. (Voyez *Spécialités*).

Lupus. — Maladie de nature scrofuleuse, qu'on observe dans la seconde enfance et chez les adultes, et qui consiste en de petits tubercules de la peau, suivis d'ulcères rongeants, couverts de croûtes ou de lamelles épidermiques. Quand le lupus occupe la face ou le nez, il en détruit toutes les parties et crée des difformites horribles et irrémédiables. Il dure toujours plusieurs années, ne guérit qu'avec peine, et laisse toujours après lui des cicatrices indélébiles.

L'huile de foie de morue (voyez *Spécialités*) et les préparations arsénicales constituent le meilleur traitement du lupus.

Luxation. — Déplacement de deux ou plusieurs pièces osseuses, dont les surfaces articulaires ont perdu en tout ou en partie leurs rapports naturels, soit par l'effet d'une violence extérieure, soit par suite d'une altération de quelqu'une des parties qui concourent à l'articulation.

Lymphatisme. — Etat organique qui caractérise ce qu'on appelle constitution ou tempérament lymphatique. Cet état se dénote par la facilité qu'ont les malades à être enrhumés, à avoir de l'entérite, des gourmes, des maux d'yeux, par une faiblesse générale et un manque complet de vigueur et d'énergie. C'est le premier degré de la scrofule. Le lymphatisme s'accompagne toujours d'un notable appauvrissement du sang. Les remèdes à employer contre le lymphatisme sont les mêmes que ceux mis en usage contre la chlorose, la scrofule, l'anémie, c'est-à-dire l'huile de foie de morue, le vin de quinquina, etc. (Voyez *Spécialités*).

M

Maladie. — Trouble des forces et des organes, susceptible de nuire à l'exercice des fonctions.

Dans quelques cas, les maladies sont innées ou *héréditaires*, mais le plus souvent elles sont *acquises* sous l'influence de causes extérieures variables.

Les maladies sont *sporadiques*, c'est-à-dire disséminées sous l'influence d'une action morbide particulière à chaque individu, ou *épidémiques*, c'est-à-dire frappant sur tout le monde à la fois, ou du moins sur un grand nombre, sous l'influence de causes générales infectieuses.

Il y a des maladies primitives et des maladies secondaires, ternaires ou quaternaires, selon qu'elles se développent comme secondes ou troisièmes maladies à la suite les unes des autres chez le même individu.

Les maladies sont *essentielles*, c'est-à-dire sans lésion organique appréciable, et *symptomatiques* lorsqu'elles résultent d'une lésion humorale ou organique.

Il y a des maladies qui ne sont que *sympathiques*

ou *réflexes*, ce qui veut dire qu'elles sont produites par le retentissement de la lésion d'un tissu sur une partie éloignée de l'organisme.

Les maladies se présentent à l'état *aigu* avec fièvre et marche rapide des symptômes, ou à l'état *chronique* lorsque leurs désordres fonctionnels durent longtemps, produisent la langueur et le marasme avec ou sans fièvre.

Malignité. — Caractère grave et insidieux d'une maladie quelconque.

La malignité semble tenir au germe des maladies, qui est plus violent dans un cas que dans l'autre, car il est impossible d'expliquer autrement pourquoi une fièvre typhoïde, une scarlatine ou une variole tuent les malades en quelques jours sans donner le temps aux lésions anatomiques de se développer.

La violence, l'irrégularité et la rapidité des symptômes d'une maladie, jointes à des phénomènes nerveux graves, en caractérisent la malignité.

Médecin. — Celui qui exerce la médecine, c'est-à-dire le plus noble, le plus utile, le premier des arts. Aux temps les plus reculés de l'antiquité (de même que de nos jours encore chez la plupart des peuplades sauvages) la médecine était liée de la manière la plus intime au dogme religieux; l'art médical était un des privilèges de la caste sacerdotale, dont le crédit et la considération acquirent par là une base plus solide, et qui commença alors à réunir en corps de doctrine les diverses expériences faites sur les maladies, ainsi qu'à tenir note des remèdes employés. Empreinte ainsi à son origine d'un caractère presque divin, la médecine a toujours conservé dans le respect et la considération des peuples la place élevée qui lui est due. Par la pratique des plus hautes vertus, par un labeur incessant, par l'éminence des services rendus, le médecin justifie amplement d'ailleurs la vénération générale dont il est entouré. La vie et la santé étant tout ce que l'homme possède sur la terre, et cette existence même ne pouvant être considérée que comme un présent divin, on comprend aisément qu'à l'origine des sociétés les hommes, dans la simplicité de leurs premières idées, aient demandé la conservation de la vie et de la santé à ceux qui représentaient sur terre la divinité, origine de la vie elle-même; plus tard, lorsque l'humanité eut grandi, fut pour ainsi dire, devenue adulte, et put embrasser des idées abstraites, elle ne diminua pas la vénération qu'elle portait au médecin, mais elle la raisonna davantage; elle le vit se livrant avec persévérance aux études les plus ardues, suivant pas à pas le développement de toutes les sciences, pour y puiser jusqu'aux moindres indications propres à soulager nos souffrances; exposant chaque jour, avec la plus entière abnégation, sa propre vie pour le salut commun; négligeant tant d'autres professions ou plus lucratives ou moins austères et moins pénibles, pour se consacrer aux travaux les plus assidus, les plus longs, parfois les plus répugnants; infatigable dans ses recherches, fouillant l'univers entier, en véritable pionnier de la science, et parcourant les Deux-Mondes pour étudier les progrès de son art au bénéfice de l'humanité souffrante; refoulant, dans l'âge des plaisirs, toutes les ardeurs de la jeunesse pour veiller le front penché sur des livres, pour passer des jours entiers dans la fétidité d'un amphithéâtre, à chercher dans les entrailles d'un cadavre livide le secret de nos souffrances. Et quelles vertus le médecin ne pratique-t-il pas tous les jours! Ce sont celles qui honorent le plus l'humanité : un désintéressement absolu, le renoncement de soi-même le plus complet, un dévouement sans bornes pour les autres ; au but suprême de son art, celui de sauver la vie et la santé de ses semblables, le médecin sacrifie non-seulement son repos, son avantage personnel, les commodités et les agréments de la vie, mais encore sa santé et son existence même. A toute heure du jour et de la nuit, il est prêt à répondre à l'appel de quiconque réclame son assistance ; riche ou pauvre, chacun reçoit ses soins, car le médecin ne fait aucune différence entre les grands et les petits, et celui qui souffre le plus, celui qui court le plus de danger est celui qui offre à ses yeux le plus d'intérêt.

En dehors de la haute considération dont il est justement l'objet, et de la reconnaissance que lui gardent parfois dans leur cœur ceux qui lui doivent la vie, quelle est la récompense du médecin? Est-ce la fortune? Combien peu d'exemples on en cite, et d'ailleurs, quel peu de cas il en fait! Ne l'aurait-il pas atteinte et plus large et plus prompte s'il avait suivi toute autre carrière? A défaut de la fortune, parfois une médiocre aisance, bien tardive toujours. S'il jouit de cette considération dont chacun en particulier l'entoure, a-t-il, dans la société, un peu de ce qu'on appelle les honneurs, objet de l'ambition de tant d'hommes? Tout ce que la société fait pour les plus éminents, c'est de leur accorder, lorsque leurs cheveux ont blanchi, après qu'ils ont prolongé la vie et adouci les souffrances de toute une génération, c'est un bout de ruban qu'elle prodigue souvent à des jeunes gens qui ont détruit un grand nombre de leurs semblables !

Mélancolie. — Les anciens, attribuant à une altération de la bile les affections morales tristes, appelaient *mélancolie* tout délire partiel sans fièvre accompagné de semblables affections. Depuis, on a réservé ce nom à un trouble des facultés intellectuelles caractérisé par un délire roulant exclusivement sur une série particulière d'idées : c'est la variété de la monomanie qu'Esquirol a nommée *lypémanie*. Dans la forme dite *hypochondrie*, il y a des troubles de la digestion, sans fièvre ni lésion locale, des flatuosités, des borborygmes, une exaltation extrême de la sensibilité, des spasmes, des palpitations, des illusions des sens, une succession de phénomènes morbides qui simulent la plupart des maladies, des terreurs paniques, une grande versalité de sentiments moraux, des inquiétudes exagérées, principalement dans ce qui a rapport à la santé, etc. Le traitement de cette maladie consiste presque exclusivement dans l'emploi des moyens hygiéniques et des influences morales.

Méningite. — Inflammation des méninges ou enveloppes du cerveau. Les symptômes de cette grave affection sont, pour la première période, une violente céphalalgie, un état de somnolence et en même temps d'insomnie; la rougeur des conjonctives, la chaleur du front, des tintements d'oreilles; des frissons irréguliers suivis de chaleur. Plus tard le délire, des convulsions, une somnolence plus grande, avec paralysie des yeux et difficulté de la déglutition, enfin le coma, caractérisent la deuxième période, dite comateuse. La durée de cette affection est de quinze jours à trois semaines; son pronostic est des plus graves.

Parmi ceux qui n'y succombent pas, plusieurs gardent des infirmités incurables; les uns restent sourds, les autres aveugles; d'autres enfin ne retrouvent jamais, au moins complètement, l'usage de leurs facultés intellectuelles.

Menstruation. — Les troubles dans l'évacuation sanguine périodique chez les femmes sont une cause fréquente de maladies. Cette évacuation s'établit souvent avec difficulté chez les jeunes filles, et leur santé en est fréquemment ébranlée; aussi est-il important de les préparer d'avance à cette crise, de les fortifier, et surtout de lutter contre le lymphatisme et l'anémie, qui sont les causes ordinaires de la difficulté dans l'établissement des menstrues. A cet effet, on conseille, dans l'enfance et la première jeunesse, l'usage de l'huile de foie de morue; ensuite le Vin de quinquina et les ferrugineux pris avec modération, surtout le *Fer dyalisé* de la Pharmacie St-Antoine, à la dose de 2 à 3 gouttes avant chaque repas. Lorsque la fonction commence à se manifester par les premiers symptômes de sa préparation, on emploiera avec succès l'*Élixir des Dames*. Voyez les articles *Aménorrhée*, *Dysménorrhée*, *Spécialités*.

Mentagre. — Affection caractérisée par l'éruption successive, sur la face, de très petites pustules pointues, avec tension, chaleur prurigineuse, gonflement de la peau et des ganglions sous-jacents, et légère exfoliation de l'épiderme. Un poil de barbe traverse ordinairement chaque bouton.

Les pustules de la mentagre sont le résultat d'une maladie des poils et des follicules pileux dans lesquels se développe un champignon parasite, le *Tricophyton tonsuraus* dont la végétation entretient le mal. (Bazin).

Cette maladie est de longue durée et se montre très rebelle; on emploiera avec persévérance la *Philodermine*. (Voyez *Spécialités*).

Miasme. — Ce mot ne s'emploie guère qu'au pluriel et signifie émanations contagieuses, morbifiques, exhalaisons que répandent les matières animales ou végétales en décomposition, les marais, etc. Les miasmes émanent des corps en putréfaction; leur nature et leurs propriétés varient d'après la nature même des corps en décomposition putride: ce sont des particules extrêmement déliées qui se détachent des animaux morts ou affectés de maladies contagieuses, et qui infectent l'air respirable de leurs principes pestilentiels.

L'air d'une salle qui renferme un grand nombre de personnes et beaucoup de bougies ou de lampes allumées devient, après un certain temps, impropre à la respiration, par la double absorption de l'oxygène nécessaire aux poumons et à la combustion. Dans les chambres des malades, l'air est bientôt vicié, tant par la décomposition qu'opère la respiration que par l'abondance d'une transpiration morbide qui ouvre la voie aux émanations putrides et délétères, auxquelles est particulièrement affecté le nom de miasmes. Cet air doit être renouvelé. Un préjugé aussi vieux que préjudiciciable fait croire à un grand nombre de personnes qu'il faut rendre les malades, pour ainsi dire, inaccessibles à l'air extérieur. Il faut, il est vrai, reconnaître qu'en beaucoup de circonstances, la vivacité d'une masse d'air introduite sans ménagement peut déterminer de graves accidents; mais on doit, en usant de toutes les précautions que commande le salut des malades, leur procurer un air pur et leur ménager tous les moyens possibles de salubrité : une respiration saine est la première condition de la vie.

Nous sommes ordinairement avertis par l'odorat de la présence de ces émanations miasmatiques qui accompagnent les maladies contagieuses. La plupart d'entre elles ont une odeur douceâtre, fade et nauséeuse ; quelques unes sont puantes, fétides, putrides ; d'autres piquantes, acides, alcalines ; toutes ont une action d'autant plus dangereuse qu'elles se communiquent à l'intérieur, soit par la respiration, soit par l'absorption cutanée. Les courants d'air sont quelquefois établis pour en détruire l'effet, en ce qu'il les transportent et les disséminent dans un plus grand espace. Anciennement le feu était employé dans ce but, ce qui produisait tout à la fois raréfaction, mouvement de l'air, et combustion des miasmes, qui, en traversant le feu, lui servaient d'aliment. Aujourd'hui, l'on emploie comme moyen de désinfection l'évaporation d'un acide. Guyton de Morveau eut le premier l'idée des fumigations acides, que l'on emploie encore sous le nom de *guytoniennes*. C'est surtout de l'acide phénique que l'on fait maintenant usage dans ce but.

Migraine. — Mal de tête caractérisé par des douleurs lancinantes, vives, superficielles ou profondes, n'occupant le plus souvent qu'*un côté de la tête,* sujet à des retours périodiques réguliers, et souvent sympathique d'un embarras des voies digestives.

Le tempérament nerveux, les affections tristes, l'application profonde ou prématurée à l'étude, les veilles, l'action du grand air chez les personnes qui n'y sont pas habituées, le retour périodique chez les femmes, l'hérédité, en sont les causes les plus ordinaires. C'est une simple névralgie ; les femmes y sont beaucoup plus sujettes que les hommes.

Le début de la migraine est souvent brusque : la douleur commence à se faire sentir au front, vers l'angle interne des yeux, ou à la tempe, et de là envahit une partie du crâne *(hémicranie)*; chez d'autres sujets, le début est précédé de courbature, de bâillements, quelquefois de nausées, de vomissements même. Bientôt les douleurs deviennent vives, lancinantes, gravatives ; les malades éprouvent un malaise extrême, leurs idées sont confuses, leur mémoire presque nulle ; ils ne peuvent se livrer à aucune occupation ; après huit à vingt heures, tous ces symptômes disparaissent ordinairement.

Le repos et le sommeil semblent être les seuls remèdes efficaces dans cette affection.

Monomanie. — Folie ou délire sur un seul objet. Le monomane est en proie à une idée fixe, qui égare sa raison ; mais en dehors de cette idée il peut jouir de la plénitude de ses facultés, son raisonnement peut être sain et logique ; il est ordinairement inoffensif. Ce n'est qu'un désordre partiel des facultés intellectuelles, appliqué à un seul cas, désordre qui provient de lésions de l'appareil cérébro-spinal, ou de lésions épigastriques. Les monomanies produites par de très légères altérations organiques disparaissent très facilement ; mais il n'en est pas de même pour celles qui sont l'objet de lésions opiniâtres, car celles-ci reproduisent sans cesse l'irritation nerveuse qui engendre la monomanie.

Morsure. — Plaie avec contusion ou déchirure, que les animaux font en mordant.

La morsure est *simple,* quand elle est faite par un animal qui ne laisse aucun virus dans la plaie ; elle est *compliquée,* quand l'animal a déposé dans la plaie un virus ou un principe venimeux.

Les morsures simples se traitent par les cataplasmes appliqués en permanence, jusqu'à ce que les plaies soient recouvertes de bourgeons charnus, après quoi on panse avec du linge enduit d'onguent de la mère.

Parmi les morsures compliquées, celle du chien enragé communique l'hydrophobie. *(Voyez ce mot)*

La morsure de la vipère et de certains serpents venimeux produit plus ou moins rapidement des phénomènes de gonflement local et de stupeur qui peuvent être suivis de mort si l'on n'y apporte un prompt remède.

Pour combattre les effets de la morsure d'un animal venimeux, il faut : 1° faire une ligature sur le membre au-dessus de la plaie pour empêcher la pénétration du poison dans le torrent de la circulation, sucer la plaie vigoureusement et y mettre une petite ventouse sèche. (On sait que le venin est sans danger quand on l'avale, et que s'il séjourne sur les muqueuses de la bouche, il cause une enflure un peu douloureuse, mais pour peu d'heures et sans autre malfaisance) ; 2° Laver la plaie et la cautériser avec le nitrate d'argent ou avec l'acide phénique pur, ou avec l'ammoniaque, ou avec avec le fer rouge ; 3° Prendre à l'intérieur une solution d'acide phénique au millième, un gramme par jour.

Mort. — Les anciens regardaient la vie comme la mère de la mort, qui à son tour éternisait la vie ; ce qui semble dire que la matière est indestructible, et qu'elle ne fait que subir des changements continuels ou des transmutations non interrompues. La plus brillante santé, la constitution la plus robuste, l'enfance, l'adolescence et la virilité ne sont qu'un bien faible rempart pour nous dérober à ses coups ; souvent même elle choisit les instants de la vie où nous croyons avoir le moins à la redouter.

Imminet et tacito clam venit illa pede

Tibulle.

On divise la mort en *mort absolue* ou *réelle,* et en *mort apparente.* Dans la première, plus d'espoir de retour à la vie; dans la seconde, les fonctions vitales ne sont que suspendues, et le rappel à la vie a lieu très souvent. La mort est également divisée en *mort naturelle,* qui est celle qui arrive avec la vieillesse, et en *mort accidentelle,* ou produite par la rupture de l'équilibre des fonctions vitales, ou bien par des lésions organiques, l'action des agents extérieurs, etc. L'homme qui s'éteint après une longue vieillesse meurt, pour ainsi dire, en détail ; ses fonctions extérieures cessent les unes après les autres; tous les sens se ferment successivement; les causes ordinaires des sensations passent sur eux sans les affecter. Ainsi la *vue* s'obscurcit, se trouble et cesse de transmettre l'image des objets : c'est la *cécité sénile* ; la *surdité* l'accompagne; le *tact* s'émousse ; il en est de même de l'*odorat,* du *goût,* de l'imagination et de la mémoire ; enfin la vie s'éteint et la mort s'opère de la circonférence au centre. Chez l'espèce humaine, la mort naturelle est bien plus rare que la mort accidentelle.

Si quelque chose est propre à démontrer l'incertitude des signes de la mort, ce sont les nombreux exemples de rappel à la vie d'un grand nombre de *noyés*, d'*étranglés (pendus)*, d'*asphyxiés*, de *léthargiques*, etc; ce sont les nombreux exemples de personnes enterrées vivantes par trop de précipitation. Pour bien distinguer la *cessation définitive* des fonctions dont l'ensemble constitue la vie, d'avec leur *suspension*, qui ne donne lieu qu'à une mort apparente, il est plusieurs signes qui pris isolément sont incertains, et dont l'ensemble n'offre même que des probabilités ; ce sont : 1° l'absence de respiration et de circulation ; 2° l'absence de la contractilité et celle du sentiment ; 3° le refroidissement ; 4° la sueur froide de tout le corps ; 5° les taches livides et les vergetures ; 6° le relâchement des sphincters ; 7° l'aplatissement des parties du corps sur lesquelles a été couché le cadavre ; 8° la mollesse et la flaccidité des yeux ; 9° la roideur ou rigidité cadavérique.

Mortalité. — Toutes les productions vivantes sont assujetties à une destinée commune, à un ordre invariable. Cet état, cette condition, cette nature des choses périssables, un seul mot les formule ; c'est celui de la *mortalité*. Toutefois ce mot a encore deux significations accessoires : d'une part, il exprime tantôt la mort d'une quantité plus ou moins considérable d'individus qui sont emportés en peu de temps par une même maladie, tantôt la quantité d'hommes qui, sur un certain nombre de vivants, meurent dans le cours d'une année.

Considérée dans cette dernière acception, la mortalité se détermine en divisant le nombre moyen annuel des décès par la population moyenne (Voyez *Population*), soit le rapport D/P. C'est ainsi qu'en France, au milieu de notre siècle, on trouve que la mortalité générale des périodes décennales oscille entre 0,023 et 0,024 (soit 23 à 24 p. 1000), fraction qui exprime le danger de mourir dans l'année. Ce rapport devient ainsi un véritable coefficient de la mortalité; il suffit de multiplier un nombre quelconque de vivants (soumis à la même mortalité), par ce coefficient, pour connaître le nombre moyen annuel de décès qu'il fournira. Dans le cas cité, 10,000 vivants donneront donc annuellement 235 décès environ.

L'expérience a prouvé que, dans une collectivité, les moindres circonstances qui touchent aux conditions de la vie agissent sur la mortalité. Ainsi la mortalité varie non-seulement suivant les âges, les sexes, les lieux, les habitants, les temps et les races; mais encore selon les professions, le degré d'aisance, les conditions morales et intellectuelles; selon l'état civil, les habitudes et les conditions du milieu social, le prix des denrées, etc.; elle varie encore selon les conditions telluriques, météorologiques, par conséquent selon les années, les saisons, les mois, et selon le jour ou la nuit. Chacun de ces éléments entre, en des proportions fort différentes, il est vrai, dans l'intensité de la mortalité générale. Si la teneur moyenne de l'un d'eux est notablement modifiée, la mortalité le sera dans le rapport de l'importance de l'élément dérangé de sa normale. L'âge est l'élément le plus important de la mortalité; le sexe joue aussi un rôle considérable. (Bertillon).

Il paraît certain qu'il existe une cause particulière de mortalité qui frappe de préférence les enfants mâles avant et aussitôt après leur naissance.

Les morts-nés du sexe masculin sont notablement

plus nombreux que ceux du sexe féminin ; l'inégalité, sensible dès le début de la vie, domine jusqu'au huitième ou dixième mois, époque à laquelle elle devient à peu près nulle. La mortalité des 2 sexes devient à peu près la même passé la période de l'allaitement; celle des femmes augmente dans une forte proportion de quatorze à dix-huit ans. De vingt-un à vingt-six ans, c'est la mortalité de l'homme qui l'emporte ; de vingt-six à trente, l'égalité tend à se rétablir. La mortalité, supérieure chez les femmes pendant le temps de la fécondité, diminue ensuite.

Dans les villes comme dans les campagnes, il meurt pendant le premier mois qui suit la naissance quatre fois autant d'enfants que pendant le second mois, et presque autant que dans les deux années qui suivent la première, quoique la mortalité soit encore très forte. A la fin de la cinquième année, après 10,000 naissances, il ne reste plus que 5,738 enfants; mais l'âge de 5 ans offre ceci de remarquable que la mortalité, très grande jusqu'alors, s'arrête brusquement, et devient très faible jusqu'à l'âge de la puberté.

La durée moyenne de la vie en France est de 40 ans, 10 mois et 17 jours pour l'ensemble du pays; mais elle varie singulièrement suivant les divers départements; elle atteint son maximum dans les Hautes-Pyrénées (54 ans 8 mois 20 jours), et présente son minimum dans les Bouches-du-Rhône (31 ans, 1 mois 28 jours). Voyez *Natalité, Population, Vitalité.*

Morve. — Maladie virulente du cheval, transmissible à l'homme (Rayer). Si la morve se développe spontanément chez le cheval, il n'en est pas de même chez l'homme, où elle est la conséquence de la contagion par infection ou par inoculation.

Une fois transmise du cheval à l'homme, la morve peut se communiquer d'un homme à un autre par infection. (A. Bérard).

C'est ordinairement par inoculation que la morve se transmet du cheval à l'homme, soit par une blessure à la joue et à la main, soit par contact du jetage sur la face (Mackenzie), soit pour avoir mangé sa chair, soit enfin pour avoir travaillé ses crins ou ses os après la mort. (Duclos).

La morve a été longtemps considérée comme incurable chez l'homme. Mais aujourd'hui on possède deux cas avérés de guérison chez ce dernier. Le premier est celui de H. Bouley, d'Alfort, guéri après onze mois de maladie. Le second est celui d'un palefrenier, observé par Hip. Bourdon.

Muguet. — Inflammation de la muqueuse de la bouche, avec exsudation de concrétions blanches sur la langue, les gencives, la face interne des joues, la muqueuse du larynx et du pharynx. Cette affection peut être causée par les efforts inutiles de l'enfant pour têter lorsque la nourrice n'a plus de lait, ou bien par un lait trop ancien ; d'autres fois, elle paraît dépendre d'une nourriture trop substantielle pour l'âge de l'enfant, de la malpropreté, ou accompagne un état plus grave (inflammation du canal intestinal). Assez fréquent chez les nouveaux-nés, le muguet attaque surtout les enfants faibles. Si le mal est peu intense *(muguet bénin)*, il cède à l'emploi des boissons mucilagineuses et gommées ; mais lorsque les aphtes sont nombreux *(muguet confluent)*, qu'ils s'accompagnent de fièvre, de diarrhée (muguet malin), l'enfant meurt le plus souvent. On obtient le meilleur résultat, au début de la maladie, en faisant dissoudre, dans du lait tiède, quelques *Pastilles au thymate de soude* (Voyez *Spécialités*); on obtient ainsi une boisson que l'on introduit par petites quantités dans la bouche de l'enfant au moyen d'une cuiller à café.

Myopie. — Elle est causée par la trop grande courbure de la cornée transparente. L'œil voit alors distinctement les objets très rapprochés, tandis qu'il n'aperçoit que confusément ce qui est un peu loin; cette petite infirmité peut assurément atteindre les gens les plus spirituels du monde; et alors le manque d'expression du regard se trouve compensé par le reflet de l'esprit qui anime la physionomie; mais quand elle frappe ceux de la catégorie opposée, l'atonie du regard, jointe à l'air niais du visage, concourt à donner au myope l'aspect d'un parfait imbécile; l'effet est complet quand la myopie se complique d'un peu de strabisme.

On remédie à la myopie au moyen de lentilles bi-concaves, qui font diverger les rayons parallèles et augmentent la divergence de ceux qui apportent l'image des objets éloignés. Le changement que l'œil éprouve par les progrès de l'âge augmente le presbytisme (*Voyez ce mot*), et diminue graduellement la myopie, en même temps que sa cause. Ceux qui ont porté des lunettes bi-concaves dans leur jeunesse sont affranchis de la nécessité de recourir plus tard aux lunettes bi-convexes, et souvent même leur vieillesse se passe sans que leurs yeux aient besoin de recourir à l'opticien. Que les myopes se consolent donc de la gêne temporaire à laquelle ils sont soumis; elle cessera précisément à l'époque où l'usage des lunettes commence pour les vues ordinaires; et s'il est vrai que le nez ait été concédé à l'espèce humaine pour porter cet instrument d'optique, peu importe que l'on commence ou que l'on finisse par lui donner cette destination.

N

Narcotisme. — Ensemble des effets produits par les substances narcotiques. Tantôt le narcotisme se borne à un assoupissement plus ou moins profond, et constitue, dans certains cas, une médication utile ; tantôt c'est un véritable empoisonnement, caractérisé par un engourdissement général, par de l'assoupissement, des vertiges, des nausées, un état d'ivresse ou d'apoplexie, un délire sourd et continuel, la dilatation des pupilles, le gonflement des yeux, des mouvements convulsifs, etc. Lorsque, par accident ou par l'idiosyncrasie des sujets, les narcotiques ont produit cet état, il faut faire vomir promptement, ou provoquer les déjections alvines au moyen de lavements fortement purgatifs, si l'on croit, d'après le temps écoulé depuis leur ingestion, que les narcotiques soient déjà parvenus dans l'intestin. On combat ensuite la stupeur au moyen de la décoction de café et de boissons excitantes.

Natalité. — En démographie, rapport des naissances à la population qui les a fournies, dans l'unité de temps ; l'unité de temps employée en démographie est l'année moyenne.

La natalité se détermine en divisant le nombre moyen annuel des naissances vivantes (c'est-à-dire les survivants à l'accouchement et dont l'âge est 0), par la population moyenne de la même période.

En France, la natalité au milieu de notre siècle (1841-1860) oscille entre 0,0261 et 0,0265 (261 à 265 naissances vivantes sur 10,000 vivants. Dans une même race, la natalité croît généralement avec les subsistances ou selon la facilité d'en produire de nouvelles, ou encore avec l'appel à l'émigration du travail (à moins que cet appel ne puisse être satisfait par l'immigration comme en France); mais ces subsistances facilement disponibles peuvent résulter (entre autres causes), d'une forte mortalité, soit des adultes qui cèdent rapidement leur place sur le chantier du travail, soit des nouveaux-nés qui laissent souvent leur place vide au banquet de la famille. Ainsi une mortalité rapide est une des causes de l'accroissement de la natalité : si cette forte mortalité est accidentelle (guerre, épidémie, etc.), la natalité ne croîtra que passagèrement; elle restera constamment élevée si cette mortalité devient normale. Mais, d'un autre côté, la découverte, la mise en possession, au profit de la collectivité, d'une source nouvelle de richesse, quelle qu'en soit la nature, pourra agir, agira le plus souvent dans le même sens, donnera de l'ampleur à la natalité (Voyez *Population*). Dans l'un ou l'autre cas, l'accroissement de la natalité aura pour résultat nécessaire d'augmenter la mortalité générale (exprimée par le rapport D/P), puisque la population se composera d'un beaucoup plus grand nombre de nouveaux-nés, dont la mortalité, beaucoup plus considérable, entraînera nécessairement D/P. Et cependant, dans ce cas même, il pourra se faire que la mortalité propre à chaque âge n'ait pas changé, ou même qu'elle soit atténuée, si l'accroissement de la natalité résultait d'une cause de bien-être, d'une source croissante de richesse accessible à toutes les classes de la nation; car alors la cause qui ferait croître la natalité ferait aussi croître la *vitalité (voyez ce mot)*; ainsi la grandeur de la natalité n'a pas par elle seule une signification déterminée. Une forte natalité pourra être, ou le signe d'une succession rapide et d'une courte durée des générations, ou celui d'une abondante et facile production accessible à tous; réciproquement, on conçoit qu'une natalité faible ou décroissante puisse être l'indice d'un milieu funeste par des conditions, soit climatériques, soit économiques (Antilles françaises et anglaises). Mais jusqu'ici la statistique a eu rarement l'occasion de constater cet ensemble physiologique, soit que de telles sociétés périclitant, ne tiennent pas de registres de leurs mouvements, soit que la natalité ne puisse être que rarement et passagèrement restreinte par ces causes mésologiques qui, diminuant la population, sollicitent à nouveau la natalité. Dans les climats tempérés de notre vieille Europe, au contraire, une faible natalité est le plus souvent l'indice d'une population dense, peu émigratrice, mais vivace, vigoureuse, restreignant leur fécondité au profit de leur bien-être, acquérant ainsi une longue vitalité et par suite une lente succession dans les mouvements de ses générations; car, dans ces milieux pressés, une naissance nécessite et dénonce un décès (quelquefois une émigration); une forte natalité y est donc le plus souvent le signe d'une mortalité également rapide (Bavière). Mais il en est sans doute autrement en Amérique, au Canada, partout où abondent la terre et un travail salubre. Là les naissances n'ont plus à se proportionner avec les décès; il y a place pour tout le monde. C'est ainsi que peut varier la signification de la natalité suivant les temps et les contrées, les états sociaux, et qu'il y a lieu de se féliciter tout à la fois et de la faible natalité de la vieille France (0,026 à 0,027), et de la puissante natalité du Canada (0,037 environ). Voilà pourquoi l'indication de la natalité doit toujours être accompagnée des autres valeurs qui déterminent sa signification : de la mortalité générale D/P; de la densité de la population, de l'âge moyen des vivants, des adultes, des époux, mais surtout de la mortalité à chaque groupe d'âge. (Bertillon). Voyez *Mortalité, Population et Vitalité*.

Natation. — Action de nager, ou de se soutenir et de se mouvoir sur l'eau à l'aide des muscles locomoteurs.

Au milieu du monde animé, l'homme se distingue par une triste prérogative, l'impuissance de nager, instinctivement; son organisation est contraire à ce genre de locomotion; la situation horizontale ne lui convient que pour le repos : sa pesanteur spécifique l'entraine au-dessous de la surface du liquide, où il ne peut plus respirer; son intelligence en outre lui fait apprécier un danger dont la crainte paralyse ses forces. Etant exposé en diverses circonstances aux périls que l'eau fait courir, il est nécessaire qu'il sache nager : aussi cet art est-il aujourd'hui un article essentiel de l'éducation. Dans quelques grandes villes, à Paris, à Lyon, les écoles de natation sont durant l'été le rendez-vous d'un nombre considérable de personnes ; et tout est réuni dans ces établissements pour propager sans inconvénient une instruction nécessaire.

La natation est recommadable sous le rapport de

l'hygiène, car elle réunit les avantages du bain à ceux de l'exercice musculaire. L'expérience a appris combien elle est salutaire durant l'été : quand nous sommes accablés par la surexcitation que produit la chaleur, nous recouvrons instantanément nos forces par l'action sédative de l'eau froide ; et l'agitation devient dans ce liquide un délassement agréable. Les mouvements que la natation exige favorisent, comme tout autre exercice gymnastique, le développement des muscles, et notamment ceux de la poitrine. Cet exercice doit être pris avec prudence et avec modération ; malheureusement, la connaissance de l'art de nager, qui devrait soustraire au danger, y expose trop fréquemment ; et on peut dire qu'il se noie par accident plus de nageurs que de personnes inhabiles dans cet art : c'est que ces dernières sont prudentes, tandis que les autres, trop confiantes dans leur habileté, sont téméraires. L'action du froid produit chez plusieurs sujets des crampes, qui paralysent l'action musculaire et ravissent la puissance qu'on possédait. Une recommandation essentielle est de ne pas prolonger jusqu'à la fatigue l'exercice de la natation ; ses effets sont alors aussi funestes qu'ils sont salutaires quand on s'y livre avec modération.

Nécrose. — Gangrène des os, appelée autrefois *carie sèche*. Les os, comme les muscles, les vaisseaux, les nerfs, et tous les autres organes du corps humain, jouissent de propriétés vitales qui les développent, les conservent et les font vivre ; mais aussi, en vertu de leur organisation, ils peuvent s'altérer dans leur développement, dans leur forme, dans leurs rapports, dans leur texture ; ils peuvent enfin mourir isolément, en détail, avant le terme, et cette mort partielle des os s'appelle *nécrose*. Cette affection n'était pas inconnue des médecins de l'antiquité; elle n'a été cependant bien observée qu'à une époque beaucoup plus éloignée d'eux que de nous. La nécrose peut affecter tous les os, dans des proportions diverses, soit en partie, soit en totalité. Des deux tissus constituant la substance osseuse, le tissu compacte est bien plus souvent que le tissu spongieux le siège de la nécrose, qui du reste affecte tantôt la surface externe, tantôt la surface interne, ou bien la totalité de l'os. C'est presque toujours dans la continuité des os que s'observe la nécrose : elle attaque quelquefois le cal des fractures ou les extrémités osseuses des moignons coniques. Les cartilages ossifiés sont enfin susceptibles de se nécroser. (Voyez *Carie*).

Néphrite. — Phlegmasie des reins qui se produit sous diverses formes, tout en affectant toujours les mêmes parties.

La *néphrite aiguë* peut être occasionnée par des contusions dans la région lombaire, une plaie qui divise les fibres des reins, des exercices violents, des efforts de lombes, des corps étrangers, tels que des calculs, des vers, un froid humide. La phlegmasie se produit alors, souvent sur les deux reins à la fois, à la suite de frissons intenses, auxquels succède une vive réaction. Une douleur obtuse, gravitative, se produit dans la région lombaire, et se fait ressentir jusqu'aux divers organes du bas-ventre, jusqu'aux cuisses; la sécrétion des urines ne s'opère plus que goutte à goutte: les urines sont même complètement supprimées dans le cas d'inflammation très vive, ou d'inflammation des deux reins à la fois. Arrivé à sa plus grande intensité, la néphrite peut réagir sur l'estomac, en provoquant des nausées, des vomissements : sur l'encéphale, en produisant de vives céphalalgies. Quand elle est le résultat d'une plaie pénétrante, de violentes contusions, elle peut avoir pour résultat de mêler du sang, et même du pus à l'urine. Si la maladie se prolonge au-delà de sept à huit jours, il y a à craindre la formation d'un abcès dans les reins. La néphrite doit être traitée comme toutes les phlegmasies, par des antiphlogistiques ; dans certains cas, on a employé avec succès les révulsifs, les bains de vapeur, les toniques, les excitants.

La *néphrite albumineuse*, nommée aussi *maladie de Night, albuminurie,* était souvent confondue avec l'hydropisie avant que le docteur anglais Night l'eût étudiée et décrite. Dans ce genre de néphrite, la sécrétion normale des urines est remplacée par une exsudation des parties albumineuses du sang dans les petits vaisseaux urinaires des reins ; il se produit, soit une hydropisie générale, soit une rétention de l'urée dans le sang, qui est rapidement mortelle.

Cette maladie, au contraire, traîne en longueur lorsqu'une partie des reins seulement est attaquée, ou que l'autre sert encore à la sécrétion urinaire. La néphrite albumineuse se développe le plus souvent après des fièvres scarlatines, le choléra, le typhus, à la suite d'un cancer, d'une maladie de cœur, d'excès continus de boisson, etc.

Nerfs. — Les nerfs sont les organes du sentiment, les provocateurs du mouvement volontaire. Ce sont des cordons blanchâtres, mous et palpeux, qui se répandent et se ramifient dans chaque partie du corps, et qui sont attachés à la moëlle épinière ou au cerveau. Les nerfs sont au nombre de quarante-deux paires, et leur répartition est plutôt proportionnée à l'énergie qu'à la vivacité des sensations : ainsi, le nez et l'oreille, qui sont immobiles, n'en ont qu'une paire chacun, quelle que soit la délicatesse des sens dont ils sont les organes ; et les yeux, sur les huit nerfs qu'ils reçoivent, n'en gardent que deux pour la sensation de la vue (les nerfs optiques).

Ces quatre vingt-quatre nerfs se subdivisent en des millions de filets nerveux, dont le vaste réseau embrasse le corps, après l'avoir de toutes parts pénétré, et tous ces troncs nerveux vont s'attacher et s'unir à la moëlle vertébrale ou directement au cerveau.

Indépendamment de ces quatre-vingt-quatre nerfs qui s'unissent au cerveau ou à la moëlle épinière, il existe un autre grand nerf, très complexe, qui porte le nom de *grand sympathique*. Ce dernier nerf est plus grand, plus compliqué dans ses ramifications, plus irrégulier que les autres nerfs.

Nerf dans le langage vulgaire se dit improprement des tendons des muscles, comme dans les expressions usuelles : un *nerf foulé*, le *nerf* du jarret.

Névralgie. — Nom générique d'un certain nombre de maladies dont le principal symptôme est une douleur fort vive, exacerbante ou intermittente, qui suit le trajet d'une branche nerveuse, s'étend à ses ramifications, et parait par conséquent avoir son siège dans ce nerf.

Les principales névralgies ont été désignées sous les nom de *faciale*, dont la *sous-orbitaire*, la *maxillaire*, la *frontale*, sont des subdivisions ; d'*iléo-crotale*, de *fémoro-poplitée*, *fémoro-prétibiale*, *cubito-digitale*, etc.

Névralgie faciale. C'est le *tic douloureux* de plusieurs auteurs. Elle est caractérisée par des douleurs aigües lancinantes, revenant par intervalles et comme par secousses dans certains lieux déterminés de la face, et toujours dans les mêmes, et produisant des mouvements convulsifs dans les muscles correspondants. L'invasion est souvent lente, quelquefois subite ; la marche des douleurs est exacerbante ou même intermittente ; la durée des attaques varie depuis quelques minutes jusqu'à quelques heures. La durée totale de la maladie est souvent fort longue. Dans certains cas les douleurs sont tellement vives et les attaques si rapprochées qu'elles entraînent le dépérissement ou qu'elles poussent les malades à mettre un terme à leur existence.

La *névralgie ilio-scrotale* est caractérisée par une douleur très vive occupant le trajet du rameau de la première paire lombaire.

La *névralgie sciatique, goutte sciatique, névralgie fémoro-poplitée, sciatique nerveuse,* etc. sont les différents noms sous lesquels on désigne une des maladies les plus douloureuses qu'on connaisse, l'affection d'un nerf, le plus volumineux du système, né du plexus lombo-sacré et contournant la jambe dans toute sa hauteur.

La cause la plus fréquente de cette affection doit être recherchée dans le froid humide. Inconnue dans l'enfance et rare dans la veilliesse, la sciatique est plus souvent observée chez l'homme que chez la femme, et dans les nuits d'humidité et de froid que dans les temps secs et chauds. Elle existe assez rarement des deux côtés à la fois. L'affection rhumatismale y dispose ; cependant, moins que les autres névroses, celle-ci est susceptible de migration, de transformation en une autre névrapathie. Les violences extérieures peuvent déterminer une inflommation du tissu du nerf et une névralgie. La sciatique se développe graduellement et avec rapidité, en commençant par un sentiment d'engourdissement, même de froid, avec des paroxysmes, soit irréguliers, soit périodiques. Bientôt après, les douleurs les plus déchirantes se propagent depuis la hanche jusqu'au jarret et même jusqu'au pied. Cette douleur, qui s'exaspère sous la pression et par le mouvement, occasionne des élancements qui s'irradient comme par fulguration, ainsi que l'a dit Cotugno, le premier qui ait bien décrit la sciatique (1765). Certains *points*, et en particulier le sommet de la cuisse, le dessus du pied, etc., sont les centres de ces rayonnements. La coloration de la peau n'est nullement modifiée; la chaleur l'est rarement. Les redoublements ont fréquemment lieu la nuit. La durée de cette maladie varie de quelques jours à des mois et des années : elle ne cesse jamais brusquement. Les récidives sont très fréquentes.

La *névralgie cubito-digitale* est caractérisée par une douleur qui s'étend depuis l'endroit où le nerf passe sous le coude jusqu'au dos de la main. Elle est quelquefois semblable à celle que l'on éprouve par l'action d'un corps contondant sur cette partie du bras.

Sous le nom de *névralgies anomales*, Chaussier a réuni diverses névroses, dont les uns sont caractérisés par des douleurs vives, circonscrites dans un petit espace, ou se prolongeant par irradiation, mais n'ayant pas leur siège dans le trajet d'un nerf, et dont les autres sont produites par des tumeurs développées sur le trajet des nerfs, ou succèdent à des contusions, à des divisions incomplètes de nerfs.

Quelque confiance que l'on ait, pour le traitement de ces maladies, dans les narcotiques, les bains de vapeur, l'hydrothérapie, le quinquina, particulièrement utile s'il y a périodicité, l'huile de térébenthine, l'électro-poncture, etc., il ne faut pas oublier que c'est surtout aux applications suivies d'irritations de la peau que l'on doit des succès. La *Pommade Saint-Antoine*, qui répond admirablement à ces données, est donc le meilleur remède à employer contre les névralgies.

Névroses. — Nom générique des maladies qu'on suppose avoir leur siège dans le système nerveux, et qui consiste dans un trouble idiopathique des fonctions, sans lésion sensible dans la structure des parties et sans agent matériel qui les produise.

Nostalgie. — Mélancolie occasionnée par le désir de revoir le sol natal. Elle débute ordinairement par de la tristesse, des distractions continuelles, l'amour de la solitude, et un dégoût prononcé pour les devoirs qu'on est appelé à remplir; elle s'empare surtout des jeunes gens, et sévit principalement dans les camps, sur les navires, au sein des collèges ou des hospices, etc.

Nutrition. — Fonction naturelle, par laquelle les sucs nourriciers qui se trouvent dans nos aliments se confondent avec notre propre substance. Cette fonction est d'une importance extrême, et il est essentiel qu'elle s'accomplisse d'une manière normale pour que la santé se maintienne. Elle se compose de deux actes principaux : la digestion *(voyez ce mot)* qui élabore les aliments, et la circulation qui porte dans toutes les parties du corps les principes nourriciers. Il est donc indispensable, pour que la nutrition s'opère : 1° que l'estomac et les intestins, siège de la digestion, exercent convenablement leur rôle ; 2° et que le sang, agent de la circulation, ne soit pas infecté de vices qu'il répandrait dans toutes les parties de l'organisme. De là deux obstacles à une nutrition parfaite : la dépravation de l'estomac et les vices ou l'âcreté du sang. On obvie au premier de ces inconvénients, et on rend à l'estomac la vigueur qui lui est nécessaire, par l'usage du *Vin de Solenne ;* quant à l'âcreté du sang, elle est chassée par le *Vin dépuratif*. (Voyez *Spécialités*).

O

Obésité. — Embonpoint excessif, provenant d'une surabondance de graisse qui se fige dans le tissu cellulaire, qui le gorge, le distend et augmente outre mesure la masse et le poids du corps.

Si la maigreur est un sujet de désolation pour un grand nombre de personnes, l'obésité en est un non moins vif pour d'autres ; elles veulent se *dégraisser* à tout prix, et pour parvenir à ce but elles commettent des fautes plus funestes qu'on n'en commet pour acquérir de l'embonpoint ; la plus commune et la plus déplorable est de faire usage du vinaigre : cet acide ingéré dans l'estomac produit parfois l'effet désiré ; mais il cause toujours une gastrite, maladie si terrible pour le physique comme pour le moral, et dont la mort est souvent le terme après une longue suite d'accidents divers. D'autres fois, on a recours aux purgations réitérées, mais si l'on maigrit par ce procédé, c'est encore aux dépens de la santé et même de la vie. On ne doit chercher à diminuer les excès d'embonpoint que par le régime tonique *(voyez ce mot)* et par l'exercice.

Obturation *des dents.* — Opération qui consiste à remplir exactement la cavité d'une dent cariée avec une substance malléable, susceptible de devenir par la pression ou l'évaporation un corps solide, et de résister à l'action des fluides qui humectent continuellement la bouche. Le *Mastic dentaire* convient parfaitement à cet usage et est d'une application facile. (Voyez *Spécialités*).

Odeur. — Impression particulière que certains corps produisent sur l'organe de l'odorat par leurs émanations volatiles. — Substance qui occasionne cette sensation. Deux hypothèses ont été émises sur la nature des odeurs. Dans la première, les odeurs sont produites par un mouvement vibratoire qui a lieu dans les molécules du corps odorant, et qui se transmet jusqu'à nous par l'intermédiaire du milieu ambiant, à la manière de la lumière. Cette hypothèse, en général abandonnée aujourd'hui, a néanmoins pour elle l'organisation du nerf olfactif, ainsi que ses analogies avec l'auditif et l'optique, et l'odeur répandue par le silex, divers métaux, etc., lorsqu'ils sont sciés, percutés ou frottés, bien que ces corps ne soient pas volatils. Dans la seconde hypothèse, les odeurs sont dues à des particules dégagées de la substance même des corps odorants, qui tous, alors, seraient plus ou moins volatils.

Odontalgie. — Douleur des dents, mal de dents. Ce n'est pas une maladie, mais un symptôme appartenant à un grand nombre d'affections dentaires. Elle peut être causée, notamment, par la carie, et dans ce cas on y obvie par l'*obturation (voyez ce mot)*; ou par une gingivité aiguë ou chronique, et c'est la gingivité elle-même qu'il faut soigner au moyen des *Pastilles au Thymate de soude*. (Voyez *Spécialités*).

L'*odontalgie nerveuse* ou *névralgie dentaire* peut exister indépendamment de toute lésion organique. La douleur affecte dans ce cas les caractères communs aux diverses névralgies faciales, et peut se porter sur les diverses branches de la cinquième paire. Elle consiste dans des élancements revenant quelquefois par accès périodiques. On lui oppose les émollients ou les narcotiques, et lorsqu'elle est intermittente, elle cède assez bien à l'emploi du sulfate de quinine.

Œdème. — Gonflement sans rougeur ni tension, ni douleur, cédant à la pression du doigt, et la conservant pendant quelque temps; formé par de la sérosité infiltrée dans le tissu cellulaire. L'absence des symptômes inflammatoires distingue l'œdème du *phlegmon (voyez ce mot)*. Lorsque le gonflement œdémateux est général, il constitue l'*anasarque*. *(Voyez ce mot)*.

Œil. — Appareil organique qui sert à recevoir les impressions de la lumière et à produire le sentiment de la vue.

Le globe oculaire est une sphère creuse, un peu renflée en avant, et remplie d'humeurs plus ou moins fluides. Deux parties très distinctes composent son enveloppe extérieure, l'une blanche et opaque, nommée *sclérotique*; l'autre transparente comme une lame de corne, et nommée pour cette raison la *cornée*. La face interne de la sclérotique est intérieurement tapissée d'une membrane vasculaire, la *choroïde*. Derrière la cornée, dans l'intérieur de l'œil, et à une courte distance, on trouve une cloison membraneuse, fendue perpendiculairement, ouverte en son milieu et fixée tout autour de la cornée. Cette membrane, diversement colorée suivant les individus, est appelée *iris,* et l'ouverture circulaire qu'elle présente en son milieu se nomme *pupille.* Presque immédiatement derrière celle-ci se trouve une lentille transparente, nommée *cristallin;* elle est comme logée dans une petite poche membraneuse et diaphane, la *capsule* du cristallin. Derrière le cristallin, on trouve une masse vitriforme, enveloppée par une membrane d'une ténuité extrême, c'est l'*humeur vitrée,* et la *membrane hyaloïde,* dont l'ensemble porte le nom de *corps vitrifié.* La membrane hyaloïde se trouve elle-même en contact, dans presque tous les points de son étendue, avec une autre membrane formée par le nerf optique, et qu'on appelle la *rétine :* pour que nous percevions les rayons lumineux, il est nécessaire qu'ils impressionnent la rétine.

Revenons maintenant à la partie antérieure du globe de l'œil. Entre la cornée transparente et l'iris il existe un espace appelé la *chambre antérieure;* puis il se trouve entre la partie postérieure de l'iris et le cristallin un autre petit espace ; c'est la *chambre postérieure;* la concavité de ces deux chambres est remplie par l'*humeur aqueuse,* liquide parfaitement transparent, où l'analyse chimique a trouvé 90 pour 100 d'eau, quelques traces d'albumine et de chlorure de sodium.

Les annexes de l'œil sont: les *sourcils,* les *paupières,* les *cils,* la *caroncule lacrymale,* la *glande* du même nom et son appareil. Le globe et les paupières sont mus par des muscles qui leur sont propres ; le globe en a six, qui servent à lui donner diverses directions; les paupières en ont deux.

Œsophage. — Canal musculo-membraneux, qui s'étend depuis le pharynx jusqu'à l'estomac. C'est le conduit par lequel les substances alimentaires, brisées et triturées dans la bouche, descendent pour être élaborées dans l'estomac. Dans l'accomplissement de cette fonction, l'œsophage ne remplit pas un rôle passif; il favorise par des mouvements compressifs le passage du bol alimentaire, qui ne chemine pas par son seul poids; aussi est-il doté de nerfs nombreux, et une large mesure d'irritabilité le rend passible de diverses affections, appelées *œsophagites*, et qui consistent dans l'irritation et l'inflammation de l'œsophage. Elles sont occasionnées le plus fréquemment par la présence d'un corps étranger, d'ordinaire par des fragments de matériaux alibiles. Des quartiers de fruit, des morceaux de pain ou de viande, avalés précipitamment, s'engorgent, s'arrêtent dans le tube œsophagien, et le distendent outre mesure; d'autres fois, ce sont des arêtes de poissons, des noyaux, des portions d'os qui le déchirent ou le perforent. Alors éclatent des accidents plus ou moins graves; d'abord des douleurs vives, des spasmes, des convulsions, des suffocations; ensuite l'inflammation avec ses résultats locaux et généraux; enfin la mort peut être le terme de souffrances extrêmes. Des substances âcres, brûlantes, avalées involontairement ou comme moyen de suicide, sont encore au nombre des causes qui déterminent des accidents graves dans l'œsophage.

Elles peuvent être encore produites par l'action trop vive et trop longtemps prolongée du froid de l'atmosphère et des boissons; elles se joignent fréquemment aux inflammations gutturales qui accompagnent la première période de la scarlatine, de la rougeole et de la variole, et se lie souvent avec la gastrite.

On recommande l'emploi des *Pastilles au Thymate de soude*, dont l'action sur les muqueuses de l'arrière-bouche est des plus salutaires. (Voyez *Spécialités*).

Ophtalmie. — Toute affection inflammatoire du globe de l'œil, avec rougeur de la conjonctive. C'est le cas de faire usage de l'*Eau merveilleuse ophtalmique*. (Voyez *Spécialités*).

Oreille. — Organe de l'ouïe. Il se compose de trois parties : l'*oreille externe*, l'*oreille moyenne*, et l'*oreille interne*.

L'*oreille externe*, destinée à recueillir les vibrations sonores, est formée du *pavillon de l'oreille*, ou *auricule*, et du *conduit auditif externe*. Le pavillon de l'oreille est cette partie que l'on voit à chaque région latérale de la tête, derrière l'articulation de la mâchoire supérieure. C'est une lame élastique, ovalaire, pliée sur elle-même, ondulée, et de structure cartilagineuse. A son centre, on distingue la *conque*, cavité en forme d'entonnoir dont le fond aboutit à l'orifice du conduit auditif externe.

Le conduit auditif externe s'étend depuis la conque jusqu'au tympan ; il est en partie osseux, en partie cartilagineux et fibreux ; la peau du pavillon se continue dans son intérieur, et le tapisse ; sa portion cartilagineuse est formée par un prolongement du cartilage de la conque, qui a la forme d'une lame triangulaire recourbée sur elle-même. La partie osseuse est formée par une lame contournée, se confondant en haut avec le reste de l'os, et formant en bas un bord inégal et dentelé.

L'*oreille moyenne*, qui sert à harmoniser les sons, a reçu le nom de *caisse du tambour* ou de *tympan*. Cette caisse renferme de petits os appelés les *osselets de l'ouïe*, au nombre de quatre, le *marteau*, l'*enclume*, l'*os lenticulaire* et l'*étrier*. L'oreille moyenne communique : 1° avec la bouche, par une ouverture large ou par un canal plus ou moins prolongé et évasé, dit *trompe d'Eustache;* 2° avec des cellules développées dans les os du crâne, par diverses ouvertures.

L'*oreille interne*, que l'on regarde comme l'organe essentiel de la sensation auditive, porte aussi le nom de *labyrinthe*. Creusée dans l'épaisseur du rocher, l'oreille interne est composée de trois parties, appelées le *vestibule*, les *canaux demi-circulaires* et le *limaçon*. (Voyez *otalgie* et *otite*).

Oreillon. — Gonflement inflammatoire du tissu lamineux qui entoure la glande parotide. Les oreillons sont souvent idiopathiques, et affectent particulièrement les enfants, surtout dans les saisons froides et humides; d'autres fois, ils sont symptomatiques, et surviennent dans le cours du typhus et des maladies fébriles graves. L'oreillon idiopathique est ordinairement bénin, et se termine souvent par résolution au bout de sept à huit jours. Il règne quelquefois épidémiquement. Le repos, les boissons délayantes et le soin de garantir du froid les parties affectées suffisent ordinairement pour amener une terminaison heureuse.

Orgelet. — Petite tumeur inflammatoire, de la nature du furoncle, qui se développe près du bord libre des paupières, particulièrement vers l'angle interne de l'œil. Sa forme oblongue et sa grosseur l'ont fait comparer à un grain d'orge. L'orgelet cause des douleurs plus ou moins vives, suivant que la marche en est plus ou moins aiguë ; les symptômes et la terminaison sont d'ailleurs les mêmes que ceux d'un petit furoncle. Le traitement consiste en applications émollientes, de cataplasmes de fécule surtout, et l'on attend l'ouverture spontanée du petit abcès, que l'on vide alors par une pression méthodique.

Orthopédie. — Partie de l'art médical dans laquelle on se propose pour but la conservation des forces naturelles dépendant de l'état du squelette et de ses articulations, ou de les rétablir lorsqu'elles sont altérées. Dans le premier cas, les moyens sont purement hygiéniques; les principales influences dont on doit diriger l'action pour atteindre ce but sont celles des attitudes du corps (voyez *Gymnastique*). Qnant au second cas, le médecin est malheureusement appelé plus souvent à remédier à des difformités existantes qu'à prévenir les désordres de ce genre, dès leur début. Les appareils ou machines appropriées à chaque cas particulier sont, de tous les moyens orthopédiques, ceux qui présentent l'application la plus étendue et qui fournissent les résultats les plus complets. Leur emploi est nécessaire pour agir sur les résistances qui retiennent les membres dans une position vicieuse, soutenir les articulations dont les ligaments sont lésés et qui se dévient sous la simple influence de la pesanteur, pour borner les mouvements dans certaines limites ou leur donner telle ou telle direction afin de maintenir une situation constante. Il faut s'aider en outre des diverses variétés du massage, des bains de mer, parfois de diverses formes de douches et d'autres moyens hydrothérapiques.

Ostéite. — Inflammation du système osseux. L'*ostéite*, plus commune chez les enfants que chez les adultes, se manifeste, soit à la suite de causes externes, de plaies, de contusions, soit par des causes internes, telles qu'une collection purulente dans le voisinage d'un os, une affection scrofuleuse, etc. La maladie peut se terminer par résolution, par induration, par suppuration *(carie)*, ou par gangrène *(nécrose)*. Un virus héréditaire est une cause fréquente de l'ostéite chez les enfants ; aussi les hommes qui, aspirant au bonheur de la paternité, peuvent craindre d'avoir conservé quelque vestige d'une affection virulente, doivent-ils à eux mêmes et à la famille de prendre toutes les précautions nécessaires pour affranchir leurs enfants d'un pareil héritage ; parmi ces précautions, la plus élémentaire, comme aussi la plus efficace, consiste dans l'emploi des dépuratifs, parmi lesquels il est à propos de citer, comme le plus salutaire, le *Vin dépuratif de la Pharmacie St-Antoine*. (Voyez *Spécialités*). Si l'ostéite a pour cause la scrofule, c'est cette dernière affection qu'il importe de combattre. (Voyez *Scrofule*).

Ostéoplastie. — Opération par laquelle on remédie à la perte totale ou partielle d'un os. — *Ostéoplastie périostéique* (Docteur Ollier). — Méthode opératoire qui a pour but de produire du tissu osseux au moyen du périoste transplanté.

Otalgie. — Douleur nerveuse de l'oreille. Comme pour toutes les névralgies, le traitement consiste dans l'emploi de la *Pommade St-Antoine*. (Voyez *Spécialités*).

Otite. — Phlegmasie de la membrane muqueuse de l'oreille, qui débute ordinairement par une douleur plus ou moins aiguë, un bourdonnement insupportable ou des élancements violents ; elle est *externe* ou *interne*. C'est une affection extrêmement douloureuse, et d'un traitement fort délicat, qui exige les lumières de l'homme de l'art.

Ouïe. — Celui des cinq sens par lequel nous pénétrons les sons, et dont l'oreille est l'organe.

Oxygène. — Gaz incolore, insipide, qui combiné avec l'azote, forme l'air *(voyez ce mot)*, et avec l'hydrogène, forme l'eau.

P

Pain. — Cet aliment si précieux pour tous, pour le riche et pour le pauvre, pour le convalescent et pour l'homme valide, pour l'enfant et pour le vieillard, résulte de la cuisson d'une pâte faite avec la farine du blé et une certaine quantité d'eau (50 à 60 pour 100 en poids), additionnée d'un levain qui y détermine une fermentation, avec dégagement d'acide carbonique. C'est ce dégagement qui forme les pores du pain. La pâte introduite dans des fours est chauffée par rayonnement ; la portion supérieure atteint une température de 210 à 212 degrés ; elle est comme rissolée ; c'est la *croûte*, qui maintient par sa cohésion la forme donnée aux différents pains. L'intérieur n'atteint guère que 100 degrés : c'est la *mie*. La température élevée que reçoit brusquement la pâte dilate le gaz acide carbonique et l'air, vaporise une partie de l'eau, arrête la fermentation après avoir hydraté et fait gonfler la substance amylacée : il en résulte une adhérence entre toutes les parties ainsi tuméfiées ; et le gluten retenant les gaz qui le gonflent rend la mie légère.

Le pain de bonne qualité doit être poreux et léger; le gluten qu'il contient, et qui, plus particulièrement, lui communique ses propriétés nutritives, doit n'avoir éprouvé aucune altération. La richesse nutritive du pain s'élève avec sa qualité; la moyenne du dosage d'azote donne respectivement les chiffres suivants, pour le pain de deuxième, de première qualité et de choix : 0,99 d'azote pour 100 parties; — 1,15 et 1,57.

Enfin la croûte est plus nourrissante que la mie, ainsi que le montre le tableau synoptique suivant des analyses de l'une et de l'autre :

	Croute.	Mie.
Eau	17,15	44,55
Matières azotées insolubles (gluten ou analogues)	7,30	5,92
Matières azotées solubles (albumine ou analogues)	5,70	0,75
Matières non azotées solubles (sucre et dextrine)	3,88	3,77
Amidon	62,58	43,55
Matières grasses	1,18	0,70
Matières minérales	1,21	0,81
	100,00	100,00

Pâles couleurs. — Voyez *Chlorose.*

Palpitations. — Battements du cœur plus fréquents ou plus forts et plus étendus qu'ils ne doivent l'être. Quelquefois les palpitations sont caractérisées par l'irrégularité et la violence des pulsations. Les palpitations continues dépendent souvent d'une lésion physique du cœur; celles qui sont intermittentes tiennent à l'anémie *(voyez ce mot),* à une affection nerveuse, ou à quelque autre cause souvent difficile à apprécier. Elles sont fréquentes dans la chlorose *(voyez ce mot),* et donnent un bruit de soufflet assez distinct lorsqu'on applique l'oreille contre la région du cœur.

Panaris. — Vulgairement appelé *mal d'aventure* : c'est une inflammation phlegmoneuse et très douloureuse de la totalité d'un doigt ou d'un point quelconque de son étendue. Ses causes les plus ordinaires sont les piqûres des doigts causées par des aiguilles, des épines, des pointes de clous, des échardes de bois, surtout lorsque ces corps sont rouillés, ou rugueux, ou imprégnés d'une matière âcre quelconque ; viennent ensuite le contusions, les morsures, etc. Il est aussi des panaris qui ne sont causés que par l'effet d'une atmosphère froide et humide longtemps prolongée ; d'autres peuvent être produits par cause interne : tels sont entre autres ceux qui proviennent d'un état d'irritation de l'estomac ou embarras gastrique.

Il importe avant tout d'extirper la cause du panaris, s'il est occasionné par exemple par un fragment d'épine ou une écharde de bois qui serait restée dans l'épaisseur du doigt ; puis on fera usage de l'*Onguent maturatif*. (Voyez *Spécialités*). Au surplus, on consultera avec fruit l'article *Furoncle*, qui offre une grande analogie avec le panaris.

Paralysie. — Perte plus ou moins considérable de la sensibilité du corps humain et des mouvements volontaires, ou d'une seule de ces propriétés vitales. Les nuances de cette affection sont très variées, et spécifiées par diverses dénominations : lorsque la perte du sentiment et des mouvements volontaires est générale, la maladie est appelée *apoplexie ;* si un seul côté de l'ensemble de l'organisme a perdu ses propriétés, la paralysie se nomme *hémiplégie ;* elle prend le nom de *paraplégie* quand c'est la moitié inférieure du corps seulement qui est affectée ; etc.

La paralysie est essentiellement une maladie nerveuse. Toutes les influences qui surexcitent intensivement et longtemps les centres nerveux, surtout le cerveau, finissent par produire la paralysie, et ces influences sont extrêmement variées ; les unes sont physiques : telles sont les boissons alcooliques ; d'autres sont morales : ce sont les passions excessives, la colère, le chagrin, les travaux intellectuels trop profonds et trop longtemps soutenus ; diverses lésions, comme des coups, des chutes. Certaines maladies des viscères affectent également les centres nerveux, directement ou par sympathie. La surabondance du sang et peut-être une composition trop riche de ce fluide agissent de même. Dans cette série de causes, il en est que nous ne pouvons éviter ; mais il en est aussi auxquelles nous ne nous exposons que volontairement : par exemple les excès de table et d'autres plaisirs énervants. On voit combien la tempérance en toute chose nous est nécessaire pour conserver les deux principales conditions de la vie.

Pathologie. — Branche de la médecine qui a pour objet l'étude des maladies du corps humain.

Pellagre. — Maladie générale se manifestant d'abord par des symptômes du côté de la peau, suivis d'altérations graves de la muqueuse digestive et de ses fonctions, puis de troubles du système nerveux central. Elle est particulière à certaines contrées de l'Italie, et surtout au Milanais et au Piémont, au département des Landes et à quelques parties de l'Espagne.

Pemphigus. — Phlegmasie cutanée qui commence par un prurit promptement suivi de plaques rouges sur lesquelles se forment des taches volumineuses jaunâtres, transparentes, qui se terminent, au bout d'un ou deux jours, par l'affusion du liquide qu'elles contiennent et par la dessication de leurs bases dénudées. Il se montre souvent sur les enfants nouveaux-nés engendrés par des parents atteints de vices du sang; il constitue un pronostic fâcheux, et la mort en est ordinairement la suite; aussi répéterons-nous le conseil que nous avons déjà donné à propos de l'*ostéite (voyez ce mot)*, en engageant les personnes qui se savent atteintes de tels vices, à faire usage de dépuratifs, pour préserver leurs enfants du triste héritage qu'elles pourraient leur transmettre.

Pendaison. — Voyez *Asphyxie.*

Percussion. — Méthode d'exploration à l'aide de laquelle, en frappant sur les parois d'une cavité du corps, on peut reconnaître les lésions des parties contenues dans cette cavité.

Péricardite. — Inflammation du péricarde, c'est-à-dire de la membrane qui enveloppe le cœur. Des coups, des chutes sur la région du cœur, un refroidissement brusque, les grandes opérations chirurgicales, des affections morales vives et profondes, sont les causes les plus ordinaires de la péricardite, dont le diagnostic est assez difficile, et la terminaison souvent funeste.

Péritonite. — Inflammation du péritoine (membrane qui tapisse la cavité du ventre), caractérisée par des douleurs de ventre aiguës, lancinantes, augmentant par la pression, avec fièvre, hoquets, vomissements, diarrhée ou constipation, petitesse du pouls, pâleur de la face, etc. Elle est fréquente après l'accouchement.

La péritonite est souvent aiguë; alors sa durée ne

dépasse pas sept à quatorze jours ; la péritonite chronique a une durée illimitée. Quand l'inflammation a atteint tout le péritoine, il est rare que l'issue ne soit pas funeste. L'intervention du médecin ne saurait être trop promptement réclamée pour le traitement de cette maladie.

Peste. — Ce mot a été longtemps appliqué à toutes les maladies épidémiques qui décimaient la population ; l'histoire désigne par ce nom diverses épidémies graves, fameuses par le nombre de leurs victimes, mais sur la nature desquelles on a peu de renseignements : telles sont la *Peste d'Athènes,* la *Peste de Florence,* etc. Aujourd'hui on appelle spécialement *Peste* une fièvre grave endémique dans le Levant, caractérisée par des abcès, des hémorrhagies externes ou interstitielles, des gangrènes partielles, et des troubles nerveux très graves.

Pharmacie. — Science qui a pour objet l'étude des médicaments et des moyens de les préparer. L'origine de la pharmacie remonte sans doute à l'apparition de l'homme sur la terre, car dès que l'homme a été soumis aux maladies, il a cherché les moyens de se soulager et de les guérir. C'est en Orient que la pharmacie semble avoir pris naissance, ainsi que la chimie, sa puissante auxiliaire ; et c'est chez les Arabes que toutes deux eurent leur berceau. Les progrès de l'art pharmaceutique se sont tout naturellement développés parallèlement à ceux de la chimie et de la botanique, qui lui fournissent la presque totalité de ses matériaux ; il en tire cependant quelques uns du règne animal, en sorte que les trois règnes de la nature sont du domaine du pharmacien. On voit que les connaissances qui lui sont indispensables forment un ensemble considérable; aussi de longues études lui sont-elles nécessaires. Malgré l'étendue des connaissances que réclame l'exercice de son art, le pharmacien sait se borner à son rôle modeste, des plus honorables, d'ailleurs: intelligent auxiliaire du médecin, il met sa gloire à exécuter fidèlement les prescriptions du praticien, et à présenter au malade sous une forme sinon attrayante, au moins acceptable, les substances nécessaires au rétablissement de la santé. Le sentiment des responsabilités qui pèsent sur lui, et qui font de sa profession non un métier, mais un art, l'honore à ses propres yeux, en même temps que la considération publique dont il est l'objet est la plus douce récompense de ses incessants travaux.

Pharyngite. — Inflammation du pharynx, souvent déterminée par l'action du froid, des liquides trop chauds, de la fumée de tabac, des substances corrosives, de la scrofule, de la variole, etc. Elle se manifeste par la rougeur et la douleur du pharynx, avec difficulté pour avaler, et crachement de mucosités. Elle se résout souvent en un abcès. Son traitement consiste dans l'usage des *Pastilles au Thymate de soude*. (Voyez *Spécialités*).

Phlébite. — Inflammation de la membrane interne des veines. C'est souvent la phlébite qui cause la mort des individus qui succombent à la suite des plaies et des opérations chirurgicales *(phlébite traumatique)*. Le premier effet de toute phlébite, c'est la coagulation du sang avec adhérence aux parois du vaisseau; de là l'interception du cours de ce liquide, et la stagnation du sang veineux et de la sérosité dans les parties correspondantes, si les veines collatérales ne peuvent suffire à la circulation; de là un œdème douloureux qui est une des formes des affections dites *Phlegmatia alba dolens*. *(Voyez ce mot)*.

Phlegmasies. — Classe de maladies internes très nombreuses et très fréquentes, consistant en une surexcitation qui appelle le sang dans les vaisseaux capillaires d'un organe ; d'où résultent de la douleur, de la rougeur, de la chaleur, du gonflement, etc., phénomènes caractéristiques de l'inflammation.

Phlegmatia alba dolens. — Gonflement douloureux des membres abdominaux, dont les femmes sont quelquefois atteintes à la suite des couches ; il n'affecte quelquefois qu'un seul membre, mais il peut se manifester aussi sur d'autres parties, et dans d'autres cas que les suites de couches : on peut l'observer également chez les hommes atteints de phlébite. *(Voyez ce mot)*.

Phlegmon. — Inflammation du tissu lamineux. Le phlegmon peut se développer dans toutes les parties qui contiennent une certaine quantité de ce tissu.

Phtisie. — Dans sa véritable acception, ce mot indique un état de consomption, quelque soit l'organe attaqué : aussi la division la plus rationnelle des diverses sortes de phtisies doit-elle être basée sur l'indication du siège qu'elles occupent. On a par conséquent admis des *phtisies pulmonaires, hépatiques, mésentériques, rénales,* etc., suivant que la maladie siège dans les poumons, le foie, le mésentère, les reins, etc., ou dans tout autre organe important, dont la lésion profonde peut donner lieu à un état de consomption mortelle. Toutefois, on désigne plus particulièrement sous la simple dénomination de *phtisie* le dépérissement plus ou moins rapide qui est causé par la destruction progressive des organes pulmonaires. Bayle, qui s'est occupé d'une manière toute particulière de ces maladies, a établi sa division d'après le genre de lésion organique dont le poumon peut être le siège. De là sont venus les dominations de phtisie *tuberculeuse, granuleuse, mélanée, cancéreuse, calculeuse* et *ulcéreuse*. Laennec, admettant que la phtisie pulmonaire est presque toujours due à la dégénérescence tuberculeuse des poumons, n'a désigné sous le nom de *phtisie pulmonaire* que la maladie qui résulte du développement des tubercules dans les poumons.

La phtisie pulmonaire est donc en définitive *toute lésion qui tend à désorganiser ou à ulcérer les poumons*. Elle est caractérisée par la toux, la gêne de la respiration, les crachats muqueux et purulents, la fièvre lente, l'amaigrissement extrême et la faiblesse du corps. Le nez est effilé, les pommettes sont saillantes, et leur coloration tranche sur la pâleur du reste de la face ; les joues sont caves, les lèvres rétractées ; la poitrine semble rétrécie, quelquefois elle l'est réellement.

On a divisé la marche générale de la phtisie en trois périodes, qui indiquent les divers degrés que peut présenter cette affection. La première période est parfois si lente et si cachée dans son invasion que certains auteurs l'ont désignée sous le nom de phtisie *occulte*. Rien en effet ne semble encore décéler la lésion du poumon : le malade éprouve seulement un peu de chaleur de poitrine, une légère oppression, un peu de toux sèche ou muqueuse, et quelques autres symptômes vagues d'excitation et de congestion pulmonaire. La seconde période a été appelée *phtisie confirmée ;* alors le développement succesif des symptômes caractéristiques de cette maladie ne laisse plus de doute sur son existence : la toux devient vive et fréquente, la fièvre lente se déclare le soir, et se termine par des sueurs à la poitrine ; les crachats sont tantôt muqueux, parfois mélangés de pus ou de sang ; l'amaigrissement augmente progressivement, les digestions deviennent laborieuses, quoique l'appétit soit en général assez prononcé ; il survient enfin de graves perturbations dans les phénomènes de la respiration qui dénotent une lésion profonde des poumons. La troisième période est toujours caractérisée par la désorganisation profonde du tissu pulmonaire ; alors la fièvre devient continue, présente fréquemment une exacerbation vers midi, et, durant la nuit, les quintes de toux sont rapprochées et très fatigantes, les crachats abondants et épais ; leur purulence paraît plus marquée ; ils semblent être le résultat du détritus ou de la fonte pulmonaire, ce qui fait dire au vulgaire que le malade *crache ses poumons*. La mort soit subite, soit précédée d'une sorte de sommeil léthargique, est le terme de cette maladie.

La percussion et l'auscultation sont des moyens puissants pour reconnaître son existence.

Prévenir le développement du mal lorsqu'il en est temps encore, arrêter sa marche désorganisatrice, si cela est possible, ou en retarder les progrès si l'on en peut mieux faire, telles sont les indications à remplir dans le traitement de la phtisie. Au début, fortifier la constitution du malade par l'emploi des *Toniques (voyez ce mot)*, telle est la première indication ; si la maladie est confirmée, rien ne retarde mieux ses progrès que le séjour dans un climat chaud, tel que celui des côtes de la Méditerranée, de l'Italie, d'Alger, et surtout celui de l'Égypte, ou la phtisie est aussi rare qu'elle est fréquente en Europe.

Physiologie. — Partie de la biologie qui a pour ut la connaissance des actes ou phénomènes que ıanifestent les corps organisés, ainsi que le rapport xistant entre ces actes et les parties de l'organisme ui les accomplissent.

Pica. — Perversion du goût caractérisée par de éloignement pour les aliments ordinaires, et par le ésir de manger certaines substances non nutritives, t qui répugnent plus ou moins dans l'état de santé, elles que de la craie, du charbon, etc. Les femmes nceintes et les jeunes filles atteintes de la chlorose sont sujettes.

Pied-bot. — Nom générique donné à toute diformité congéniale ou accidentelle du pied, provenant 'une déviation de ce membre. On distingue quatre spèces de pieds-bots : 1° le *pied équin*, dans lequel le ied, étant dans une extension forcée, ne touche le ol que par les orteils ou l'extrémité des os métaıarciens; 2° le *talus*, dans lequel le pied ne touche sol que par le talon; 3° le *varus*, caractérisé par la éviation du pied en dedans, celui-ci appuyant penant la marche sur son bord externe; 4° le *valgus*, éviation du pied en dehors, le bord interne du pied ffrant seul un point d'appui.

La section du tendon d'Achille, dans le *pied équin* le *varus*, celle des *péroniens* dans le valgus, celle es tendons du talon dans le *talus*, sont les moyens s plus sûrs. Les machines orthopédiques suffisent hez les sujets jeunes, ou lorsqu'il n'existe qu'une gère difformité.

Pierre. — Nom vulgaire des *calculs* ou concréons qui se forment dans la vessie ou dans d'autres rganes du corps humain.

Piqûre. — Plaie étroite et profonde faite par un in trument aigu, ou par certains insectes, les abeilles les cousins notamment. En cas de piqûre d'abeille, première indication est d'extraire l'aiguillon que l'i secte a presque toujours laissé dans la plaie. On fai ensuite des fomentations avec de l'eau de Cologne o de l'eau phéniquée; c'est aussi le moyen de calmer l douleur produite par la piqûre du cousin. Quant à l vipère, elle fait, non pas une *piqûre*, mais un *morsure. (Voyez ce mot).*

Pituite. — Les anciens appelaient ainsi une hu meur dont ils attribuaient la sécrétion à la glande pi tuitaire; la science a fait justice de cette erreur. C nom s'applique à toute humeur circulant lentemen dans la partie où elle est amassée, et résultant du ra lentissement des fonctions vitales; elle est liquide d'une couleur pâle, opaque, transparente. Les acci dents produits par la pituite sont une diminution d circulation, l'engendrement de tumeurs molles, froides la pâleur, la lassitude, la difficulté de respirer, etc Les exercices du corps, l'habitation des lieux secs e élevés, l'usage d'aliments fermentés et épicés, de re mèdes stimulants, combattent les effets de cette hu meur.

On donne plus particulièrement le nom de *pituit* aux mucosités des poumons et de l'estomac dont un excitation bilieuse, produite souvent par l'habitud de fumer et par celle de boire de la bière avec excès provoque l'évacuation par la bouche : cette expecto ration se fait avec des efforts qui provoquent parfoi des vomissements fatigants pour l'estomac. Renon cer aux causes qui provoquent ainsi la pituite, ou ne s'y livrer qu'avec modération, c'est en détruire les effets.

Pityriasis. — Affection chronique superficielle caractérisée par de petites tàches roses souvent presque imperceptibles, et suivie d'une desquamation furfuracée permanente de l'épiderme. On a souvent confondu avec le pityriasis les desquamations consécutives au *psoriasis (voyez ce mot)*. Le pityriasis peut se montrer sur toutes les parties du corps; mais on l'observe ordinairement sur le cuir chevelu. Les personnes qui en sont atteintes éprouvent une démangeaison qui les porte à se gratter : elles détachent alors une poussière blanche formée par de petites squammes épidermiques. Lorsque le pityriasis attaque le cuir chevelu, on le fait aisément disparaître au moyen de la *Pommade composée* (voyez *Spécialités*); sur toute autre partie du corps, on fera emploi de la *Philodermine*. (Voyez ce mot à l'article de *Spécialités*).

Plaie. — Solution de continuité faite aux parties molles par une cause qui agit mécaniquement. On divise généralement les plaies, par rapport aux causes mécaniques qui les produisent, en plaies faites par des instruments piquants *(piqûres)*, plaies faites par des instruments tranchants (*coupures, incisions*), et plaies faites par des corps contondants (*plaies contuses*). C'est à cette dernière division qu'appartiennent les *plaies d'armes à feu*, (autrefois *plaies d'arquebusade*), c'est-à-dire celles qui sont produites par des corps mis en mouvement à l'aide de la poudre à canon. (Voyez *Blessures*).

Pléthore. — État morbide général résultant d'une altération du sang, dont les globules s'élèvent beaucoup au-dessus de leur chiffre normal. La pléthore a pour symptômes la coloration très prononcée du visage, un pouls plein, large et développé, des battements de cœur énergiques, palpitations, respiration gênée, sueurs abondantes, tête lourde, pesante, céphalalgie, bourdonnements, tintements d'oreilles, passions mobiles, impétueuses. Les individus pléthoriques sont sujets aux hémorrhagies, aux congestions sanguines, locales, et à la fièvre inflammatoire. Une organisation particulière, apportée en naissant, et qui se développe surtout dans l'âge où la croissance est complète, une alimentation trop abondante, sont les causes de cet état, auquel on oppose la diète, le régime végétal, l'exercice, les purgatifs.

Pleurésie. — Inflammation de la *plèvre,* membrane qui enveloppe les poumons. Cette inflammation constitue une maladie grave, qu'on reconnaît aux caractères suivants : vive douleur dans un des côtés de la poitrine, siégeant ordinairement sous le sein, variant néanmoins de siège et d'étendue, augmentant par les divers mouvements imprimés au corps. Difficulté de respirer occasionnée tant par cette douleur, qui *coupe* la respiration, que par un épanchement de sérosité plus ou moins abondant qui comprime le poumon. Toux sèche, courte, entrecoupée par la douleur qu'elle avive. Dans le début, le malade éprouve du frisson, bientôt suivi de fièvre plus ou moins forte, soif, etc.

De toutes les causes qui peuvent engendrer cette maladie, la plus commune et la plus active est le froid, soit qu'il impressionne le corps actuellement en sueur ou simplement échauffé, soit qu'il soit ingéré avec l'air ambiant ou des boissons trop fraîches, alors que la chaleur est excitée par un exercice violent, le séjour dans un lieu trop chauffé, etc.

La pleurésie est une affection qui demande à être mbattue avec vigueur et discernement, double contion qui rend indispensable la prompte intervention un homme de l'art.

Pleurodynie. — Douleur rhumatismale qui a n siège dans les muscles intercostaux, et qui est ise quelquefois pour la pleurésie. Cette douleur de té change souvent de place, augmente par la respiration et la toux, et surtout par le mouvement du rps; mais elle est plus extérieure que dans la pleusie et la pneumonie, ordinairement sans fièvre, et qui est caractéristique, l'auscultation et la percuson donnent les signes de l'état sain. Elle cède omptement aux topiques chauds et émollients et x sinapismes. Elle disparaît par le massage.

Pneumonie. — Vulgairement *Fluxion de poiine.* Inflammation du parenchyme, ou de la subsnce même des poumons, qui s'accompagne toujours, and elle est de quelque étendue, d'un état inflamatoire des bronches et de la plèvre. La pneumonie t une affection essentiellement aiguë, dont la mare rapide n'embrasse guère une durée de plus de ngt jours, dans les cas même où elle se prolonge le us, tandis que légère ou très intense, et rapideent mortelle, elle peut se terminer en moins d'une maine. La pneumonie, quand elle envahit les deux umons, est excessivement grave. Par bonheur, st le cas le plus rare; elle n'occupe même communément qu'une portion plus ou moins restreinte du umon affecté.

Les causes accidentelles ou premières de la pneuonie nous échappent, comme celles de toutes les aladies dont l'origine se cache dans les mystères les plus profonds de l'organisme, et il faut s'en tenir à l'étude des circonstances dans lesquelles cette affection prend le plus communément naissance. Ainsi, l'on a observé que la pneumonie régnait particulièrement à la fin de l'hiver et au printemps, qu'elle atteignait de préférence les adultes à tempérament sanguin (bien qu'aucun âge, aucun tempérament n'en soient à l'abri); que les individus exposés par leur profession aux intempéries de l'air y étaient particulièrement sujets; aussi la voit-on fréquemment se développer par suite de l'exposition à une température froide et humide, particulièrement si l'on était en sueur. Mais le plus souvent la maladie se déclare sans qu'on puisse en expliquer l'apparition autrement que par l'influence d'une prédisposition intime, dont la nature nous échappe.

La pneumonie est une des affections dans lesquelles l'utilité d'un traitement prompt et énergique se fait le mieux sentir, l'une de celles où le praticien habile peut remporter le plus beau triomphe.

Point *de côté*. — Douleur pongitive dans un lieu fixe et circonscrit des parois thoraciques ou des flancs. Le point de côté se montre souvent dans la pleurésie et la pneumonie.

Polype. — Tumeurs qui se développent dans les membranes muqueuses du corps humain, particulièrement dans les fosses nasales, le pharynx, plus rarement dans l'estomac, les intestins, le conduit auditif externe. On en obtient la guérison par l'arrachement, l'excision, la ligature ou la cautérisation.

Polyurie. — Toute sécrétion très abondante de l'urine (sauf certains cas où une anasarque disparaît à mesure de cette sécrétion). Ce terme est assez souıt réservé pour désigner l'affection appelée autre- diabète non sucré, qui, avec des urines claires et ›ndantes, quelquefois albumineuses, mais sans ːre, avec ou sans excès d'urée, présente les symp- ıes généraux d'épuisement du diabète. (*Voyez ce t*).

Ponction. — Opération consistant à plonger un ɔart ou la lame d'un bistouri au travers des parois ne cavité naturelle ou accidentelle, pour évacuer liquide qui est épanché ou accumulé.

Population. — Nom collectif qui désigne l'en- ıble des individus qui peuplent un territoire. L'état ne population comprend le nombre, la densité, les ports des âges, des professions, des sexes, l'état il, enfin la force, en nombre et en grandeur, de s les attributs physiques, moraux et intellectuels. ; mouvements de population comprennent l'étude tous les phénomènes périodiques : natalité, morta- , mariages, émigrations, etc. La connaissance du nbre des vivants, leur distribution à chaque âge sexes et par professions, est la base indispensable toute connaissance démographique. La tenue des ;istres de population qui donnerait les professions ɔc les détails d'âge, de sexe, de cause de mort, etc., ait de la plus haute importance pour l'hygiène pu- que, et pour toutes les sciences qui ont l'homme ır objet. Ces documents font défaut, et les dénom- ›ments n'y suppléent que bien imparfaitement. lui de 1856 nous apprend qu'en France, sur 1,000 ants de tout âge et de tout sexe, 530 subsistent par riculture, 292 par l'industrie, 46 par le commerce, par les professions libérales, 12 par les armes ; 11 ıt attachés à l'administration, 4 à l'autel ; enfin 90 ıt sans profession (rentiers ou vagabonds).

La *densité* de la population est un élément très important d'étude. Cette densité est très variable : en France on compte 68 habitants par kilomètre carré ; en Belgique, 151 ; en Angleterre 129 ; en Écosse, 36 ; en Suède, 8, etc. L'accroissement de la population résulte de la balance des naissances avec les décès, et de celle des immigrations avec les émigrations. Quand un excès de naissance sur le décès se manifeste davantage dans une population, ce mouvement peut résulter ou d'une plus grande natalité ou d'une plus faible mortalité. C'est donc surtout en comparant ces deux coefficients (voyez *Mortalité* et *Natalité*) que l'on peut apprécier la manière dont s'accroît une population. La cause intime de cet accroissement ne résulte pas en effet de la fécondité ou aptitude virtuelle à la reproduction : cette aptitude est tenue en bride par les conditions de l'existence, qui sont les subsistances procurées par le travail. Lorsqu'une nouvelle source de travail est ouverte, ou que les sources connues s'élargissent, il arrive ordinairement que la natalité se développe en conséquence. Mais certaines races ont un autre génie : leurs populations, plus avides de bien-être, de confort, emploient ce supplément de ressources à augmenter leur aisance, leur vitalité, leur instruction, et très peu à accroître le nombre de leurs enfants : ils préfèrent la qualité au nombre. Nos départements normands *non manufacturiers* nous offrent un exemple de cet emploi de l'accroissement de la richesse ; c'est que ce résultat est surtout obtenu quand la richesse ne peut être que lentement acquise, et par le génie de chacun. Alors c'est moins la population générale qui augmente que le nombre des adultes. Ainsi la population anglaise, déjà si dense, s'accroît toujours, sollicitée par les travaux croissants de sa grande industrie; mais sur 1,000 vivants, elle en a 548 au-dessus de vingt ans. Depuis près d'un demi-siècle, l'accroissement du Calvados est très lent, semble s'arrêter; mais sur 1,000 vivants, il en a 681 au-dessus de vingt ans, et en France la moyenne générale est de 638. Il résulte de ces considérations que les calculs, fort à la mode, des époques de doublement de la population d'après le coefficient d'accroissement annuel, sont dépourvus de toute valeur effective; car ces coefficients d'accroissement que l'on suppose constants varient sans cesse, et diminuent à mesure que la densité de la population augmente; et l'on ne peut pas plus supposer l'extension indéfinie et toujours égale des subsistances que la fin de toute aspiration progressive vers une aisance croissante. (Bertillon).

Pouls. — Sensation de soulèvement brusque éprouvée par le doigt lorsqu'il palpe une artère reposant sur un plan osseux résistant qui permet au doigt de la déprimer. La fréquence du pouls indique le nombre des contractions du cœur, qui varient avec l'âge et les maladies : elles sont d'autant plus fréquentes qu'il éprouve moins de peine à se vider; dans la fièvre, dans un endroit chaud, après un exercice violent, la fréquence du pouls est due à ce que la circulation des capillaires est devenue plus faible dans le plus grand nombre des organes. La force du pouls est l'intensité de la circulation tactile que fait éprouver une artère. Tous les caractères du pouls et sa régularité varient dans les maladies, et sont utilisés pour porter un diagnostic. — Chez l'homme à l'état de santé, les battements du cœur, et par suite du pouls, sont au nombre de 115 à 130 par minute, pour la première année; de 100 à 115, pour la seconde; de 90 à 100 pour la troisième; de 85 à 90 vers la septième; de 80 à 85 vers la quatorzième; de 70 à 75 au milieu de la vie; de 50 à 65 dans la vieillesse.

Poumon. — Les poumons, au nombre de deux, sont situés dans la cavité de la poitrine, pour accomplir les phénomènes essentiels de la respiration (*voyez ce mot*). Leur forme est celle d'un cône irrégulier, tronqué à sa base; le poumon gauche est sensiblement plus petit que le droit. Ils sont formés de conduits aériens garnis de quelques fibres musculaires, de vaisseaux artériels et veineux, de filets nerveux, de vaisseaux et glandes lymphatiques, le tout réuni par du tissu cellulaire très fin. (Voyez *Tissu*). Leur couleur est rose foncé chez les enfants, grisâtre chez les adultes, parsemée de taches bleuâtres ou brunes dans l'âge viril, et marbrée de noir chez les vieillards. Une membrane muqueuse les tapisse à l'intérieur, et une autre séreuse appelée *plèvre*, les recouvre dans toute leur surface externe. (Voyez *Pneumonie* et *Pleurésie*).

Pourriture d'hôpital. — Espèce de gangrène qui survient quelquefois aux plaies et aux ulcères des malades qu'on traite dans les hôpitaux. On la voit trop souvent apparaître après l'amputation.

Poussée. — Éruption plus ou moins aiguë ou plus ou moins douloureuse qui se manifeste à la peau dans le cours ou à la suite de l'emploi de certaines eaux minérales (Louesche, Bade, Schinznach, etc.), de certains médicaments, comme l'iodochlorure de mercure, etc. Elle consiste en une production de taches rouges pointillées, puis de plaques, et enfin de ustules plus ou moins grosses, avec un état fébrile roportionné à leur quantité.

Presbytie. — Vice de la vue qui ne permet oint de distinguer aisément les objets rapprochés, ındis qu'on voit sans peine ceux qui sont éloignés; lle est très fréquente chez les vieillards, et s'observe arement avant l'âge de quarante ans. Elle ne se uérit pas; son traitement n'est que palliatif, et coniste dans l'emploi de verres convexes. (Voyez *Myoie*).

Prophylaxie. — C'est ainsi qu'on appelle les fforts faits pour préserver les corps humains de la ıaladie, partie essentielle de la médecine pratique insi que de la surveillance de la santé publique, et entrant dans le domaine de l'hygiène. Elle comprend ›s mesures à prendre en général contre les influences ernicieuses qui peuvent entourer une population ›ar conséquent la surveillance dont l'air, l'eau et les abitations doivent être l'objet), les précautions à rendre contre les maladies, soit endémiques, soit épiémiques, ou pour préserver les individus des suites ossibles de certaines affections. (Voyez *Épidémies*, *'holéra*, *Miasmes*, et, au mot *Spécialités*, l'article *'in dépuratif*).

Prurigo. — Éruption cutanée caractérisée par es *papules* peu saillantes, et à peu près de même ouleur que la peau, produisant une démangeaison rès vive et quelquefois intolérable. Le *prurigo* est ›cal ou *général*. Il se présente sous deux formes dif›rentes : le *prurigo mitis* et le *prurigo formicans*.)ans ce dernier, les papules sont plus larges, la déıangeaison est presque continuelle, cause une agitaion, un tourment difficiles à décrire, et porte les malades à chercher le contact des corps froids, ou à se déchirer soit avec les ongles soit avec une brosse. Le traitement consiste dans des bains frais *(voyez ce mot)*, simples d'abord, puis alcalins ou savonneux, alternés avec des onctions sur les parties atteintes au moyen de la *Pommade anti-dartreuse*. (Voyez *Spécialités*).

Prurit. — Sensation analogue à celle du chatouillement, mais qui se manifeste spontanément à la surface de la peau et des muqueuses de la bouche et du nez. Le prurit du nez est causé par action réflexe lors de la présence d'helminthes dans les voies digestives. (Voyez *Vers intestinaux*).

Psoriasis. — Inflammation chronique de la peau, bornée à une partie du corps plus ou moins étendue, se présentant d'abord sous la forme d'élevures solides qui se transforment ensuite en plaques squameuses, comme nacrées, de dimensions variées, non déprimées à leur centre, et dont les bords, ordinairement irréguliers, sont peu proéminents. C'est une maladie très commune, non contagieuse, mais héréditaire. Elle est toujours de longue durée. Les bains simples, ou mieux les bains sulfureux à une température peu élevée, font la base du traitement ; et l'on fait alterner les bains avec les purgatifs, principalement la *Purgation végétale* (Voyez ce mot à l'article *Spécialités*).

Pus. — Produit de la suppuration, l'un des modes particuliers par lesquels se termine quelquefois l'inflammation. Quand l'inflammation affecte le tissu cellulaire et qu'elle aboutit à ce mode de terminaison, le pus est opaque, d'un blanc jaunâtre, et de la consistance de la crême. Si les autres tissus viennent à être attaqués par l'inflammation, on observe également de ades altérations dans les liquides qu'ils sécrètent état normal. Tout en se rapprochant du pus, les étions n'en conservent pas moins des caractères ciaux.

Pustule. — Saillie de l'épiderme provoquée par amas de pus, qui ne tarde pas à se transformer en arre plus ou moins épaisse et dure. Souvent on a né le nom de pustule à tout soulèvement de la u, soit qu'il contînt du pus ou toute autre matière ide, soit qu'il fût solide. Les pustules constituent lleurs le caractère fondamental de plusieurs affec-s de la peau. On en voit dans la variole, la rou-le, la gale, etc.

On appelle *pustule maligne* ou *charbonneuse* une egmasie gangréneuse d'une nature contagieuse et grave, dont les principaux caractères consistent une tumeur dure, circonscrite, surmontée dès son gine d'une vésicule séreuse à base livide. (Voyez *arbon*).

Pylore. — Orifice inférieur de l'estomac, par uel la pâte alimentaire passe dans l'intestin après elle a subi dans l'estomac une élaboration suffi-te. L'ouverture pylorique est garnie d'un anneau sculo-membraneux, formant un bourrelet cir-aire aplati, qui sert à ouvrir ou à fermer l'orifice vant les besoins de la digestion. Un phénomène iment remarquable, c'est le genre de sensibilité ctive dont est doué le pylore. Cet orifice valvaire, tiné à laisser passer les aliments à mesure qu'ils t suffisamment digérés par l'estomac, s'entr'ouvre nmoins assez facilement pour livrer passage aux ps étrangers qui, n'étant pas susceptibles de diges-n, feraient un séjour inutile et même nuisible dans l'estomac. On a également constaté que les aliments franchissent l'ouverture pylorique, non d'après l'ordre de leur introduction dans l'estomac, mais bien suivant leur degré de digestibilité.

Les maladies les plus fréquentes du pylore sont l'inflammation et la dégénérescence cancéreuse qui peut en être la suite. Des vomissement de matières couleur de chocolat, surtout une ou deux heures après les repas, sont le symptôme caractéristique de cette maladie, qui, parvenue à son entier développement est au-dessus des ressources de la médecine. On peut prévenir cette cruelle maladie en combattant l'inflammation qui la produit par un régime très adoucissant mais une fois déclaré, le cancer du pylore ne laisse à l'homme de l'art que la ressource de ralentir ses progrès, et de diminuer les souffrances du malade.

Pyohémie. — Nom donné aux affections dans lesquelles il y a une tendance marquée à la formation de collections purulentes. Ainsi la phlébite, la morve communiquée à l'homme, la fièvre puerpérale, etc. sont des maladies pyohémiques.

Q

Quinquina. — De toutes les découvertes faites par la médecine depuis plusieurs siècles, on peut dire que celle du quinquina est une des plus importantes. C'est en effet le fébrifuge le plus puissant que nous connaissions; c'est le tonique par excellence. On peut dire qu'il a prolongé l'existence de plusieurs millions de malheureux dévorés par des fièvres opiniâtres, et qu'il a rendu l'énergie et la santé à un nombre plus grand encore d'anémiques, de chlorotiques, de scrofuleux ; si grands qu'aient été ses services dans le passé, ils ne sont que peu de chose en comparaison de ceux qu'il rend actuellement et qu'il est appelé à rendre dans l'avenir, vu la constante dégénérescence de la race humaine dans nos sociétés civilisées.

Le mot *quinquina* est d'origine péruvienne ; il a été altéré par différents peuples. Le *kina* des Péruviens a été transformé en *china* par les Espagnols, et en *quinquina* par les Français. On l'a longtemps confondu avec la racine de squine, que l'on appelait *Radix Chinæ :* c'est pour cela qu'on le nommait *Cortex Chinæ*.

On a fait tant de contes sur la découverte du quinquina que l'on ne sait trop quelle version est la vraie; ainsi, les uns ont prétendu que l'eau d'une mare dans laquelle se trouvait des écorces de quinquina avait servi de boisson à un malade et l'avait complètement guéri ; d'autres assurent (et cette version est généralement considérée comme la plus fondée) que la comtesse *del Cinchon*, femme du vice-roi de Lima, étant atteinte d'une maladie grave, fut guérie par l'emploi du quinquina, et que cette dame et son médecin, à leur retour en Europe, firent connaître ce remède en Espagne. En 1649, les Jésuites de Rome, en ayant reçu une grande quantité, le répandirent en Italie. Ces différentes provenances lui valurent le nom de *Poudre de la Comtesse* et de *Poudre des Jésuites*. Enfin, en 1679, Louis XIV en acheta le secret d'un Anglais nommé Talbot, et le rendit public.

Les Indiens d'ailleurs ignoraient la vertu du quinquina ; car, malgré les fièvres intermittentes qui règnent presque continuellement dans l'Amérique centrale, les habitants ne se servent pas du quinquina pour les combattre, et pendant longtemps ils ont pensé que c'était pour la teinture que les Européens recherchaient cette précieuse écorce. Ce n'est qu'après les voyages scientifiques des Rey, des La Condamine, des Jussieu, des Mutès, que l'on a su que cette écorce provenait de plusieurs arbres de la famille des Rubiacées, auxquels Linné a donné le nom latin de *Cinchona*, en souvenir de la comtesse del Cinchon.

Le genre Cinchona, ou quinquina, est composé d'arbres de différentes tailles, qui habitent la Cordillère du Pérou, la Bolivie et le Brésil; mais depuis que l'usage de ce précieux médicament s'est largement répandu, le commerce a mêlé à ses importations les écorces de plusieurs autres espèces, de sorte que le soin le plus scrupuleux est nécessaire dans le choix des écorces à employer.

C'est au genre nommé par Linné *Cinchona officinalis* qu'appartiennent les trois espèces principalement employées en médecine; cependant les qualités de ces trois espèces sont loin d'être égales, bien que les principes qu'elles contiennent soient sensiblement les mêmes; mais la quantité de ces principes est très variable d'une espèce à l'autre. Ces principes sont la quinine, la cinchonine, la quinidine, la quinicine, la quinoïdine; à ces alcaloïdes, qui sont les principes les plus actifs du quinquina, il faut ajouter l'acide quinique, puis les sels formés par ces alcaloïdes, enfin du tannin, de la gomme, du ligneur, de l'amidon, etc. Parmi les principes actifs que nous venons d'indiquer, il s'en faut que tous aient la même efficacité : en première ligne il faut placer la quinine, qui est pour ainsi dire le criterium de la vertu des divers quinquinas; la cinchonine ne vient que bien loin derrière elle, et même elle avait été abandonnée par la médecine, lorsque les médecins de la Bresse (Hudelet, etc.), ont prouvé que sans être aussi efficace que la quinine, elle agit pourtant comme elle et peut au besoin la remplacer, si elle est prise à forte dose; son prix moins élevé la fait souvent préférer par pure raison d'économie, et aux dépens de l'estomac, car les hautes doses auxquelles elle doit être employée la rendent d'une digestion difficile. Quant aux autres alcaloïdes, ils possèdent, à un degré moindre, des qualités analogues à celles des principes dont ils sont isomères.

Les trois principales espèces du *quinquina officinal* employées en médecine sont : 1° le *quinquina jaune royal,* ou *quinquina calisaya;* 2° le *quinquina gris,* ou *quinquina Huanuco*; 3° et le *quinquina rouge,* nommé au Pérou *kina colorada;* ce nom a été donné à diverses écorces dont deux seulement constituent le vrai *quinquina rouge officinal,* savoir : le *quinquina rouge non verruqueux,* dont l'origine botanique est incertaine, et le *quinquina rouge verruqueux,* beaucoup plus rouge que le premier, et fourni par le *cinchona succirubra.*

Considérées au point de vue de leur richesse en principes actifs, les trois espèces de quinquinas donnent les résultats suivants : 1° le *quinquina jaune royal* contient 0,035 à 0,040 de quinine et quelques traces de cinchonine; 2° le *quinquina gris* contient 0,027 de cinchonine, et une infime quantité de quinine; 3° le *quinquina rouge* contient 0,010 à 0,020 de cinchonine et de 0,010 à 0,025 de quinine. Hâtons-nous de dire cependant que la quinine, et même la cinchonine, ne sont pas seules efficaces dans le quinquina : les médecins s'accordent à reconnaître que le tannin, la matière grasse, etc., ne sont pas des substances inertes, et concourent au contraire pour leur part à faire du quinquina le plus puissant et le plus efficace des toniques.

Outre ces trois espèces principales, typiques, pour ainsi dire, de quinquinas, il existe dans le commerce, d'une part, diverses autres sortes appartenant au genre cinchona, et se rapprochant plus ou moins des trois types; et d'autre part, certaines écorces étrangères à ce genre, quoiqu'elles en présentent assez bien l'aspect pour l'œil peu exercé, et qui ont été réunis sous le nom de *faux quinquinas;* ce sont notamment les écorces du *Cascarilla,* de l'*Exostemma,* du *Portlandia,* du *Condaminea,* etc. On n'y trouve ni quinine, ni cinchonine, et ils n'ont point du tout les qualités médicinales du véritable quinquina. Une grande habitude de la manipulation de la véritable écorce peut seule faire reconnaître une fraude malheureusement trop fréquente, au moins à la seule inspection; il est bien évident que l'analyse chimique révèlerait la supercherie à ceux qui sont le moins accoutumés à son usage; mais cette analyse elle-même n'est point chose si facile, et elle exige des appareils qu'on ne possède que bien rarement. Aussi est-ce à l'emploi des quinquinas de qualité inférieure, ou même des faux quinquinas, qu'il faut attribuer l'insuccès dont se plaignent souvent les personnes qui font usage des préparations ayant pour base la bienfaisante écorce. Le moyen d'obvier à ce double inconvénient, — dépense inutile et aggravation d'un mal qui est abandonné à lui-même quand on croit y remédier — c'est de ne s'adresser, pour toutes les préparations au quinquina, qu'à des maisons absolument sûres, important directement leurs écorces des lieux de production les plus réputés, et les traitant par les appareils les plus perfectionnés.

La substitution d'une écorce d'apparence semblable à l'écorce véritable n'est pas la seule falsification que subisse le quinquina; on comprend d'ailleurs qu'une substance aussi coûteuse ait exercé le génie des fraudeurs et tenté leur cupidité. Fréquemment on rencontre des quinquinas qui ont été *épuisés* d'une partie des principes qu'ils contenaient d'abord. Les écorces de véritable quinquina sont soumises à la coction dans l'eau acidulée, ce qui leur enlève une grande partie de leurs principes, puis lavés à grande eau et séchés. Enfin M. Bernatzik a indiqué récemment une nouvelle falsification, qu'on produit en arrosant une écorce déjà épuisée avec une solution de *quinoïde*. Or le quinoïde est un mélange de berbérine et d'oxyacanthine, deux substances qui ne proviennent nullement du quinquina, mais qui en ont l'amertume sans en posséder ni les vertus, ni les principes.

On voit que le choix des écorces n'est pas chose aussi facile qu'on pourrait le supposer, et on s'explique déjà pourquoi tant de préparations au quinquina restent sans effet : c'est qu'elles contiennent soit de *faux quinquinas*, soit de véritables quinquinas déjà épuisés ; on peut en effet, avec de pareils ingrédients fabriquer des vins de quinquina d'un prix très réduit; mais quelque soit le prétendu bon marché, on paie toujours trop cher un médicament sans efficacité.

Si la qualité des écorces est une condition essentielle dans toute préparation quinique, le traitement qu'elles doivent subir joue aussi un rôle considérable, et, pour obtenir de l'écorce tout ce qu'elle peut donner, deux conditions sont indispensables : d'abord des appareils spéciaux, coûteux, compliqués; ensuite une très grande habitude de ces sortes de manipulations. Un appareil bien construit, entre les mains d'un opérateur qui ne saura pas suivre d'un œil sûr et exercé les diverses phases des opérations, ne donnera que de médiocres résultats. Ce qui fait la supériorité des préparations quiniques de la Pharmacie St-Antoine, c'est, outre le choix scrupuleux des écorces, l'habileté des opérateurs, résultat d'une longue pratique, et une installation parfaite des appareils les plus perfectionnés. (Voyez *Spécialités* et *Toniques*).

R

Rachitisme. — Déformation des os par suite de leur ramollissement spontané, avec développement du tissu spongieux, sans carie ni production de tissus accidentels. Le nom de *rachitisme* (de *rachis*, épine dorsale) rappelle seulement l'un des symptômes principaux de cette maladie, qui est le plus souvent accompagnée de déviation plus ou moins prononcée de la colonne vertébrale. Le rachitisme n'affecte ordinairement que les enfants de l'âge de six à huit mois, jusqu'à celui de deux ou trois ans; dans quelques cas il se manifeste vers l'époque de la deuxième dentition ou de la puberté; quand il se montre chez des adultes, c'est toujours après des maladies longues et graves.

On l'observe particulièrement dans les lieux froids, humides, marécageux, exposés à des brouillards fréquents, dans les grandes cités, telles que Paris, Londres, Amsterdam, etc. Les enfants nés de parents rachitiques eux-mêmes, scrofuleux, scorbutiques ou atteints de virus contagieux, y sont plus exposés. Un air concentré, le défaut de propreté, des vêtements froids, une nourriture malsaine, un lait de mauvaise qualité, le défaut de mouvement, sont les causes les plus ordinaires de cette maladie.

Le traitement est presque entièrement hygiénique. Un air pur, une habitation saine et exposée aux rayons solaires, un régime salubre et fortifiant, des frictions avec un liquide alcoolique, des bains aromatiques sont particulièrement indiqués. Il convient d'y ajouter, d'abord l'huile de foie de morue, puis les préparations toniques, telles que le sirop et le vin de quinquina, de gentiane, de coca; enfin les ferrugineux. (Voyez *Toniques*, et, à l'article de *Spécialités*, les mots *Quinquina*, *Fer dialysé*, etc.).

Rage. — Maladie virulente propre au genre chien et au genre chat, et que la morsure communique à l'homme et à divers animaux. La maladie consiste uniquement dans un trouble profond de l'innervation qui atteint à la fois la sensibilité, le mouvement et l'intelligence, en traversant trois périodes qui ne sont véritablement distinctes qu'en théorie : une période d'excitation, une période de perversion et une période d'affaissement. Renault a démontré de la manière la plus péremptoire que la salive seule des animaux enragés possède des propriétés virulentes; que la rage *spontanée* est très rare; que les deux tiers des animaux *inoculés* deviennent enragés, et que le tiers seulement des individus mordus le devient. Toute cautérisation autre que celle du fer rouge est insuffisante pour prévenir l'inoculation du virus rabique, et encore faut-il qu'elle soit faite dans les vingt-quatre heures qui suivent la morsure. La durée de l'incubation est de vingt à trente jours chez les enfants de 2 à 12 ans, mais elle peut s'étendre à cinq mois et plus; plus tard elle est habituellement de 40 à 60 jours, mais peut durer plusieurs mois aussi. Si cette terrible maladie n'est pas d'une incurabilité absolue, les cas de guérison sont extrêmement rares; toutefois on en a observé quelques uns, sans aucun traitement, à l'École Vétérinaire de Lyon, sur des chiens; Decroix a signalé un fait de guérison spontanée, chez l'homme, de la rage causée par la morsure d'un chien.

Ramollissement. — Diminution de cohésion des tissus, qui se produit sous l'influence de l'inflammation, de la gangrène sénile, d'une altération de nutrition (Voyez *Rachitisme*), etc.

Rechute. — Réapparition d'une maladie pendant ou après la convalescence, quand celle-ci est mal dirigée, ou abandonnée au hasard. (Voyez *Convalescence*).

Les chances de rechutes sont d'autant plus fortes, en général, que la convalescence est moins avancée; mais on ne peut qualifier de *rechute* le développement d'une maladie autre que celle dont le convalescent relève. (Voyez *Récidive*).

Récidive. — Réapparition d'une maladie après le rétablissement complet de la santé, au bout d'un laps de temps indéfini, qui souvent se compte par années.

Refroidissement, ou *Fièvre éphémère.* — Le refroidissement est causé la plupart du temps par un excès de fatigue, une marche forcée, un changement brusque de température, etc. ; la fièvre dure de quelques heures à deux jours au plus, et est caractérisée par un frisson suivi de chaleur, avec lassitude. Il suffit de faire emploi de boissons acidules ou féculentes, de prendre quelques bains, et de garder le repos avec une nourriture peu substantielle de lait, de bouillon et de potages. La fièvre éphémère récidive très souvent chez certaines personnes impressionnables.

Régime. — Usage raisonné et méthodique des aliments et de toutes les choses essentielles à la vie, tant dans l'état de santé que dans celui de maladie. Pour que la santé se maintienne dans les meilleures conditions possibles, il faut que l'alimentation associe dans des proportions convenables les substances tirées des animaux et les aliments végétaux ; il est nécessaire que les aliments soient facilement digestibles ; qu'ils ne soient pas en trop grande quantité, et qu'ils soient variés, pour ne pas fatiguer l'estomac et produire la satiété ; il faut modifier à la fois les matières alimentaires, les heures, le nombre et les conditions des repas, selon l'état de travail ou de repos, suivant les climats, les saisons, etc. En hiver, l'alimentation doit être augmentée ; plus l'homme a à lutter contre les causes de refroidissement, plus il a besoin de matériaux combustibles, capables d'élever sa température.

Aliments tirés des animaux. — En général nous nous abstenons de manger la chair des animaux carnivores. La viande des animaux et des oiseaux sauvages dont nous faisons usage, dite *venaison* ou *gibier*, est essentiellement stimulante, réparatrice; sa digestion exige un mouvement énergique de concentration des forces vitales vers l'estomac, et à ce point de vue elle convient surtout aux personnes d'une bonne constitution, qui digèrent facilement. Les personnes d'une constitution nerveuse, celles d'un tempérament sanguin, feront bien d'en user modérément. Les chairs plus ou moins colorées du porc, du bœuf, du mouton, et celles de nos oiseaux domestiques mangés à l'état adulte constituent la partie essentielle et la plus saine de notre régime alimentaire animal; la chair des jeunes animaux et oiseaux, tels que veaux, agneaux, poulets, etc., moins dense, moins serrée, contenant plus de parties gélatineuses, convient aux personnes délicates, nerveuses, aux tempéraments sanguins. La chair des poissons tient le milieu, sous le rapport de l'alimentation, entre les viandes et les végétaux.

Deux produits, tirés surtout de nos animaux domestiques, méritent une mention particulière : ce sont les œufs et le lait. Les œufs, considérés comme substance alimentaire, constituent un des produits nutritifs les plus généralement recherchés et les plus salutaires. Aussi tiennent-ils dans l'alimentation de l'homme une place considérable, dans toutes les classes de la population. En effet, par sa composition organique, l'œuf est pour ainsi dire le type de l'aliment complet. Du temps de Buffon, le poids d'un œuf de poule était en moyenne de 53 grammes; la moyenne est aujourd'hui de 62 grammes, à cause de l'amélioration dans les races de volailles depuis le temps où écrivait Buffon. Le poids du blanc est à très peu de chose près le même dans les petits ou dans les gros œufs, tandis que celui de la coquille augmente relativement dans les petits en même temps que celui des jaunes diminue. Or les principes nutritifs étant principalement concentrés dans les jaunes, il y a tout avantage à avoir de gros œufs.

Le lait est une alimentation complète toute préparée et en rapport avec l'organisation par les principes qu'il renferme. C'est de l'eau émulsionnée de la matière grasse appelée *beurre*, et contenant en dissolution, et, pour une partie, en suspension, de l'albumine, de la caséine, de la lactose ou sucre de lait, et une faible quantité de sels minéraux. Cette composition du lait représente un régime alimentaire complet par la variété et par le choix même de ses principes : principes azotés (albumine, caséine), principes amylacés (sucre de lait), principes gras (beurre), matières minérales. Aussi le lait jouit-il de cette remarquable propriété tout-à-fait exceptionnelle de pouvoir être pris seul et d'une manière continue sans cesser de nourrir; c'est, en un mot, ce que les physiologistes appellent un *aliment complet*. Aucun animal, en dehors des mammifères, n'a le privilège de fournir à ses petits cette première alimentation; mais on a reconnu, et M. Joly (de Toulouse) a particulièrement démontré que le jaune de l'œuf, qui sert de nourriture aux jeunes oiseaux dans l'œuf, a de grandes analogies de constitution avec le lait. Le *régime lacté,* indiqué et prescrit dans quelques maladies, convient aussi à certaines personnes dans l'état de santé. Après avoir été l'aliment presque exclusif de l'enfant pendant la première année de sa vie, il n'entre plus tard que pour une bien moindre proportion dans notre nourriture. Cependant il constitue un aliment adoucissant, nourissant, lorsque il est pur; il ne détermine sur les organes qu'une stimulation modérée; sa digestion n'accélère pas notablement le jeu des fonctions. Aussi convient-il peu aux personnes qui digèrent lentement et dont l'estomac a besoin d'être excité par des aliments un peu stimulants. Les individus d'une constitution sanguine, nerveuse, ceux dont l'estomac est irritable, disposé à l'inflammation, etc., s'en accommodent très bien.

Le fromage retient du lait qui a servi à le préparer tous les principes nutritifs. Par rapport aux propriétés alimentaires, on peut distinguer les fromages en deux classes : les *fromages récents et non fermentés*, et les *fromages fermentés et alcalescents*. Les fromages récents et sans sel diffèrent peu de la crême ou du caséum. Ceux qui sont nouvellement salés sont d'une digestion plus facile. Ceux qui ont subi un premier degré de fermentation ammoniacale conviennent mieux à tous les estomacs. C'est au lactate et aux sels ammoniacaux à acides gras qu'est due la saveur de ces fromages.

Aliments végétaux; légumes. — On comprend sous ce nom, dans le langage de l'économie domestique, toutes les plantes herbacées, les tiges, les feuilles, les racines, les tubercules, même certains fruits, certaines graines, ordinairement d'un développement imparfait, qui sont servis sur nos tables. Les plantes herbacées mangées seules nourissent peu, sont en général rafraîchissantes, un peu relâchantes; elles conviennent surtout aux tempéraments sanguins, phléthoriques, bilioso-sanguins. Mêlées aux viandes, aux féculents, elles en modifient avantageusement les propriétés trop stimulantes. Les feuilles, les tiges, les racines, les bulbes, par leur organisation plus complexe et surtout à cause de la matière amylacée qu'elles contiennent en quantité notable, servent de transition pour arriver aux graines dans lesquelles cette matière figure en grande quantité. Ces aliments, dits *féculents,* fatiguent souvent l'estomac, surtout s'ils n'ont pas été bien mâchés et bien imprégnés de salive; ils ne font du reste guère que le traverser, pour aller subir dans l'intestin une dernière transformation qui, d'après les travaux de M. Claude Bernard, devient une des causes de l'engraissement. Le régime des féculents ne convient donc point aux personnes disposées à l'obésité.

Fruits. — Au point de vue hygiénique, les fruits, pris dans le sens restreint de ce mot en économie domestique, ne constituent pas une alimentation habituelle pour les populations, une nourriture dont on peut faire un usage spécial et journalier, mais comme accessoires agréables, à cause des produits sucrés, acides, aromatiques, astringents, etc., qu'ils contiennent en quantités et qualités variables suivant leur degré de maturité, la culture qu'ils ont reçue, la nature des végétaux qui les produisent, ils forment une partie importante du régime alimentaire. Dans le langage de l'économie domestique, on nomme *légumes* la plupart des fruits amylacés, tels que les pois, les fèves, les haricots, les lentilles, etc.; ils rentrent dans la catégorie des féculents; les fruits du châtaignier et de quelques autres arbres, d'une composition analogue, ont, comme les féculents en général (maïs, sarrasin, etc.) l'inconvénient de fatiguer les personnes délicates et de développer des gaz pendant le travail de la digestion. Les fruits oléagineux, noix, noisettes, amandes douces, olives, etc., forment une partie très accessoire de l'alimentation ; ils ne sont pas toujours d'une digestion facile. Mais la classe la plus nombreuse et la plus intéressante de fruits, ce sont les fruits aqueux sucrés ou sucrés acidules : les cerises, le raisin, les fraises, les framboises, les pêches, les abricots, les prunes, les mûres, les oranges, les figues, les dattes, les pommes, les poires, etc. La nourriture que donnent ces fruits, surtout les succulents, répare bien moins que toute autre ; mais ils rafraîchissent le sang, et n'exigent pas, en général (sauf quelques-uns, comme le melon), un grand travail des organes digestifs : d'après les recherches du docteur Beaumont, les fruits seraient les plus digestibles de tous les aliments. On a bien adressé à ce régime quelques reproches, surtout pour les enfants, qu'il prédisposerait aux affections lymphatiques ; mais les vices attachés à l'abus et à la mauvaise qualité ne contrebalancent pas les avantages qui résultent d'un usage raisonnable.

Régime alimentaire dans l'état de maladie. — C'est une des parties les plus importantes du traitement des maladies, et on le regarde de nos jours comme un des meilleurs moyens d'en favoriser la résolution. Le régime alimentaire des malades doit varier suivant une foule de circonstances, telles que la nature de la maladie, son intensité, ses périodes, sa durée, etc., l'âge, le sexe, le tempérament, les habitudes, les forces de chacun. L'abstinence est prescrite au début des maladies aiguës, surtout lorsqu'elles s'annoncent par des symptômes très intenses. Les premiers aliments à donner aux malades, après que les phénomènes d'irritation auront diminué, sont : des bouillons de poulet, de veau, du lait coupé, suivant les circonstances; ensuite les bouillons de bœuf, légers d'abord; à mesure que la convalescence s'accentuera, des potages; enfin les viandes de poulet, de veau, le poisson, les œufs, etc.; tout cela avec beaucoup de prudence.

Résolution. — L'un des modes de terminaison des phlegmasies, dans lequel la partie malade revient peu à peu à son état normal sans amener de suppuration. Cette terminaison arrive surtout dans les cas où l'inflammation n'a qu'une intensité médiocre et où l'agent morbide n'a pas détruit ou fortement altéré l'organisation des parties; la douleur, le gonflement, la rougeur, la dureté, diminuent peu à peu, l'organe enflammé reprend par degrés sa texture première, l'exercice naturel de ses fonctions, et la maladie disparaît complètement.

Respiration. — La respiration a pour but d'introduire dans le sang des principes empruntés à l'atmosphère *(voyez ce mot)* et d'y exhaler les gaz impropres à la vie dont ce liquide s'est chargé pendant la nutrition. (Voyez *Air*).

Rétention *d'urine.* — Accumulation de l'urine dans la vessie. La rétention d'urine est *complète* ou *incomplète;* de là la distinction de trois degrés de cette affection : la *dysurie*, la *strangurie*, et l'*ischurie*. Le traitement consiste à évacuer par le cathétérisme le liquide accumulé, et à remédier ensuite à la cause de la maladie.

Revaccination. — Dans les premiers temps qui ont suivi la découverte de la vaccine, on a cru que c'était un préservatif absolu de la petite vérole. Mais, à mesure que le temps a marché et que les épidémies varioleuses sont survenues, on a reconnu que ce n'était qu'un préservatif temporaire, et que bon nombre de vaccinés étaient susceptibles de contracter une seconde vaccine, ce qui, selon toute apparence, les exposait à des *varioloïdes* bénignes ; mais il y en a aussi de très graves, et des cas de mort ont été notés. Dès lors on a conçu l'idée de pratiquer la revaccination. Elle est aujourd'hui reconnue nécessaire, et recommandée à juste titre avec insistance. Il faut se faire revacciner tous les huit à dix ans, à compter de l'âge de vingt à vingt-cinq ans, surtout en temps d'épidémie et lorsqu'on est appelé à entrer en rapport avec des varioleux. Il est nécessaire de se faire revacciner 2 à 3 fois de suite, si la première revaccination échoue. La revaccination réussit d'autant mieux qu'elle est pratiquée à une époque plus éloignée de la première vaccination ou d'une atteinte de la variole. Jusqu'à l'âge de quinze à vingt ans, elle est généralement inutile ; à partir de cet âge, et jusqu'à trente ans, elle produit des résultats utiles sur un certain nombre d'individus, mais néanmoins sur un nombre relativement restreint. A partir de trente ans, elle devient absolument nécessaire ; en supposant qu'elle n'ait pas réussi une première fois à vingt ou vingt-cinq ans, par exemple, il convient d'y revenir à trente ou trente-cinq ans, et plus tard même, tous les dix ans environ, rien n'indiquant que, dans l'espace de temps compris entre une première et une seconde insertion, la réceptivité ne se soit pas établie. (Vleminckx). Voyez *Vaccin*, *Vaccination*.

Rêve. — Le sommeil est principalement déterminé, selon les ingénieuses recherches de Bichat, par la prédominance du sang noir ou veineux dans les vaisseaux de l'encéphale, comme le réveil est dû à celle du sang artériel. Quand toutes les parties de l'encéphale sont également assoupies par l'accès du sang noir, le sommeil devient complet, sans aucun songe, et tous les sens qui reçoivent du cerveau des cordons nerveux restent fermés aux impressions extérieures. Mais si quelque partie du cerveau, fortement ébranlée par certaines impressions de l'état de veille, conserve de l'excitation, cette partie ne s'engourdit guère, ou n'admet que faiblement du sang veineux : de là vient qu'elle ne s'endort pas, et qu'elle continue (quoique irrégulièrement, faute du concours des autres parties), à reproduire les images ou impressions diverses qui l'agitèrent si vivement. Ces ébranlements persistants peuvent même avoir assez d'intensité pour se transmettre par les cordons nerveux aux organes des sens et aux muscles, pour les faire agir automatiquement comme dans l'état de veille. Tel est le phénomène si remarquable du *Somnambulisme (voyez ce mot)*, faisant sortir du lit les individus, les faisant parler, se mouvoir, et opérer avec beaucoup de précision et d'assurance, d'autant mieux qu'ils sont isolés ainsi de toute idée de danger. C'est ainsi qu'on peut accorder à Descartes que l'*âme pense toujours*, alors que le sommeil l'obscurcit complètement, et que nous n'en avons aucun souvenir à notre réveil. De même, il est certaine élaboration tacite de nos idées qui fait souvent trouver à notre réveil la solution d'un problème qui nous avait embarrassés la veille. Il y a plus, c'est qu'on se souvient d'autant moins d'un rêve, qu'on a davantage parlé et agi pendant sa durée, tandis qu'on se rappelle mieux les songes qui n'ont pas été ainsi *exhalés au dehors*.

Si le plus souvent les rêves sont bizarres, c'est que, le sommeil ayant fait cesser toute spontanéité, les diverses idées qui sont formées sont associées comme au hasard, et, par conséquent, avec d'étranges incohérences. Souvent les rêves ont par leur nature, quelque rapport avec la cause qui oblige le cerveau à les engendrer ; une de leurs particularités, c'est alors l'extrême rapidité avec laquelle ces idées se succèdent, rapidité qui n'a aucun rapport avec la réalité. Si, par exemple, un mouvement brusque imprimé au corps, soit par une cause extérieure, soit par une involontaire contraction des muscles, fait naître dans le songe l'idée d'une chute, dans le si court espace de temps qui s'écoule entre la première sensation de ce mouvement et son accomplissement, l'esprit du rêveur a le temps de concevoir tout un enchaînement souvent compliqué d'aventures se terminant par quelque chute dans un précipice ou du haut d'un édifice : l'esprit, à l'état de veille ne pourrait, dans un espace de temps inappréciable, et qui ne peut s'évaluer que par une fraction de seconde, non pas concevoir, mais seulement se rappeler un aussi long enchaînement de faits que celui dont le songe a présenté la série : et même la notion du temps est tellement pervertie, que la chute formant la conclusion du rêve semble ordinairement se prolonger pendant un long intervalle. Le sentiment des lieux est aussi bien perverti que la notion du temps, de sorte qu'on passe souvent avec une rapidité extrême par les lieux les plus distants.

Les rêves pénibles, tels que le cauchemar (*voyez ce mot*), dénoncent pour l'ordinaire l'oppression abdominale, la plénitude de l'estomac, l'embarras des viscères, surtout lorsque l'on dort sur le dos. De même l'engorgement variqueux des gros vaisseaux artériels ou veineux, l'obstruction des organes circulatoires, les spasmes du cœur suscitent des songes horribles ou funestes. Ainsi, nos rêves varient d'après les diverses conditions de l'organisme, suivant la nature des aliments ; de là vient, assure-ton, qu'on rêve davantage par les temps orageux. Les vapeurs de l'ivresse peuvent exciter des sommeils furibonds chez les hommes robustes.

Rhumatisme. — Expression banale, (comme celle d'*affection nerveuse*) que l'on applique à une foule de douleurs essentiellement différentes quant à leur siège et à leur nature. C'est ainsi que l'on a appelé *rhumatismes* toutes les douleurs qui se manifestent, soit dans les articulations, soit dans la continuité des membres, et que n'accompagnent pas les autres caractères de l'inflammation ; souvent même on a donné ce nom à des douleurs viscérales vagues et indéterminées. Cette dénomination ne doit s'appliquer qu'à une affection inflammatoire très sujette à se déplacer et à récidiver, dont le principal symptôme est la douleur, et qui affecte les articulations, les muscles et aussi les membranes séreuses, fibreuses et musculaires qui entrent dans la structure de certains viscères. Rare dans l'enfance, le rhumatisme se montre surtout de quinze à quarante ans, rarement après cet âge comme première attaque. Les hommes en sont plus souvent affectés que les femmes. L'hérédité semble y prédisposer. Commun dans tous les pays du globe, le rhumatisme l'est davantage dans les climats tempérés, où règne une atmosphère variable, humide et froide. Parmi les causes, comme pour beaucoup de phlegmasies, on indique l'usage des boissons excitantes, l'abus des plaisirs, l'oisiveté, surtout après une vie active. D'autres causes lui sont particulières; telles sont l'habitude d'une vie renfermée et dans un appartement très chaud, un exercice violent et inaccoutumé, un refroidissement brusque général ou partiel, le repos et surtout le sommeil sur le sol humide ou dans une chambre dont les plâtres ne sont pas suffisamment secs, des vêtements mouillés.

Le *rhumatisme articulaire aigu* est souvent précédé de symptômes généraux, tels qu'un malaise et une fièvre plus ou moins vive, avec dépôt d'acide urique rouge-brique, au moins après quelques jours. Au bout de vingt-quatre à quarante-huit heures, une ou plusieurs articulations deviennent douloureuses et se tuméfient; il s'y développe de la chaleur et une teinte rosée. Souvent la douleur se porte d'une articulation à une autre, et en général elle est plus vive dans l'articulation qui commence à être entreprise que dans celle qui l'était déjà. Les grandes articulations sont plus souvent envahies que les petites, et généralement plusieurs à la fois. Il cause souvent la péricardite et l'endocardite aiguës.

Le *rhumatisme articulaire chronique* succède à l'état aigu, ou débute sous cette forme. Les articulations sont douloureuses, comme empâtées; les mouvements deviennent difficiles et très bornés; la rougeur et la chaleur locales sont peu intenses, le gonflement articulaire est ordinairement très lent; il y a rarement un mouvement fébrile, mais seulement perte de l'appétit, et quelquefois privation de sommeil; les membres maigrissent, et restent dans un état de demi-flexion ou de contraction. Quelquefois la maladie présente des intermissions presque complètes, mais reparaît ensuite, soit spontanément, soit sous l'influence d'une impression de froid. Elle parcourt successivement presque toutes les articulations, et surtout les grandes; partout se forment, à la longue, des produits fibreux.

Le traitement du rhumatisme aigu consiste surtout dans les saignées générales et copieuses dès le début de la maladie, et les boissons délayantes prises en abondance; les narcotiques sont également utiles, s'il n'existe pas d'inflammation dans les intestins. De légers purgatifs, tels que l'huile de ricin, conviennent aussi, lorsque les mouvements sont encore assez libres. On a obtenu aussi des avantages du sulfate de quinine et de la vératrine. Dans le rhumatisme chronique, la saignée est rarement utile; les boissons sudorifiques, les narcotiques, les sels d'antimoine, les purgatifs, et même les drastiques sont employés avec avantage; on obtient aussi des succès avec les préparations de colchique; on fait grand usage des bains de vapeur, des vésicatoires volants appliqués autour de l'articulation malade, des douches d'eau simple ou sulfureuse, et des bains de piscine sulfureux (Aix-les-Bains).

Rhume. — Ce mot, employé seul, désigne la bronchite (*voyez ce mot*). Vulgairement, toute affection qui cause de la toux reçoit le nom de *rhume* : telles sont, indépendamment des bronchites, les diverses sortes de *laryngites (voyez ce mot)*, et le commencement des diverses espèces de *phtisies*, qui reçoivent particulièrement le nom de *rhume négligé*, une fois que le mal est arrivé à ses périodes les plus avancées. Contre les laryngites, on emploie avec succès les *Pastilles au Thymate de Soude*. (Voyez *Spécialités*).

Rougeole. — Maladie générale caractérisée surtout par une phlegmasie cutanée légère, précédée et accompagnée de fièvre, de coryza, d'angine, de larmoiements et de toux. Ses caractères sont : de petites taches rouges, un peu proéminentes, semblables à des morsures de puces, séparées les unes des autres par des intervalles anguleux où la peau conserve sa teinte naturelle, lesquelles paraissent au troisième au cinquième jour de l'invasion de la fièvre, et se montrent d'abord à la face, puis au cou, au thorax, aux membres inférieurs. Cette maladie est contagieuse, n'attaque ordinairement qu'une fois, et dure de sept à huit jours. Les taches disparaissent dans l'ordre de leur éruption, et sont suivies de la desquammation de l'épiderme. La rougeole, peu grave par elle-même, est accompagnée d'une inflammation catarrhale de la muqueuse bronchite, qui n'est pas sans danger, surtout pour les adultes (ces derniers sont plus rarement atteints que les enfants). Aussi, dans le traitement de la rougeole, qui est le plus souvent expectant, doit-on prévenir ou combattre particulièrement cette bronchite qui entrave souvent la convalescence. Ce traitement consiste, dans les cas ordinaires, à observer une diète sévère, à se préserver de tout refroidissement, et à prendre des boissons tièdes et légèrement diaphorétiques (infusions de bourrache ou de fleurs pectorales sucrées ou miellées; loocks ou potions gommeuses).

S

Salivation. — Evacuation très abondante de salive par la bouche. Ce flux anormal provient de diverses causes ; il est causé notamment par diverses maladies de la bouche et par l'usage des préparations mercurielles. On le fait disparaître au moyen des *Pastilles au Thymate de Soude.* (Voyez *Spécialités*).

Sang. — Liquide assez épais, d'une couleur rouge tantôt claire et vermeille, tantôt foncée et comme noire, qui remplit le système entier des vaisseaux artériels et veineux. Un peu plus lourd que l'eau, le sang a une saveur salée, un peu nauséeuse, et une odeur particulière. Il renferme une grande quantité de principes, dont voici l'énumération : oxygène, hydrogène, azote, ammoniaque, eau (779 en poids pour 1,000 chez l'homme, 791 chez la femme), chlorure de sodium, chlorure de potassium, chlorhydrate d'ammoniaque, sulfate de potasse, sulfate de soude, carbonate de soude, carbonate de potasse, carbonate de chaux, carbonate de magnésie, phosphate de chaux, phosphate de soude, phosphate de potasse, phosphate de magnésie, silice, phosphate de fer, acide carbonique, lactate de soude, lactate de chaux, hippurate de soude, pneumate de soude, urate de soude, urate de potasse, urate de chaux, urate d'ammoniaque, acétate de soude, urée, créatine, créatinine, oléate de soude, margarate de soude, stéarate de soude, butyrate de soude, oléine, margarine, stéarine, séroline, cholestérine, glycose, inosite, fébrine, métalbumine, sérine et peptone.

Le sang examiné au microscope et à un grossissement de 400 à 600 diamètres se montre composé d'un liquide transparent légèrement jaunâtre, dans lequel nagent des *globules,* petits corpuscules arrondis et colorés en rouge : ce sont de petites cellules ayant exactement la forme de disques circulaires, à tel point que souvent on les trouve empilés comme des pièces de monnaie; leur diamètre est de 0 millimètre, 0083.

Sa propriété physique la plus remarquable est sa coagulabilité, c'est-à-dire qu'après un intervalle de 2 à 10 minutes, le sang tiré de la veine se prend en une masse cohérente et gélatineuse, qui revient peu à peu sur elle-même, et laisse échapper un liquide jaune citron très limpide, qu'on nomme le *sérum*; tandis que la masse coagulée qui nage au milieu porte le nom de *caillot*. Le sérum du sang ne renferme plus de globules, ils sont tous réunis dans le caillot.

Le sang a pour premier usage, chez les jeunes êtres, de fournir les nouveaux matériaux par lesquels s'accroissent les organes; chez les adultes, d'entretenir et de réparer les tissus et les humeurs du corps. Sans cesse il apporte aux tissus les matières constituantes à l'aide desquelles ils s'organisent, sans cesse il fournit à la production des humeurs de tout genre, sans cesse il reprend de nos organes les parties qui doivent en être éliminées. En outre, il exerce sur les organes qu'il pénètre à tous moments une excitation nécessaire pour que la vie se manifeste. (Voyez *Circulation*).

Le sang est sujet à diverses altérations, qui peuvent se diviser en deux classes : 1° diminution des globules rouges du sang ; cette altération se lie à l'anémie, à la chlorose *(voyez ces mots)* et le remède consiste alors dans l'emploi des agents capables d'augmenter la quantité des globules rouges, qui, en juste proportion, constituent dans le sang l'élément énergique et vital. Les *toniques*, le *vin de Solenne*, le *vin de quinquina*, l'*élixir anti-anémique*, les *ferrugineux*, et particulièrement le *fer dialysé* constituent la base du traitement; 2° modification dans la nature des substances organiques du sang, et altération de ces substances par la présence d'un virus transmis héréditairement ou acquis par contagion; le sang ainsi altéré n'est plus apte au rôle de réparation qui est sa principale attribution, et il est indispensable de le rafraîchir, de le régénérer, de l'épurer, par l'usage du *Vin dépuratif*. (Voyez *Spécialités*).

Scarlatine. — Fièvre éruptive, c'est-à-dire maladie générale virulente, infecto-contagieuse, et souvent épidémique. Elle est caractérisée par une éruption générale fébrile, de teinte écarlate, pointillée de rouge sur le corps et dans le pharynx. L'éruption n'est qu'un effet de l'intoxication de l'organisme par le ferment ou virus scarlatineux.

Il y a une *scarlatine externe*, cutanée, et une *scarlatine interne* des muqueuses, du pharynx, des amygdales, des bronches, de l'intestin et surtout de la muqueuse rénale. Tantôt *bénigne* et se terminant vite et bien, la scarlatine est quelquefois *maligne*, sortant mal, compliquée d'étouffements, de délire, d'angine tonsillaire, et le malade meurt avant que l'éruption ait eu le temps de se produire entièrement.

La scarlatine est une des plus fréquentes parmi les fièvres éruptives de l'enfance.

Sciatique. — Douleur nerveuse fort vive qui se fixe principalement à la hanche, à l'emboîture des cuisses, et se fait quelquefois sentir jnsqu'à l'extrémité du trajet du nerf sciatique, c'est-à-dire sur la partie supérieure du pied. Les principales causes de cette affection sont le refroidissement des membres inférieurs, la suppression de la transpiration; les personnes qui couchent dans des lieux bas et humides, tous ceux qui sont obligés de travailler les jambes dans l'eau, même par le froid, y sont très exposés; les virus qui altèrent le sang peuvent aussi la produire. Les accès sont fort longs, et durent souvent plusieurs mois de suite. La maladie passe quelquefois à l'état chronique, surtout quand elle a pour cause une altération du sang; il est nécessaire alors de débarrasser le sang du virus qui l'altère par l'emploi du *Vin dépuratif*. (Voyez *Spécialités*).

Dans le traitement de la sciatique, on a recours le plus souvent aux saignées locales (sangsues), aux bains chauds, aux fumigations émollientes et calmantes; puis aux révulsifs de tout genre, aux frictions, aux moxas, à l'acupuncture; les eaux thermales, surtout celles d'Aix en Savoie, sont employées avec succès.

Scorbut. — Affection générale, non fébrile, déterminée par une modification profonde de l'économie, qui a pour caractères un affaiblissement notable dans l'énergie musculaire, et des hémorrhagies multiples débutant presque toujours par les membres inférieurs, et s'accompagnant fréquemment, mais non toujours, d'une altération plus ou moins prononcée des gencives. Le scorbut reconnaît essentiellement pour cause une assimilation insuffisante, ou une digestion imparfaite, l'encombrement, etc., associés à une persistance des déperditions désassimilatrices sous l'influence d'un travail plus ou moins continu. Les conserves, les viandes salées, perdant à la longue de leurs qualités assimilatrices, favorisent le développement du scorbut quand l'usage en est exclusif ou trop prolongé. Il est très fréquent chez les hommes de mer, après les premiers mois d'une longue traversée. Quand cette maladie attaque les individus réunis en grand nombre dans des lieux étroits, ses causes les plus actives sont le froid humide, les aliments et les boissons insalubres, les affections morales tristes, les fatigues excessives, etc. Le traitement est presque tout hygiénique : un bon régime, un air pur, un exercice modéré, le passage d'une température froide et humide à une température chaude et sèche, sont particulièrement indiqués; on y joint les toniques, les amers, les excitants énergiques, tels que la gentiane et le quinquina.

Scrofule. — Vulgairement *écrouelles, humeurs froides*. Maladie constitutionnelle, non contagieuse, le plus souvent héréditaire, d'une durée ordinairement longue, se traduisant par un ensemble d'affections variables de siège et de modalité, qui ont cependant pour caractères communs la fixité, la tendance hypertrophique et ulcéreuse, et pour siège ordinaire la peau et les muqueuses, le système lymphatique et osseux, avec ou sans tuberculisation des ganglions lymphatiques superficiels, et particulièrement de ceux du cou. La maladie se manifeste par des tumeurs irrégulières, dures, indolentes, mobiles qui occupent les glandes du cou, des aisselles, etc., sans altération de couleur à la peau. Ces tumeurs s'accroissent peu à peu, se ramollissent et présentent de la fluctuation. La peau qui les recouvre devient luisante, puis d'un rouge bleuâtre, et s'ouvre dans différents points. Les plaies dégénèrent en ulcères qui, après une durée plus ou moins longue, se cicatrisent, pour faire place à de nouvelles tumeurs, dans d'autres endroits du corps. Les cicatrices consécutives sont indélébiles;

elles forment une dépression dont le fond est inégal et traversé par des brides saillantes. Les scrofuleux sont souvent atteints de tuberculisation dans les divers organes et notamment dans les poumons, où l'affection donne lieu à la phtisie, et dans les glandes mésentériques, qui deviennent alors le siège du *carreau (voyez ce mot)*. Pinel a mis avec raison la scrofule au nombre des lésions organiques générales. C'est une maladie grave. Elle est fréquemment produite par un mauvais régime et une habitation insalubre, durant les premières années de la vie. Ricord la considère comme une des formes de la syphilis héréditaire, laquelle, du moins, y prédispose notablement. La constitution du scrofuleux est lymphatique ; sa face est comme bouffie et infiltrée ; sa lèvre supérieure est épaisse, ses yeux sont rouges et larmoyants. Le traitement de la scrofule est, en grande partie, hygiénique : il faut un air pur, sec et chaud, des vêtements de laine, des exercices en plein air, un régime fortifiant, des frictions sèches ou aromatiques, des bains de mer ou des bains sulfureux. Parmi les médicaments, on fait usage de l'huile de foie de morue, des préparations à base d'iodure de potassium ; les toniques doivent avoir une place importante dans le régime. Les personnes mariées qui peuvent avoir des raisons de craindre pour leurs enfants qu'elles mettront au monde l'héritage d'un virus pernicieux, doivent, pour les en préserver, se soumettre elles-mêmes et avec persévérance à une médication capable de détruire chez elles ce virus, dont le meilleur remède est le *Vin dépuratif*. (Voyez, à l'article *Spécialités, Huile de foie de morue, Quinquina, Vin dépuratif, Élixir anti-anémique*. Voyez également l'article *Toniques*).

Sevrage. — Action de sevrer un enfant, de lui ôter l'usage du lait maternel, pour le mettre à une nourriture plus substantielle. Un peu avant le sevrage, on habituera le nourrisson au bouillon, et l'on fera de petits potages avec des fécules, de la semoule, du vermicelle, qu'on pourra remplacer plus tard par de la mie de pain trempée dans du jus de viande rôtie, ou dans un peu d'eau rougie sucrée. En agissant ainsi, on accoutumera peu à peu l'enfant à se passer du sein et on rendra le sevrage plus facile. Le développement du nourrisson, la rareté du lait maternel et surtout la dentition doivent fournir des données sur l'époque du sevrage. C'est dans l'intervalle d'une évolution dentaire à une autre (voyez *Dentition*), lorsque les organes sont en repos, qu'il faut sevrer. Les enfants, pendant la dentition, sont soumis à de légers accidents du côté du ventre, de la poitrine, de la tête; ils refusent toute boisson, toute nourriture étrangère, et ils se laissent calmer par le lait de la mère, qui leur sert à la fois de tisane et d'aliment. On se priverait donc d'une grande ressource pendant les douleurs et les affections de la dentition, si l'on sevrait trop tôt. Avant de se décider, il faut bien tenir compte de la facilité et de la rapidité plus ou moins grande de la sortie des dents : en général, il faut attendre que l'enfant ait dix dents; Trousseau veut qu'on attende la sortie des canines, parce qu'elle est la plus dangereuse. Le printemps ou l'automne, puis l'été, doivent être attendus. Quelques enfants se sèvrent sans difficulté, et pour ainsi dire d'eux-mêmes, sans que la santé soit altérée. Il suffit de les confier à une personne étrangère, qui sera chargée de les distraire aux heures d'allaitement, qu'on éloignera de plus en plus, de façon qu'au bout de trois à quatre jours le sein soit supprimé. D'autres enfants, au contraire, ne font que crier et ne veulent prendre aucune nourriture : la mère ou la nourrice procèdera alors avec plus de lenteur ; elle cherchera à dégoûter l'enfant en appliquant sur le sein de l'aloès ou de la coloquinte. L'enfant une fois sevré continuera le régime indiqué plus haut ; mais peu à peu on le rendra plus nutritif, on le rapprochera de celui de la famille, en évitant toutefois les mets d'une digestion difficile. Les légumes, les œufs, la viande, les fruits cuits, le pain, feront la base de cette nouvelle alimentation. Quatre à cinq repas bien réglés seront généralement suffisants.

Sirop. — Médicament liquide, d'une consistance visqueuse due à une grande proportion de sucre (environ 2/3 en poids). Les sirops sont *simples*, lorsque indépendamment du sucre et du liquide qui le dissout, ils ne contiennent qu'une simple substance, et *composés* dans le cas contraire. Outre les sirops médicamenteux, on prépare aussi divers sirops dits d'*agrément*, qui, étendus d'eau, constituent des rafraîchissements d'un usage très général et très apprécié. On trouvera aux *Renseignements* qui sont placés à la fin de ce volume, sous la rubrique *Formules*, le mode de préparation de divers sirops que l'on peut facilement faire chez soi. Une fraude malheureusement trop répandue consiste à remplacer le sucre par le sirop de glucose ou de fécule, dont le prix est beaucoup moins élevé ; mais, d'une part, les sirops ainsi fabriqués sucrent moins que le véritable sirop de sucre, et sont d'une saveur peu agréable ; d'autre part, l'acide sulfurique qui a servi à la saccharification de la fécule ou de l'amidon, et dont ces sirops ne sont qu'imparfaitement débarrassés, peuvent produire de graves désordres dans l'économie. Tous les sirops de la Grande Pharmacie St-Antoine sont fabriqués avec des sucres de première marque.

Les sirops doivent être conservés dans un endroit frais, à l'abri de la lumière ; sans cette précaution ils subissent facilement une fermentation qui les altère profondément.

Soif. — Le besoin de prendre des aliments liquides et surtout aqueux se manifeste par une sensation spéciale dont le siège est dans le pharynx, comme le sentiment de la faim se localise dans l'estomac. C'est d'abord une légère sècheresse des lèvres, de la langue, de la muqueuse buccale; bientôt, si la soif n'est pas satisfaite, survient une sensation d'ardeur et de strangulation dans l'arrière-gorge ; puis la langue paraît s'épaissir, la bouche s'empâte, il y a un malaise avec excitation générale, la peau devient sèche et brûlante, la fièvre s'allume, l'haleine est fétide. Au bout de quelque temps il y a du délire, des illusions et des hallucinations ayant rapport à la privation des boissons; enfin on a vu la mort arriver après un temps qui varie suivant l'état général du sujet et l'influence que peuvent exercer les agents extérieurs ; et l'on peut dire que les angoisses causées par la soif sont plus violentes encore que celles de la faim.

Comme la faim, la soif est déterminée par un besoin général des organes, et elle provient non de la nécessité d'introduire des liquides dans l'estomac, mais bien de l'urgence qu'il y a de réparer les pertes que fait le sang de ses parties aqueuses : et la preuve, c'est qu'il n'est pas nécessaire de boire pour apaiser la soif. Ainsi des expériences faites par Dupuytren ont montré que l'injection dans les veines d'un liquide aqueux apaisait la soif des animaux soumis à ces expérimentations; l'immersion du corps dans un bain produit le même effet. (Voyez *Boissons*).

Sommeil. — Le repos est un besoin impérieux pour tous les êtres animés ; le *sommeil,* qui n'est que la cessation temporaire et périodique des fonctions du cerveau et du système nerveux, devient indispensable pour réparer les pertes matérielles que ces organes éprouvent pendant la veille. L'économie ressent d'autant plus le besoin de réparer ces pertes, que l'exercice et les travaux corporels ont été plus prolongés et plus violents. La douleur physique, comme la douleur morale, s'oppose au sommeil quand elle est vive, en ébranlant le système nerveux. L'absence des sensations et des mouvements volontaires le caractérise lorsqu'il est profond. Dans les rêves, le somnambulisme *(voyez ce mot),* le sommeil est léger ou imparfait; alors des mouvements partiels se révèlent dans l'organe de la pensée. Ces phénomènes tendent à démontrer la pluralité des organes cérébraux : les unes fonctionnent, se meuvent, tandis que d'autres sont dans le repos. Le sommeil est favorisé pendant la nuit par l'absence de toute cause d'excitation, par l'épuisement qui résulte de l'exercice et de l'état de veille. Le retour du soleil sur l'horizon, la lumière artificielle, le moindre bruit, la commotion la plus légère, suffisent pour amener le réveil.

Somnambulisme. — État maladif des fonctions du système nerveux qui se manifeste par les phénomènes les plus bizarres et semble toucher au merveilleux et au monde surnaturel. Aussi le somnambulisme a-t-il depuis longtemps éveillé la curiosité et parfois les superstitions du vulgaire. Son histoire s'est en même temps obscurcie de beaucoup d'assertions exagérées et de faits mal observés. « Le somnambulisme, dit Rostan, consiste à faire pendant le sommeil un grand nombre d'actes que l'on ne fait ordinairement que pendant la veille. » On sait en effet que le sommeil ordinaire n'est pas toujours assez profond pour que les fonctions de relation demeurent suspendues ; souvent, au contraire, telle ou telle de ces fonctions se maintient en activité pendant que les autres dorment, et il en résulte des rêves *(voyez ce mot)* de formes très variées. Dans le *Somnambulisme,* la majeure partie des fonctions, un moment suspendues par le sommeil, rentrent en activité d'une façon incomplète, mais très étendue, et le somnambule semble agir en homme éveillé, sans avoir cependant cessé de dormir. On ne saurait trop désirer que de nombreuses observations rigoureuses soient recueillies sur le somnambulisme, car aujourd'hui on peut regarder comme peu certains beaucoup de faits énoncés, et cependant plus ces faits sortent de l'ordre habituel, plus il y aurait intérêt à les vérifier ou à les rayer de la science. Ce qui est incontestable, c'est que les somnambules marchent pendant le sommeil, se dirigent souvent avec une adresse surprenante, saisissent avec dextérité toutes sortes d'objets, ouvrent ou ferment les portes, grimpent avec résolution et sang-froid sur les toitures, nagent même en certains cas, montent à cheval, etc. Mais tous ces actes sont tantôt en accord exact, tantôt en désaccord complet avec ce ce qui les entoure. Ainsi, tandis qu'un somnambule monte réellement à cheval, un autre enfourche un appui de fenêtre et s'y conduit comme sur une monture ordinaire; tandis que descendant jusqu'à une pièce d'eau, l'un nage en réalité, un autre exécute les mouvements de la natation étendu sur un lit ou sur un plancher. Souvent encore les bras du somnambule s'agitant dans le vide exécutent un travail imaginaire sur des objets absents, tandis que d'autres fois il accomplit effectivement les travaux qui lui sont habituels. Un fait plus étonnant a été maintes fois observé, c'est celui du somnambule allumant une bougie comme pour s'éclairer, bien qu'en général, dans cet état, la vue soit à peu près nulle; la preuve, c'est que si, après avoir allumé d'autres bougies, on souffle celle qu'il tient, le somnambule la rallume presque toujours. La vision ordinaire semble en grande partie remplacée par la mémoire et l'imagination de façon à demeurer toute intérieure. Les yeux sont tantôt ouverts ou demi-clos, tantôt entièrement fermés. L'ouïe est parfois aussi nulle que dans le plus profond sommeil, d'autres fois elle est très fine, et le bruit amène facilement le réveil; d'autres fois, sans se réveiller, le somnambule répond aux questions qu'on lui adresse et soutient ainsi une conversation où se mêlent pour lui le rêve et la réalité. Les autres sens présentent des phénomènes analogues, et le toucher paraît d'une délicatesse extrême. On dit, et avec raison, qu'il est dangereux de réveiller brusquement les somnambules; on risque en effet dans ce cas de provoquer une crise nerveuse, les convulsions, l'épilepsie. On les réveille mieux en les touchant doucement, en les appelant d'une voix calme et peu élevée. Les accès de somnambulisme se manifestent habituellement assez peu de temps après le début du sommeil naturel. Ils sont caractérisés par une sorte de réveil intérieur de la plupart des facultés qui demeurent à peu près étrangères aux phénomènes extérieurs; par la perte, après le réveil des somnambules, de tout souvenir de ce qu'ils ont fait, dit ou entendu dire pendant l'accès de somnambulisme. On a vu parfois, lorsque les accès sont fréquents, ce souvenir renaître à l'accès suivant, comme au réveil normal nous retrouvons la mémoire de tout ce qui nous entourait au moment où nous nous sommes endormis.

Le somnambulisme est souvent une affection héréditaire; on l'observe surtout chez les personnes d'une complexion nerveuse, irritable et sensible. Les femmes, à ce titre, y sont plus sujettes que les hommes, les jeunes gens des deux sexes plus que les enfants et les vieillards. On ne l'a guère observé avant l'âge de 7 ans ni au-delà de 60. Les affections morales vives et profondes, l'abus des travaux intellectuels ou des plaisirs, toutes les causes qui rendent la digestion laborieuse, surtout le soir, tendent à provoquer le somnambulisme. L'âge plus encore que les remèdes tend à le guérir, cependant il est bon de lui opposer un régime hygiénique rationnel : supprimer les causes qui paraissent favoriser le somnambulisme, veiller à ce que pendant le sommeil la respiration soit très libre et la tête élevée, supprimer le repas du soir, renoncer aux boissons spiritueuses ou excitantes, et changer la manière habituelle de vivre.

On donne vulgairement le nom de *Somnambules* aux charlatans qui prescrivent un traitement d'après les renseignements sur l'état d'un malade, qu'est censée avoir fournis quelque personne dite somnambule, après qu'ils ont feint de l'endormir par des pratiques plus ou moins bizarres. L'action curative de ces charlatans est purement illusoire, et en cela on peut confronter ici deux catégories de thérapeutes qui ont les plus grandes affinités. Tandis que le magnétiseur prétend guérir un fluide avec un autre fluide, les homœopathes prétendent guérir l'idéal de la maladie avec l'idéal du remède. (Voyez *Homœopathie*). Rien d'ailleurs ne saurait excuser un système de traitement qui entretient, chez des personnes d'un esprit faible, des croyances chimériques. Aussi les procédés des magnétiseurs doivent-il être proscrits en thérapeutique comme étant à la fois inutiles et nuisibles; de pareilles pratiques peuvent, même chez les personnes douées du meilleur jugement, développer un état cérébral alarmant : l'aliénation mentale confirmée est souvent résultée de la persistance de cet état. Ce qui contribue, pour un grand nombre de personnes, au succès, heureusement passager, des fantastiques exhibitions des magnétiseurs, c'est qu'il n'est pas très rare de rencontrer, parmi les croyants et les propagateurs, des personnes ayant quelques notions scientifiques mal digérées. Mais cela ne saurait prouver qu'une chose, c'est que le jugement et le bon sens sont indépendants des acquisitions scientifiques et littéraires.

Songe. — Voyez *Rêve*.

SPÉCIALITÉS

Nous donnons ci-après une courte notice sur chacune des *Préparations spéciales* de la *Grande-Pharmacie Saint-Antoine*, que nous avons l'occasion d'indiquer dans le cours de ce *Vocabulaire*.

Philodermine. — Elle est le meilleur moyen curatif des affections légères du visage, telles que *acné, couperose, dartres, plaies, rougeurs, démangeaisons, taches, feux,* etc. Grâce aux principes toniques et légèrement détersifs de ses éléments constituants, cette eau merveilleuse donne au derme un éclat velouté et une fraîcheur toute naturelle ; elle détruit dès l'abord et fait avorter les germes de toute espèce de boutons, qu'ils proviennent d'un contact quelconque, de l'intempérie des saisons ou de l'âcreté du sang.

Élixir des Dames. — Cette préparation a pour effet de calmer instantanément les douleurs dont sont souvent accompagnées les époques, surtout chez les personnes délicates et aux approches de l'âge critique. Elle facilite singulièrement l'établissement de cette importante fonction chez les jeunes filles, et fait aussi disparaître tous ces malaises qui rendent si pénible chez elles la période de la formation.

Prises anti-acides. — Les personnes qui ont l'estomac paresseux ou délicat sont souvent incommodées par des aigreurs d'estomac, des rapports acides, qui proviennent d'une digestion imparfaite. Les *Prises anti-acides,* en neutralisant l'aigreur des liquides de l'estomac, facilitent la digestion, et suppriment entièrement ces rapports désagréables.

Liniment des Touristes. — Les chasseurs, les touristes, les hommes appelés temporairement sous les drapeaux pour satisfaire aux lois militaires, en un mot toutes les personnes qui, sans se livrer continuellement à l'exercice de la marche, se trouvent dans la nécessité de faire exceptionnellement de longues courses, n'ayant pas l'épiderme des pieds endurci, souffrent habituellement d'ampoules douloureuses, qu'il est aisé de prévenir par l'emploi du *Liniment des Touristes.*

Poudre anti-aphteuse. — Elle fait disparaitre, par une seule application, les aphtes qui causent des douleurs dans la bouche et gênent la mastication.

Liqueur anti-asthmatique. — Dans un climat humide et variable comme le nôtre, l'asthme est une affection des plus communes, des plus gênantes, et contre laquelle il n'existe pas d'autre remède efficace que la *Liqueur anti-asthmatique.* Elle calme rapidement les accès, en prévient le retour, et rend la respiration libre et aisée; aussi les malades recouvrent-ils promptement le repos et le sommeil, c'est-à-dire le bien-être et la santé.

Sirop d'écorces d'oranges amères anti-nerveux. — Remède souverain contre les névralgies, névroses, et en général contre toutes les affections du système nerveux, telles que l'*hystérie,* la *chorée* ou *danse de St-Guy,* l'*épilepsie,* etc.

Purgation végétale. — Entièrement végétale, cette excellente préparation ne cause ni irritation des intestins, ni coliques, ni constipation. Prise de temps en temps, elle assure la régularité des fonctions digestives et supprime entièrement les malaises qui dérivent habituellement du trouble de ces fonctions, tels que maux de tête, migraines, embarras gastriques, etc.

Sel végétal. — La popularité de ce *Sel* incomparable répond assez de son efficacité; il fait disparaître en 2 ou 3 jours, souvent en un seul jour, les écoulements de toute nature, même les plus rebelles, même les plus invétérés, sans causer ni irritation, ni rétrécissement. Son emploi est des plus faciles.

Élixir anti-chlorotique. — La chlorose, qui affecte particulièrement les jeunes filles, tend à devenir de plus en plus fréquente ; aussi est-ce rendre service à un grand nombre de familles que de leur offrir un médicament d'un effet certain contre une maladie qui compromet pour toute leur vie la santé des jeunes personnes, et qui constitue un antécédent des plus fâcheux pour les enfants qu'elles pourront plus tard mettre au jour.

Onguent maturatif. — S'emploie pour faire mûrir rapidement les furoncles, clous, abcès, etc., et calmer la douleur causée par ces tumeurs.

Vin de Solenne. — Le *Vin stomachique de Solenne* a la propriété de ranimer l'appétit et de restituer à l'estomac la vigueur qui lui est nécessaire pour que la digestion soit facile et profitable. Son emploi est très recommandé, surtout pendant les chaleurs, aux personnes qui manquent d'appétit ou qui digèrent péniblement ; il est à la fois apéritif, digestif et hygiénique ; il favorise toutes les fonctions de l'estomac, dont il est le réparateur par excellence. On le recommande tout particulièrement aux anémiques, aux jeunes filles chlorotiques, aux enfants lymphatiques, aux jeunes femmes pendant la grossesse et l'allaitement, en un mot à toutes les personnes qui ont besoin de toniques.

Poudre sternutatoire. — Employée dans le coryza, elle favorise l'éternuement ; et par conséquent dégage le cerveau en faisant disparaître les maux de tête et la migraine.

Mélange téléphile. — Employé avec succès pour faire disparaître les crevasses qui ont ordinairement pour siège le mamelon du sein des nourrices.

Huile de foie de morue. — La *Grand Pharmacie St-Antoine* est la seule maison de Lyo qui puisse offrir au public une huile de foie de moru irréprochable; elle la tire directement de Terre-neuve ce qui lui permet de la vendre avec rabais de 30 pou 100 sur les prix ordinaires.

Élixir anti-anémique. — L'appauvrisse ment du sang est une affection malheureusement tro répandue de nos jours, et qui préoccupe au plus hau degré les princes de la science. Rendre au sang sa ri chesse, et y développer les globules rouges qui fon sa force, tel est donc le problème à résoudre; nou pouvons dire hardiment que nulle préparation ne ré pond mieux à ces données que l'*Élixir anti-anémi que*. On lira plus loin, à la fin des Renseignements une Notice spéciale sur l'Elixir anti-anémique.

Vin dépuratif. — L'âcreté du sang est l germe de presque toutes les maladies. En effet, lorsqu le sang qui circule dans le corps tout entier pour por ter à chaque partie la nourriture nécessaire, est in fecté de quelque impureté, l'acte important dont il es chargé ne peut s'effectuer dans des conditions nor males; c'est alors la maladie et non la vie et la santé qu'il charrie à travers l'organisme. C'est principale ment au printemps, sous l'influence de la chaleur re naissante et de cette sève qui fermente dans la natur entière, que l'âcreté du sang se manifeste le plus visi blement, soit par des signes extérieurs, soit par de désordres internes; aussi est-ce le moment où l'or songe de préférence à faire usage de dépuratifs; mai cette âcreté subsiste en toute saison, aussi est-il tou jours à propos d'y remédier. De toutes les prépara tions destinées à neutraliser et à éliminer les viru qui corrompent le sang, la plus efficace, la plus agréable à prendre, celle dont les effets sont les plus prompts et les plus durables, c'est incontestablement le *Vin dépuratif* de la *Grande Pharmacie St-Antoine;* il entraîne et expulse les virus morbifiques, chasse la bile, rafraîchit le sang, purifie les humeurs et répand dans tout l'organisme la vigueur et le bien-être. Une installation toute spéciale, des appareils entièrement nouveaux, dans lesquels les plantes dépuratives les mieux choisies sont traitées par la vapeur jusqu'à complet épuisement, sont pour le public la garantie d'un produit absolument supérieur, dont aucune autre préparation ne saurait approcher. Ces moyens de productions permettent en même temps de le vendre *quarante pour cent* meilleur marché que tous les produits similaires. — Pour éviter toute contrefaçon ou imitation, il est indispensable d'exiger le *véritable Vin dépuratif* de la *Grande Pharmacie St-Antoine.*

Pommade anti-dartreuse. — Elle fait disparaître les feux du visage, dartres, pellicules, eczéma, gourmes, etc., et rend à la peau sa fraîcheur, sa transparence et son velouté.

Vin à la Glycérine pure. — Ce vin, préparé spécialement pour les diabétiques, leur procure un grand soulagement et n'offre rien de désagréable au goût.

Mélange contre les engelures. — Il calme instantanément la douleur causée par les engelures, rend à l'épiderme sa souplesse en faisant disparaître l'inflammation, et prévient toute récidive.

Pommade anti-psorique. — Elle détruit l'animalcule parasitaire qui cause la gale, et par conséquent guérit radicalement cette désagréable affection.

Pastilles au Thymate de Soude. — L'illustre chimiste Berthollet a doté la thérapeutique d'un sel qui a été longtemps considéré comme le remède par excellence des affections de la bouche, des gencives et du larynx *(stomatite, gengivite, amygdalite,* etc.) : c'est le chlorate de potasse, appelé, du nom de son inventeur, sel de Berthollet. Des travaux postérieurs ont démontré que pour ces affections l'action de la soude était préférable à celle de la potasse ; cette opinion, émise par le professeur Ch. Robin, a été partagée par le corps médical tout entier. Un autre perfectionnement de cet excellent remède était encore à désirer, c'était l'élimination du chlore, qui irrite plus ou moins violemment les muqueuses des cavités nasales et des voies aériennes : ce dernier perfectionnement, nous l'avons réalisé au-delà de toute espérance, après de nombreux essais, par l'introduction de l'*Acide Thymique,* dont les propriétés sédatives et balsamiques sont bien connues, et qui appartient au groupe, si justement apprécié aujourd'hui, des Phénols. Aussi nos *Pastilles au Thymate de Soude* sont-elles le remède souverain, définitif, de toutes les affections du *palais, aphtes, gonflement, ramollissement et suppuration des gencives, fétidité de l'haleine, amygdalite, pharyngo-laryngite, stomatite,* etc. Elles purifient l'*haleine* et laissent dans la bouche le parfum le plus suave.

Il est nécessaire de dire ici que l'acide thymique, d'une préparation extrêmement délicate, est souvent impur, alors que de sa pureté même dépend tout le succès du traitement ; celui que nous employons, étant préparé par nous-mêmes dans nos laboratoires, au moyen d'appareils à vapeur construits spécialement pour cette destination, ne peut laisser aucun doute sur sa parfaite efficacité; aussi ne saurions-nous trop engager le public à se mettre en garde contre les préparations à base d'acide thymique qui ne sortiraient pas des laboratoires de la *Grande Pharmacie St-Antoine de Lyon.*

Pommade contre les hémorrhoïdes. — Une seule application de cette merveilleuse pommade fait disparaître, sans crainte aucune de répercussion, les hémorrhoïdes même les plus volumineuses, et en prévient le retour.

Huile de Harlem. — Souveraine dans les cas de coliques néphrétiques et de gravelle goutteuse. Ne pas confondre les huiles vendues sous le nom d'Huile de Harlem, et qui n'en ont que le nom, avec celle offerte au public par la Grande Pharmacie St-Antoine, qui a le *dépôt exclusif* de la *véritable Huile de Harlem*, de G. de Koning-Tilly.

Emplâtre de Bavière. — Tout le monde connait l'efficacité de l'emplâtre de Bavière dans le traitement du lumbago; mais il est extrêmement difficile de se procurer le véritable, si l'on s'adresse partout ailleurs qu'à la *Grande Pharmacie St-Antoine.*

Mastic dentaire. — Grâce à cette ingénieuse préparation, on peut soi-même prendre les soins nécessités par la carie des dents, sans avoir recours au dentiste; rien n'est plus aisé que l'emploi du *Mastic dentaire*, au moyen duquel on obtient l'obturation de la cavité des dents cariées, seul moyen efficace de supprimer les maux de dents.

Eau merveilleuse ophtalmique. — La

promptitude et la sûreté des résultats qu'on obtient par l'emploi de ce précieux collyre dans le traitement des maladies des yeux, larmoiement, rougeurs, irritation, démangeaison, gonflement des paupières, etc., lui ont valu le nom bien justifié d'*Eau merveilleuse ophtalmique*.

Pommade St-Antoine. — Quelques frictions avec cette excellente pommade calment instantanément les névralgies de toute sorte.

Pommade composée contre le pityriasis. — Nous avons pour cette pommade une formule spéciale dont l'effet est aussi assuré que rapide.

Quinquina. — Nous renvoyons le lecteur à l'article *Quinquina* de ce Vocabulaire; il y trouvera d'intéressants détails sur cette plante bienfaisante. Tout le monde sait que la *Grande Pharmacie St-Antoine* met tous ses soins à la préparation des médicaments ayant pour base le quinquina, et qu'elle possède l'installation la plus complète et la plus perfectionnée qui existe pour le traitement des écorces. Il est presque superflu d'ajouter qu'elle ne néglige aucune forme des préparations quiniques, et qu'on trouve toujours l'assortiment complet des divers vins de quinquina au Malaga, au Madère, au Frontignan, au Bordeaux, etc., etc.

La *Pharmacie St-Antoine* prépare également les Vins de Quinquina ferrugineux, au cacao, à la coca, au suc de viande, etc., etc.

Pour faire apprécier au public l'excellence de ses Vins de Quinquina, la *Grande Pharmacie St-Antoine* les offre au verre, sur le Bar anglais qu'elle a fait installer à cet effet.

L'excellence des produits au quinquina de la

Grande Pharmacie Saint-Antoine n'est pas leur seule qualité; leur bon marché, qui défie toute rivalité, mérite une mention spéciale. D'une part, les écorces qu'elle emploie, et qui sont toujours d'une provenance authentique, sont rigoureusement examinées et triées avant d'être soumises aux appareils d'épuisement; d'un autre côté, les vins qui servent de véhicule au quinquina sont toujours expédiés des meilleurs crûs, sans aucun intermédiaire; l'adjonction du quinquina à ces vins a lieu en dehors des limites de l'octroi, ce qui les affranchit des droits d'entrée si élevés, économie dont bénéficie le client. Quant aux divers prix des Vins de quinquina de la *Grande Pharmacie St-Antoine,* ils sont basés sur l'âge des vins employés; mais la quantité de quinquina qui y est incorporée est toujours la même, aussi les vins vendus le meilleur marché comme ceux du prix le plus élevé contiennent-ils toujours exactement la même quantité de principes actifs. La vieillesse des vins les rend assurément plus agréables à prendre; mais un vin généreux, quoique un peu jeune, est toujours salutaire, pourvu qu'il soit pur de tout mélange, et cette pureté, la *Grande Pharmacie Saint-Antoine* peut en répondre, puisqu'elle tire ses vins directement des pays d'origine, en les prenant chez les propriétaires les mieux réputés de chaque centre viticole.

Fer dialysé. — Rien n'est plus difficile que de trouver une préparation ferrugineuse qui ne cause aucun trouble, aucune fatigue à l'estomac; c'est ce qui empêche souvent les médecins de prescrire ce réparateur par excellence du sang appauvri. Le *Fer dialysé* de la *Grande Pharmacie St-Antoine* a sur tous les autres cet avantage, résultant des procédés par lesquels il a été élaboré, qu'il est assimilé sans aucun travail de l'appareil digestif, et que par conséquent il ne cause aucun des inconvénients que l'on reproche d'ordinaire aux ferrugineux ; il ne produit ni constipation, ni fatigue, et ne noircit pas les dents. C'est donc le plus parfait des ferrugineux contre l'*anémie*, la *chlorose*, les *gastralgies*, les *dyspepsies*, les *pertes blanches*, les *pâles couleurs*, le *manque d'appétit*, les *convalescences paresseuses*. Il donne au lait des nourrices une force nutritive exceptionnelle; il est employé avec un succès assuré pour combattre toutes les affections occasionnées par un sang affaibli.

Thé St-Antoine. — Ce *thé purgatif* doit la réputation qu'il s'est acquise à son incontestable supériorité sur tous les produits similaires répandus dans le commerce.

Ce produit n'est pas un remède secret, mais bien une combinaison profondément élaborée de certaines substances, parmi lesquelles on peut citer au premier rang la *Menthe*, la *Mélisse*, la *Mauve*, l'*Hysope*, et dont la base principale est le *véritable séné de la Palthe*, qui nous vient du Levant, et dont les fleurs donnent à la distillation un parfum si délicieux, et jouissant, comme toutes les *Césalpiniées*, de précieuses propriétés *purgatives*, propriétés toutes *bienfaisantes* et *adoucissantes*. En un mot, ce Thé n'est que la modification de celui adopté par le Codex, page 538.

Ces fleurs et plantes aromatiques, mondées et triées avec soin, toujours *fraîches et nouvelles*, lui donnent une saveur franche et un arôme très agréable. — Il peut être pris et supporté par les personnes les plus difficiles et les plus délicates, son usage pouvant être continué longtemps sans fatigue aucune pour l'estomac.

Il possède tous les avantages des Purgatifs, sans en avoir les nombreux inconvénients.

Il ne provoque ni *nausées*, ni *vomissements*.

Il *purge promptement et sans coliques*.

Il peut être pris à toute heure de la journée, sans se déranger de ses occupations, de ses habitudes, et sans changer sa nourriture.

Pour jouir d'une santé parfaite, prendre une fois par semaine un verre de ce thé, qui est un *purgatif doux, commode, agréable et convient à tout âge*. Souverain contre *constipation, perte d'appétit, maux d'estomac, digestions pénibles, vapeurs, étourdissements, migraines, névralgies, hémorrhoïdes, maladies du foie, hydropisie, affections dartreuses*.

Nous dirons en terminant que ce *Thé purgatif*, dont la réputation ne cesse de s'accroître, est une des *boissons les plus agréables* sous tous les rapports, et, au point de vue de l'hygiène, nous croyons rendre service aux personnes souffrantes en en répandant l'usage.

Lotion virginale. — Cette lotion, destinée à la toilette intime des dames, raffermit les tissus, rafraîchit les chairs et leur donne une couleur rosée. Loin d'être excitante ou irritante, comme les eaux employées habituellement pour cet usage, elle est tonique et réparatrice. Quelques applications suffisent pour constater ses effets; employée régulièrement chaque jour, elle entretient une fraîcheur toute virginale.

C'est aussi un hémostatique très efficace contre les pertes blanches, en même temps qu'un sûr prophylactique contre tout virus contagieux.

Vermifuges. — Les *vers intestinaux* peuvent être divisés en deux grandes classes, dont l'une comprend les divers parasites d'une nature peu grave, tels que les *lombrics, helminthes, botriocéphales,* etc.; et l'autre, le plus redoutable des entozoaires, le *Tœnia* ou *Ver solitaire.* De là les deux sortes de vermifuges préparés par la *Grande Pharmacie St-Antoine.* Contre les vers de la première classe, elle offre le *Papier vermifuge,* d'un emploi extrêmement facile et d'un succès assuré. Contre le tœnia, elle prépare une composition qui, malgré son énergie, se prend sans aucun danger, et fait périr à coup sûr le tœnia, quelque soit son âge et son développement; une purgation spéciale, prise peu de temps après la composition vermifuge, en assure l'expulsion complète, de sorte qu'il n'y a pas à craindre qu'il ne se réforme. Cette composition tœnifuge est la seule qui ne cause aucune fatigue, aucun trouble, et dont l'effet soit certain.

Bochet St-Antoine. — De toutes les tisanes rafraîchissantes et dépuratives, la plus agréable, la plus efficace, la plus douce est assurément le *Bochet St-Antoine.* C'est à la fois une boisson hygiénique et un laxatif adoucissant; il entretient les entrailles dans un état satisfaisant, et par là donne de l'appétit et facilite la digestion; il ne cause jamais ni diarrhée, ni colique. Par son action sur la bile, le sang et les humeurs, il entretient l'organisme tout entier dans un état de bien-être on ne peut plus agréable. En été, il constitue un rafraîchissement délicieux et des plus sains.

Squelette. — Ensemble des os qui constituent la charpente solide des animaux vertébrés. Il est formé par une matière spéciale appelée *substance osseuse* (voyez *Tissu*), et peut se diviser en trois parties : la *Tête*, le *Tronc* et les *Membres*.

1° *Tête*. — La tête osseuse comprend deux parties : le *crâne* et la *face*. Chez l'homme, dont nous nous occuperons spécialement dans cet article, le crâne est formé de 8 os, dont 4 os pairs et 4 os impairs. Les 4 os pairs sont les 2 *pariétaux* qui forment la voûte du crâne, et les 2 *temporaux*, qui soutiennent au-dessus de chaque oreille cette surface connue de tout le monde sous le nom de tempe. Les 4 os impairs sont le *frontal* ou *coronal*, qui constitue le front ; en arrière, l'*occipital* qui forme l'occiput et contient le *trou vertébral* par lequel la cavité crânienne communique avec le canal de la colonne vertébrale ; puis le *sphénoïde*, placé à la base du crâne ; enfin l'*ethmoïde*, petit os criblé de trous pour le passage des nerfs de l'olfaction, et qui, logé entre les deux orbites, fournit le plancher supérieur des fosses nasales. La *face*, appliquée en avant de la base du crâne, se compose de 14 os, la plupart immobiles les uns par rapport aux autres ; un seul, qui soutient la mâchoire inférieure, jouit d'une mobilité complète. Ces 14 os sont : 2 *os molaires*, 2 *os lacrymaux*, 2 *os nasaux*, 2 *os maxillaires supérieurs*, 2 *cornets inférieurs*, 2 *os palatins*, le *vomer* et l'*os maxillaire inférieur*. Il faut ajouter 3 petits osselets situés dans chaque oreille, et un petit os suspendu à la base de la langue, l'*os hyoïde*.

2° *Tronc*. — Le tronc est la portion du squelette qui correspond au corps proprement dit et forme la charpente des cavités thoracique et abdominale. On y distingue la *colonne vertébrale*, le *sternum* et les *côtes*, et on y comprend aussi le *bassin*, qui est réellement la partie basilaire du membre inférieur, modifiée pour compléter et protéger l'abdomen.

La colonne vertébrale se compose de 24 *vertèbres* : ce sont de petits os tous analogues entre eux quant à leur composition, mais tous dissemblables quant aux détails de leurs formes, et qui sont superposés les uns aux autres.

Le *sternum* est un os plat situé sur la ligne médiane et dans la paroi antérieure de la poitrine. Il est composé de 6 à 7 pièces qui se soudent plus ou moins rapidement. Il reçoit en avant l'attache des côtes et complète ainsi la cavité thoracique.

Les *côtes* sont des paires de lames osseuses contournées en arcs de cercle irréguliers, dont la courbature est beaucoup plus marquée et plus brusque en arrière qu'en avant.

Le *bassin* termine l'abdomen à sa partie inférieure ou postérieure.

3° *Membres.* — L'homme a deux paires de membres; l'une s'appuie sur la charpente osseuse du thorax : ce sont les *membres supérieurs* ou mieux *membres thoraciques ;* l'autre paire, directement fixée sur la colonne vertébrale, a pour base le bassin : ce sont les *membres inférieurs*.

Le membre thoracique se compose de quatre parties placées à la suite les unes des autres : l'*épaule*, le *bras*, l'*avant-bras* et la *main*.

L'*épaule* forme la base du membre et s'appuie sur les côtes; elle se compose de deux os, l'*omoplate*, située sur la face dorsale de la cage thoracique; la *clavicule,* qui va de l'extrémité externe de l'omoplate se fixer sur la partie supérieure du sternum.

Le *bras* est formé par un seul os nommé *humérus.*

L'*avant-bras* comprend deux os longs, parallèles, le *cubitus* et le *radius.*

La *main* est un organe compliqué, disposé pour saisir les objets : on y distingue le *poignet* ou *carpe,* le *métacarpe* et les *doigts.*

Le *membre inférieur* se compose de quatre parties correspondantes à celles du membre supérieur, le *bassin,* la *cuisse,* la *jambe* et le *pied.* Le *bassin* est l'analogue de l'épaule, et peut lui être comparé très exactement : l'*ilium* représente l'omoplate, et le *pubis* peut être assimilé à la clavicule. Après le bassin vient la cuisse, comme le bras après l'épaule. La cuisse est soutenue par un seul os, le *fémur;* la *jambe* est, comme l'avant-bras, composée de deux os longs, parallèles, le *tibia* et le *péroné.* Enfin le *pied* a une composition semblable à celle de la main : on y trouve le *tarse* ou *coup de pied,* le *métatarse* et les *doigts* ou *orteils.*

Strabisme. — *Vue louche.* — Difformité qui provient de l'inégalité de force ou de dimension dans les muscles de l'œil.

Suette. — Maladie éruptive, le plus souvent épidémique, caractérisée surtout par des sueurs abondantes et une éruption miliaire. Les causes en sont peu connues; cependant, comme, dans ses diverses invasions, elle a sévi sur les pays marécageux, on peut présumer que les vallées très humides et à fond tourbeux ont un certain degré d'influence. Les boissons douces, les révulsifs, les purgatifs forment la base du traitement.

Syncope. — Perte subite et momentanée de sentiment et de mouvement, avec suspension de la respiration. Elle est causée par une cessation momentanée de l'action du cœur. Il faut exposer au grand air les personnes qui ont une syncope, desserrer leurs vêtements pour rendre la circulation plus libre, et les coucher horizontalement. Les frictions, les aspersions avec de l'eau froide vinaigrée, l'inspiration des sels, de l'éther, etc., sont d'utiles auxiliaires du traitement.

T

Tœnia. — *Ver solitaire.* — Genre de vers intestinaux qui se composent d'une tête généralement assez petite, portant des suçoirs, sans bouche ni canal digestif, et d'un corps en forme de ruban qui s'élargit régulièrement à partir de la tête et présente presque toujours une longueur énorme. Le corps est nettement divisé en anneaux de forme rectangulaire. Chacun de ces anneaux, en se développant, devient un réservoir d'œufs très nombreux et se détache de l'extrémité opposée à la tête, lorsque ces œufs sont murs ; puis l'anneau est rejeté hors du canal digestif.

L'alimentation des tœnias dans les intestins où ils habitent se fait par une véritable absorption des sucs dont l'intestin est rempli. Aussi la présence d'un tœnia dans les intestins est-elle une cause de rapide épuisement.

La Grande Pharmacie St-Antoine compose un remède d'un résultat assuré pour la destruction du Ver solitaire. (Voyez, au mot *Spécialités*, l'article *Vers intestinaux*).

Teigne. — Affection dont le siège est dans le bulbe des cheveux, et qui est caractérisée par des croûtes sèches d'une couleur jaune pâle, avec une dépression qui donne à ces croûtes quelque ressemblance avec les alvéoles d'une ruche à miel. Cette maladie s'observe plutôt chez les enfants de 6, 7, 8 et 9 ans que chez ceux qui sont à la mamelle; les adultes en sont quelquefois attaqués. Lorsque la teigne est récente, les soins de propreté suffisent quelquefois pour la faire disparaître; mais lorsqu'elle est ancienne, lorsqu'elle a atteint le cuir chevelu dans une grande épaisseur, un traitement sérieux est nécessaire. La teigne disparaît par l'emploi de la *Pommade anti-herpétique* (Voyez ce mot à l'article *Spécialités*).

Thérapeutique. — Branche de la médecine qui a pour objet le traitement des maladies, c'est-à-dire qui donne des principes sur le choix et l'administration des moyens curatifs et des médicaments.

Thermomètre. — Instrument qui a pour but de comparer les températures entre elles, de manière à pouvoir les classer par ordre de grandeur.

Tic. — Contraction convulsive de certains muscles, et particulièrement ceux du visage, donnant lieu à des grimaces ou à d'autres gestes plus ou moins bizarres. Le tic est l'effet d'un état nerveux général et local, ou bien le résultat d'une habitude vicieuse. Dans le second cas, on peut le guérir par des efforts persévérants; dans le premier, le *tic douloureux* est une névralgie faciale qui cède plus ou moins promptement au traitement des névralgies.

Tisane. — Médicament qui a l'eau pour excipient et qui est destiné à servir de boisson habituelle aux malades. Les tisanes sont ordinairement peu chargées de parties actives, et se préparent par *infusion*, par *décoction*, et quelquefois par *macération*. Le plus souvent les tisanes sont édulcorées avec la réglisse, le sucre, le miel ou quelque sirop.

La *Grande Pharmacie St-Antoine* offre au public, sur son *Bar de Santé*, les tisanes dépuratives, rafraîchissantes, apéritives, toutes préparées, et le nombre est grand des personnes qui, pour s'affranchir des soins nécessités par la préparation de la tisane, viennent régulièrement chaque jour prendre un ou plusieurs verres de ces boissons hygiéniques et bienfaisantes.

Tissu. — Substances de natures diverses qui forment les différents organes du corps, et qui sont appelées *tissus organiques*. On en distingue cinq principaux : 1° le *tissu cellulaire*, le plus universellement répandu, et qui se distingue surtout par sa structure aréolaire et spongieuse; à l'œil nu, il se montre formé de lamelles membraneuses minces, transparentes et molles, qui, en s'entrecroisant dans divers sens, circonscrivent une série de *cellules* assez comparables, lorsqu'on y insuffle de l'air, aux bulles accumulées d'un liquide mousseux. Ce tissu est susceptible de se laisser distendre par accumulation de matière graisseuse, car il est très extensible, mais il ne revient pas sur lui-même et n'est pas élastique. Lorsque ce tissu est en voie de formation, on trouve dans ses lamelles, non plus des fibres, mais des cellules microscopiques, nommées *utricules* qui sont les vrais éléments constitutifs des tissus organisés. Les membranes séreuses et les muqueuses ne sont pas autre chose que les lamelles du tissu cellulaire se rangeant parallèlement entre elles, se superposant sur une assez faible épaisseur et arrivant à constituer de vastes surfaces ou feuillets cellulaires. C'est par une modification analogue que se forme la peau, qui est une espèce de muqueuse destinée à s'adapter au contact continuel des objets extérieurs. 2° Le *tissu musculaire,* qui forme la partie rouge des muscles, ou *chair* proprement dite. Il est composé de fibres réunies en faisceaux, et qui ont la faculté de se contracter sous l'influence de la volonté ou d'un autre stimulant; il ne compose pas à lui seul les muscles, qui contiennent en outre une forte proportion de tissu cellulaire. 3° Le *tissu fibreux,* qui diffère du tissu musculaire par ses caractères physiques et chimiques, et surtout en ce qu'il n'est pas contractile : il forme les tendons, les aponévroses, les ligaments. 4° Le *tissu osseux,* de consistance pierreuse, formé de gélatine et de phosphate de chaux, présentant quelquefois une disposition celluleuse, et quelquefois aussi compacte que l'ivoire. 5° Le *tissu nerveux,* siège de la faculté de sentir, substance molle et ordinairement blanchâtre, qui constitue l'encéphale et les nerfs.

Toniques. — Remèdes qui ont pour effet de rétablir l'élasticité détruite des fibres de l'estomac et des intestins ainsi que du corps tout entier, d'accélérer le mouvement du sang, d'accroître les forces musculaires et la chaleur animale. L'importance chaque jour plus grande que prend la médication tonique s'explique par l'affaiblissement général qu'il est aisé de constater dans les constitutions; jamais on n'avait vu, autant que de nos jours, des enfants lymphatiques et débiles, des jeunes filles chlorotiques, des jeunes mères délicates et pâles ; la vie à outrance que nous menons, l'abus que nous faisons des forces physiques, soit pour le travail, soit pour le plaisir, diminuent considérablement l'énergie vitale, et il est nécessaire de remédier à cette dépense excessive. Telle est l'utilité des toniques. Le docteur Trousseau les divise en trois classes : 1° les *toniques astringents*, qui ont la propriété de rendre immédiatement aux solides la tonicité, la densité vitale qui les rend propres à l'accomplissement des mouvements insensibles qui se passent en eux : tels sont, notamment, le tannin, le cachou, la bistorte, la gomme-kino, le ratanhia, le plomb, l'alun, les acides faibles, etc. ; 2° les *toniques analeptiques ou reconstituants*, dont l'action consiste à rendre immédiatement au sang les principes organiques et réparateurs qui lui manquent; le fer a au plus haut degré cette propriété, non pas en s'ajoutant directement aux molécules de fer qui y existent encore en trop petite quantité, mais en excitant la régénération physiologique de ce principe dans le fluide nourricier; le manganèse paraîtrait, d'après quelques auteurs, mais à un moindre degré, jouir des mêmes propriétés; 3° les *toniques névrosthéniques* ont pour effet d'imprimer aux forces vives de l'économie de la résistance vitale et de reconstituer les facultés assimilatrices en rétablissant les synergies : tels sont le quinquina, le colombo, le noyer, le quassia, le houblon, la gentiane, les centaurées, les chicorées, le houx, a benoîte, l'alkékenge, le lichen d'Islande, etc.

La *Grande Pharmacie Saint-Antoine* donne des soins tout particuliers à la préparation des médicaments toniques, et elle s'est fait sous ce rapport une réputation sans rivale. Citons en première ligne son

Fer dialysé, qu'elle fabrique au moyen d'appareils entièrement nouveaux, et grâce auquels l'emploi du fer n'a plus aucun des inconvénients qui ont été signalés, par exemple celui de fatiguer l'estomac : le *Fer dialysé de la Grande Pharmacie St-Antoine* est d'une assimilation tellement facile que les estomacs les plus délicats n'en éprouvent aucun embarras, et c'est, de tous les ferrugineux, celui dont l'action est la plus prompte et la plus efficace.

L'excellence et la supériorité des *Vins de quinquina* de la *Grande Pharmacie St-Antoine* sont trop connues pour qu'il soit nécessaire de les signaler ; on sait qu'elle s'est créée sous ce rapport une spécialité sans précédent. (Voyez l'article *Quinquina*). Elle prépare aussi, avec la même supériorité, les *Vins de Gentiane,* de *Noyer,* de *Colombo,* de *Coca,* le tout suivant les indications des maîtres de la science, préoccupés à juste titre de la dégénérescence dont sont atteintes les constitutions à notre époque, et soucieux de rechercher les remèdes les plus efficaces pour conjurer ce danger dont est menacée notre Société.

Quant à l'*Elixir anti-anémique* il fait l'objet d'une Notice spéciale qu'on lira à la fin des *Renseignements.*

Torticolis. — Douleur inflammatoire ou rhumatismale qui a son siège dans quelques-uns des muscles du cou, et qui force le malade à tenir la tête inclinée en avant, sur l'un des côtés, ou en arrière, suivant les muscles affectés.

Toux. — Expirations subites, courtes et plus ou moins fréquentes, par lesquelles l'air, en passant rapidement par les bronches et la trachée-artère, produit un bruit particulier. Elle est causée soit par quelque trouble de l'appareil respiratoire, soit par une lésion de quelque organe. Les *Pastilles au Thymate de Soude* font en général cesser la toux, même la plus opiniâtre. (Voyez *Spécialités*).

Tumeur. — Communément on appelle *tumeur* toute éminence circonscrite, d'un certain volume, développée dans une partie quelconque du corps. Au point de vue pathologique, on donne ce nom à une production morbide *persistante*, de génération nouvelle, et caractérisée par une tuméfaction limitée, quels que soient du reste ses caractères physiques.

Tympanite. — Gonflement de l'abdomen causé par l'accumulation du gaz dans le canal intestinal; affection ainsi nommée parce que le ventre est ballonné, et sonore comme un tambour.

Typhus. — Fièvre continue de nature contagieuse et épidémique, produite le plus souvent par des influences miasmatiques, et dans laquelle on observe un trouble du système nerveux joint à un état morbide des membranes muqueuses. Il se développe primitivement au milieu des grands rassemblements d'individus, sous l'influence de la privation des aliments, des fatigues excessives, des affections morales tristes. La stupeur commence et finit avec la maladie. Chez presque tous les malades il y a toux et expectoration de crachats tenaces et mêlés d'air, une irritation des conjonctives, des symptômes d'inflammation gastrique ou intestinale. Ces symptômes dominent au début; puis se manifestent les symptômes nerveux, des tremblements, des soubresauts, des mouvements convulsifs, le délire, la surdité, une prostration très prononcée. C'est une maladie des plus graves, et l'intervention de l'homme de l'art ne saurait être trop promptement réclamée. Comme moyen préventif en temps d'épidémie, les soins de la plus minutieuse propreté sont nécessaires ; on versera deux ou trois fois par jour de l'acide phénique dans les fosses d'aisances ; les selles devront être désinfectées, au moment même où elles sont rendues, au moyen du chlorure de zinc, de l'hypochlorate de chaux ou du sulfate de fer. Le linge de corps et les garnitures de lit doivent être plongées, dès qu'on les enlève, dans de l'eau chlorurée.

U

Ulcère. — Solution de continuité des parties molles avec perte de substance, plus ou moins ancienne, accompagnée d'un écoulement de pus et entretenue par un vice local ou par une cause interne. Richerand établit entre la *plaie* et l'*ulcère* quatre différences principales : 1° la plaie résulte de l'action d'un corps étranger ; la cause de l'ulcère est inhérente à l'économie ; 2° la plaie est toujours idiopathique, l'ulcère est toujours symptomatique ; 3° la plaie tend essentiellement à la guérison ; l'ulcère, au contraire, tend toujours à s'agrandir ; 4° le traitement de la plaie est purement chirurgical, celui de l'ulcère est plutôt médical.

Urémie. — Accumulation de l'urée dans le sang; elle constitue ce qu'on appelle la *maladie de Bright.*

V

Vaccin, Vaccination. — Le vaccin est une humeur virulente particulière, douée de la propriété antivariolique, ainsi appelée parce qu'elle a été recueillie primitivement dans des pustules qui surviennent quelquefois au pis des vaches, et qu'on appelle *cowpox*. L'humeur que contiennent ces pustules, insérée dans la peau de l'homme, y produit le développement de pustules semblables; et le fluide séreux qui les gonfle vers le cinquième ou le sixième jour a reçu le nom de *vaccin humain*, tandis que celui qu'on recueille dans le cowpox est dit *vaccin animal*. Le vaccin est employé pour transmettre, par inoculation, la maladie préservatrice connue sous le nom de *vaccine*.

La *vaccination* est l'opération qui consiste à mettre le virus-vaccin en contact avec les vaisseaux absorbants de la peau. La vaccination de *bras à bras*, c'est-à-dire l'inoculation du virus-vaccin au moment où l'on vient de le recueillir sur une lancette, en piquant légèrement des boutons vaccinaux parvenus à leur maturité, est incontestablement la méthode la plus sûre. Toutefois lorsqu'on n'a pas occasion de faire un usage immédiat du vaccin que l'on peut avoir à sa disposition, on le conserve bien soit dans de petits verres légèrement concaves, soit dans le *tube de Bretonneau*. (Voyez *Revaccination*).

Vapeurs. — On appelle ainsi vulgairement certains symptômes de l'*hystérie* et de l'*hypochondrie*. *(Voyez ces mots)*. Cette dénomination dérive probablement de ce que dans ces maladies on éprouve souvent des sensations pouvant être comparées à des vapeurs qui s'élèveraient du ventre ou de quelque autre partie, vers la tête ou le cou.

Varice. — Dilatation permanente d'une veine, qu'elle consiste dans un simple élargissement ou bien en une dilatation inégale avec épaississement ou ıincissement de la veine. Le plus ordinairement le veloppement des varices est lent ; elles se décèlent r l'apparition d'une tumeur molle, circonscrite, qui vient plus saillante, disparaît par la pression et r la position horizontale. Puis il se manifeste sount un état inflammatoire qui demande le repos, mploi des moyens antiphlogistiques, et peut donner u à des ulcérations, à des hémorrhagies en général ciles à arrêter, mais qui sont sujettes à se renouler; les ulcères sont assez difficiles à guérir. Le itement des varices est surtout palliatif; il conste principalement dans une compression méthodie du membre affecté de varices, au moyen de bans appliquées avec soin, et mieux de *bas élastiques;* trouve ces bas à la *Grande Pharmacie Saint-Anne.*

Varicelle. — *Variolette, petite vérole volante.* Maladie le plus souvent fébrile, aiguë, contaeuse, caractérisée par des vésicules transparents abord, contenant un liquide qui devient purulent, qui se dessèchent au bout de cinq à six jours. Elle taque surtout les enfants, quelquefois d'une maère épidémique. L'éruption cutanée s'accompagne malaise, de céphalalgie, de fièvre, d'un peu de sson pendant 24 à 48 heures ; tout cela dans une esure généralement modérée ; les boutons paraisnt d'abord sous la forme de petites taches rouges, is de petites vésicules contenant un liquide incore, ou légèrement citrin ; le quatrième jour, ces sicules deviennent jaunâtres, puis elles se rident, affaissent, et donnent lieu, vers le sixième jour, à petites croûtes brunâtres qui tombent bientôt en issant de petites taches, sans dépression comme dans la variole. Le repos, une température modérée, une diète légère, quelques boissons douces, constituent tout le traitement.

Variole. — *Petite vérole.* — Fièvre éruptive, aiguë et contagieuse, caractérisée par l'existence sur la peau et les membranes muqueuses de pustules qui fournissent un pus capable de propager l'affection d'un individu chez un autre. Cette maladie attaque les individus de tout âge, mais plus particulièrement les enfants; et avant la découverte de la vaccine, il était rare qu'un individu mourut sans en avoir été atteint. On distingue la variole en *bénigne* ou *discrète,* et en *maligne* ou *confluente.* Dans la première les boutons sont séparés les uns des autres, et dans la seconde ils semblent se confondre. Mais les deux variétés de la maladie proviennent également soit de la respiration d'un air chargé des émanations qui s'échappent du corps des individvs qui en sont atteints, soit de l'introduction, par inoculation, d'une petite quantité de virus variolique. La maladie présente quatre périodes bien distinctes : celle de la fièvre d'*invasion,* qui dure quatre jours et pendant laquelle le malade éprouve des maux de tête violents, des nausées, des vomissements et une fièvre plus ou moins intense; celle de l'*éruption,* où l'on voit successivement paraître à la face, au tronc, aux bras, aux jambes, des taches rouges, ressemblant à des piqûres de puces. Elles augmentent en nombre et en étendue pendant les trois ou quatre jours qui suivent leur première apparition, puis gagnent tout le corps, jusqu'à l'intérieur de la bouche et du nez. Alors les taches sont surmontées d'une vésicule remplie de liquide, et dont le sommet aplati offre au centre une forte dépression. Il faut encore quatre jours pour que commence le période de *suppuration*, et pour que la sérosité devienne un pus épais et blanc. A l'expiration de cette période commence celle de la *dessication* et de la *desquammation* (chûte des croûtes), où les pustules, converties en croûtes, se dessèchent et tombent en laissant sur la peau, aux endroits qu'elles occupaient, des taches d'un rouge brun qui persistent pendant quelque temps. Quand les pustules sont larges et ne se sèchent que lentement, certaines ne disparaissent que pour être remplacées par des trous plus ou moins profonds. Si elles sont petites et plus nombreuses, et que la suppuration en soit rapide, elles ne laissent que peu de trous ; mais c'est ce qui arrive bien rarement. Dans la variole *maligne* ou *confluente*, la fièvre primitive est d'une violence extrême, caractérisée souvent par du délire ; elle ne disparaît pas comme dans la *variole bénigne* ou *discrète*, éprouve bien quelque légère rémission, mais reste toujours très intense pendant toute la durée de la maladie. Chez les enfants il peut survenir des convulsions qui amènent la mort. Le traitement de cette maladie est ou *préservatif*, et consiste alors dans la *vaccination* (voyez ce mot), ou *curatif*, et alors il doit être purement expectant, et se borner à tenir les malades dans une température douce et uniforme, mais dans un air pur et renouvelé fréquemment, à leur donner des boissons tièdes et mucilagineuses, et à leur refuser tout aliment tiré du règne animal. Pour empêcher les pustules de laisser après elles ces cicatrices si désagréables, on a proposé diverses applications sur la face, au moment de l'éruption, soit de feuilles d'or, soit d'onguent mercuriel, soit d'un emplâtre de diachylon; ces moyens n'ont pa donné des résultats constants.

Verrue. — Petite excroissance cutanée, dure rugueuse, mamelonnée, de nature fibreuse, pouvan se déclarer sur tous les points de la peau; mais s développant de préférence aux mains et à la figure.

Vers intestinaux. — Les symptômes qui in diquent la présence des vers intestinaux sont en gé néral ceux-ci : la langue est blanche, la saliv épaisse, plus abondante que dans l'état de santé par faite, l'haleine est acide ou d'odeur fade, comme à l suite d'un accès fébrile. Le malade se plaint quelque fois d'une espèce de resserrement au pharynx, d'un sensation de reptation dans le bas-ventre ou le long de l'œsophage, laquelle alors peut s'accompagne d'une sorte de picotement vers la gorge. Souvent l malade a des nausées, des éructations; des coliques tantôt sourdes, tantôt aiguës, se font souvent sentir principalement vers la région ombilicale. Parfois le vers causent des convulsions chez les enfants, u malaise général, et de l'hystérie chez les adultes. O fait aisément disparaître les vers intestinaux pa l'emploi du *Papier vermifuge* de la *Grande Pharma cie Saint-Antoine.* (Voyez *Spécialités* et *Tœnia*).

Vitalité. — Ensemble des propriétés inhérente à la substance organisée; c'est dans ce sens qu'o dit la vitalité d'un tissu, pour exprimer l'ensemble d ses propriétés végétatives ou animales. En médecine lorsqu'on parle des modifications de cette vitalité c'est particulièrement de la nutrition qu'il est impli citement question.

Vomissement. — Acte par lequel les substan ces solides et liquides contenues dans l'estomac son rejetées au dehors. Le vomissement est un symptôme commun à un grand nombre de maladies de l'estomac et du canal intestinal. Souvent aussi il est sympathique, comme dans les affections des reins et de l'utérus. Dans le plus grand nombre de cas, les vomissements cessent par l'emploi des *Prises anti-acides* de la *Grande Pharmacie Saint-Antoine*. (Voyez *Spécialités*).

Z

Zona. — Phlegmasie cutanée qui entoure, sous forme de demi-ceinture, la poitrine ou l'une des régions de l'abdomen. Cette affection est caractérisée par des plaques irrégulières, rouges, avec des vésicules d'un volume variable, qui peuvent se confondre, et toujours accompagnées de douleurs vives, de cuisson, d'un sentiment de brûlure. Le traitement se borne en général au repos, aux boissons délayantes; un bain vers la fin.

RENSEIGNEMENTS DIVERS

I Grande Pharmacie Saint-Antoine.
II Adresses de MM. les Médecins de Lyon.
III Hospices Civils de Lyon.
IV Faculté de Médecine et de Pharmacie. — Service médical de nuit.
V Formalités en cas de naissance et de décès.
VI Récolte des plantes médicinales.
VII Formules diverses.
VIII Secours aux noyés et asphyxiés. — Contre-poisons.
IX Elixir anti-anémique.
X Notes.

GRANDE PHARMACIE St-ANTOINE

La *Grande Pharmacie St-Antoine* est installée sur le modèle des vastes établissements créés à Paris et à Londres pour mettre à la portée de tous les produits nécessaires au rétablissement et au maintien de la santé. Si la conception commerciale la plus large a présidé à leur organisation, ils remplissent aussi une mission vraiment philanthropique en rendant accessibles au plus grand nombre des soins sanitaires et hygiéniqnes qui étaient autrefois l'apanage de quelques privilégiés. Comme tous ces grands établissements, la *Pharmacie Saint-Antoine* ne s'adresse pas à une catégorie spéciale de clients, mais à toutes les classes de la société : par la perfection et la fraîcheur de ses produits, elle peut satisfaire les plus difficiles ; par le bon marché qu'elle pousse à ses dernières limites, elle répond aux besoins de ceux qui sont le plus obligés de compter avec leurs ressources.

Le système adopté par la *Grande Pharmacie Saint-Antoine* est bien simple : offrir au public des médicaments de premier choix, toujours frais, pour mériter sa confiance ; et vendre très bon marché, pour s'attirer une nombreuse clientèle et faire un chiffre d'affaires considérable, ce qui permet de se contenter d'un très léger bénéfice sur chaque opération. C'est sur ces bases que sont organisées toutes les grandes maisons nouvelles, dans les diverses branches du commerce et de l'industrie : et leur succès est aussi éclatant que mérité. Les autres maisons, avec des ressources restreintes, une clientèle limitée, des achats en seconde ou troisième main, des frais généraux élevés en regard d'un chiffre d'affaires presque insignifiant, non-seulement ne peuvent offrir au public que des produits d'une provenance douteuse, mais sont obligées de vendre fort cher; et elles ne peuvent posséder un stock de marchandises suffisant pour répondre à tous les besoins des consommateurs.

Il faut au contraire, pour se mettre à la hauteur des grandes maisons nouvelles, s'approvisionner aux lieux mêmes de production, procédé qui a le double avantage d'assurer l'intégrité des produits et de supprimer les intermédiaires si onéreux du commerce; mettre à profit tous les perfectionnements apportés par la science, soit dans l'installation des appareils, soit dans le traitement des produits; avoir constamment sous la main un approvisionnement toujours complet, toujours frais parce qu'il se renouvelle sans cesse, toujours irréprochable sous le rapport de la qualité, pour que tout acheteur devienne un client.

La *Grande Pharmacie St-Antoine* met tous ses soins à la prompte et scrupuleuse exécution des ordonnances de MM. les Médecins; les médicaments aussitôt préparés, sont remis au client ou portés à domicile, dans tous les quartiers de la ville. Les expéditions en France et à l'Étranger sont faites aussitôt les ordres reçus et par les voies les plus rapides.

Les *Eaux minérales*, les *Spécialités pharmaceutiques, françaises* et *étrangères*, sont l'objet de remises exceptionnelles. Les ordonnances seront tarifées 30 °/₀ au-dessous des prix ordinaires.

La préparation des *Vins de Quinquina* de la Grande Pharmacie Saint-Antoine mérite une mention spéciale. Bien que les prix en soient extrêmement réduits, ils sont d'une qualité tout-à-fait hors ligne et défient toute concurrence. Qui n'a été déçu par l'emploi des vins de quinquina achetés bon marché et prônés par toutes les trompettes de la réclame C'est que d'habitude, pour ces préparations, on prend dans le commerce des vins qui n'offrent aucune garantie de pureté, et, par suite, de salubrité; puis on y incorpore, dans des proportions quelconques, de sortes inférieures de quinquina, soit même quelqu succédané de cette écorce bienfaisante : faut-il s'étonner si un pareil mélange est inefficace, et quelquefoi même malfaisant ?

Les vins employés par la *Grande Pharmacie Saint Antoine*, aussi bien ceux qui sont vendus le meilleu marché que les plus chers, sont *tous* d'une origin absolument authentique; *tous* sont préparés ave l'écorce du Quinquina Jaune Royal, le plus efficac de tous, suivant les doses rigoureuses du Codex. C qui permet de le vendre même meilleur marché qu ceux qui sont le moins consciencieusement préparés c'est, d'une part, qu'étant additionnés de quinquin au-delà des octrois, ils sont exempts des droits cons dérables qui frappent les vins; c'est d'autre part qu nos acquisitions de vins et d'écorces de quinquina faites dans les pays mêmes de production, sont affranchis de tous les frais écrasants d'intermédiaires L'âge seul des vins employés différencie leur prix mais un vin un peu jeune, s'il est naturel et généreux, peut fournir la base d'ue excellente préparation pourvu que la quantité et la qualité du quinquina qu y est incorporé ne laisse rien à désirer.

ADRESSES

de MM. les Médecins de Lyon et indication des heures de cabinet.

MM.

ALBERT, cours Morand, 3, de 2 à 4 heures.

ARCHINARD, Grande-Rue de la Croix-Rousse, 25, de 2 à 4 heures.

ARTHAUD, rue Ste-Hélène, 37, de 1 à 4 heures.

AUBERT, rue Bourbon, 33, de 1 à 3 heures.

AUDIBERT, cours Morand, 30, de 1 à 3 heures.

AUGAGNEUR, rue Childebert, 9, de 1 à 3 heures.

BACHELET, place des Jacobins, 8, de 1 à 2 heures.

BARD, cours de Brosses, 2.

BARDONNET, place de la Miséricorde, 4, de 2 à 4 heures.

BARUDEL, rue Vaubecour, 7.

BEAU, cours Morand, 32, de 1 à 3 heures.

BERGEON, place Bellecour, 3, de 2 à 4 heures.

BERNAY (M.), rue Romarin, 18, de 1 à 3 heures.

BERNAY (P.), rue St-Dominique, 3, de 1 à 3 heures.

BERNE, rue St-Joseph, 14, de 1 à 3 heures.

BIANCHI, rue de l'Hôtel-de-Ville, 97, de 2 à 4 heures.

BINET, rue de Trion, 11, de midi à 2 heures.

BINET DES ROYS, chemin des Grandes-Terres, 38.

BIROT, rue Bourbon, 5, de midi à 3 heures.

BLANC, rue de la République, 66-68, de 1 à 3 heures. Les mardis et vendredis de 8 à 9 heures.

BONDET, quai de Retz, 2, lundi, mercredi, vendredi, de 2 à 5 heures.

Bossu, rue de la République, 22, de 2 à 4 heures (Jeudi excepté).

Boucaud, rue Bourbon, 46, de midi 1/2 à 1 heure 1/2

Bouchacourt, rue Sala, 26, de 1 à 3 heures.

Bourland-Lusterbourg, rue de la République, 12 de midi à 2 heures (jeudi excepté).

Boussuge, Grande-Rue de Cuire, 59, de 3 à 4 heures.

Bouveret, quai de la Guillotière, 9.

Bouverot, rue de l'Hôtel-de-Ville, 100, de 1 à 3 heures.

Branche, boulevard de la Croix-Rousse, 117, de 2 à 3 heures.

Bravais, rue Bourbon, 15, de 1 à 3 heures

Brevard, quai de l'Archevéché, 12, de 2 à 4 heures.

Broailler, Grande-Rue de Montplaisir, 69, de midi à 3 heures.

Bron, rue de la Monnaie, 20, de 1 h. 1/2 à 3 heures.

Bruyère, Grande-Rue de Vaise, 36, de midi à 2 heures.

Burg, rue Tronchet, 8, de 1 à 3 heures.

Burtin, chemin de Choulans, 101, de 10 à 1 heure.

Busschaert, place Bellecour, 26.

Carle, cours de la Liberté, 99, de midi à 2 heures.

Carrier (A.), rue de Laurencin, 13, de 3 à 5 heures.

Carrier (Ed.), rue de l'Hôtel-de-Ville, 101, de midi à 2 heures.

Carry, rue d'Algérie, 8, de 1 à 3 heures.

Cartier, cours de Brosses, 18, de 1 à 3 heures.

Cautru, rue de l'Hôtel-de-Villc, 74, de 1 à 3 heures,

Cauvet, rue Franklin, 33.

Cazeneuve, Avenue du Doyenné, 4.

Chabalier, rue des Macchabées, 15, de midi à 2 heures.

Chabaud, quai de la Guillotière, 18, de 2 à 4 heures.

CHAMBARD-HÉNON, cours Morand, 56, de 1 à 3 heures (jeudi excepté).

CHAPOT, route de Vaux, 8, et rue des Tables-Claudiennes, 16.

CHAPPET (V.), cours Morand, 20, de 2 à 4 heures.

CHAPPET (J.-F.-L.), rue Malesherbes, 35, de 1 à 3 heures.

CHARPY, rue Laurencin, 14.

CHASSAGNY, place de l'Ancienne Douane, 5, de 4 à 5 heures.

CHATENOUD, rue de la Pyramide, 15, de midi à 3 heures.

CHAUVET, rue de l'Hôtel-de-Ville, 45, de 1 à 3 heures.

CHAVANNE, rue Ste-Hélène, 34.

CHEVALIER, rue Constantine, 12, de 1 à 3 heures.

CHRÉTIEN (Mme), rue Bourbon, 9, de midi à 4 heures.

CHRISTIN, rue Mercière, 52, de midi à 2 heures.

CLÉMENT, rue St-Joseph, 53, de 2 à 4 heures.

CLOOTEN, Grande-Rue de Vaise, 36, de 1 à 3 heures.

COGNARD, rue St-Pierre, 39, de 1 à 3 heures.

COLRAT, rue Gentil, 19, de 4 à 5 heures.

COMBET, rue des Remparts-d'Ainay, 9, de 1 à 3 heures.

CONCHE, rue des Remparts-d'Ainay, 17, de 1 à 4 heures.

CONTAMIN, rue du Plat, 32, de 3 à 4 heures.

CORDIER, rue Childebert, 3, de 2 à 4 heures.

COURMONT, cours Morand, 41, de midi à 1 heure.

COUTAGNE (E.), rue Bourbon, 36, de 3 à 4 h. 1/2.

COUTAGNE (H.), rue de la République, 79, de 3 à 4 heures.

CRESTIN, Grande-Rue de la Guillotière, 113, de 2 à 3 heures.

CROLAS, quai de l'Archevêché, 25, de 5 à 6 heures.

CUILLERET, rue Sala, 52, de 2 à 3 heures.
CUSSET, rue Terme, 16, de 1 à 3 heures.
DEBAUGE, rue Bourbon, 14, de 2 à 4 heures.
DE LA ROCHE, rue du Plat, 21, de 2 à 4 heures.
DELORE, place Bellecour, 34, mardi, jeudi, samedi à 3 heures.
DEMEAUX, rue Bourbon, 28, (et à Aix-les-Bains).
DESGRANGES, rue de la République, 55.
DIDAY, rue de la République, 8, de midi 1/2 à 4 heures.
DIDIER, rue de l'Hôtel-de-Ville, 57, de 1 h. à 4 heures,
DOR, rue du Plat, 10, de 1 à 3 heures.
DOYON, rue de Jarente, 27, (et à Uriage).
DREY, rue de la Pyramide, 35, de midi à 2 heures.
DRIVON, père, cours de Brosses, 12.
DRIVON, fils, (A.-C.), cours de Brosses, 9, de midi à 2 heures.
DRIVON, fils, (J.), cours de Brosses, 12.
DRON, rue Pizay, 5, de 1 à 4 heures.
DUCHAMP, place des Terreaux, 6, de 1 à 3 heures.
DUIVON, Grande-Rue de Cuire, 87, de midi à 1 heure.
DULIN, rue de la République, 30, de midi à 1 heure.
DUPOIZAT, rue Saint-Joseph, 37, de 10 à 2 heures.
DURAND, boulevard de la Croix-Rousse, 104, de 2 à 4 heures.
DUSSOURT, rue Bourgelat, 6.
DUVIARD, rue des Gloriettes, 11, de 3 à 5 heures.
EMERY, place Bellecour, 27, de 1 à 3 heures.
FAIVRE, quai de la Pêcherie, 3, de 3 à 4 heures.
FAURE, place Perrache, 14.
FAVRE, place Perrache, 20, lundi, jeudi, samedi, de midi à 2 heures.
FESSY, rue Bourbon, 6, de midi à 2 heures.

FOCHIER, place Bellecour, 5, de 3 à 4 heures.
FONTAN, rue Saint-Joseph, 8, de 1 à 3 heures.
FRESTIER, rue Childebert, 10, de 2 à 4 heures.
GAILLARD, quai de la Charité, 1, de midi à 3 heures.
GAILLETON, rue de l'Hôtel-de-Ville, 76, de 2 à 4 heures.
GALLAVARDIN, rue du Plat, 11, de 1 à 3 heures.
GALOIS, quai de la Guillotière, 9.
GAUGOLPHE, cours de Brosses, 9, de 1 à 3 heures.
GAREL, rue de l'Hôtel-de-Ville, 78, de 2 à 4 heures.
GARIN, rue de la République, 50, de midi à 2 heures.
GARNIER, quai des Brotteaux, 11, de midi à 2 heures.
GAY, place de la Miséricorde, 2, de 3 à 4 heures.
GAYAT, rue de la Barre, 10, de 1 à 3 heures.
GAYET, rue de l'Hôtel-de-Ville, 106, de 2 à 4 heures.
GÉRARD, rue de Constantine, 2, de 8 heures à midi.
GIGNOUX (G.), rue des Augustins, 2, de 1 à 3 heures.
GIGNOUX (L.), rue des Augustins, 2, de 11 heures à midi.
GIRAUD, rue Centrale, 35, de 2 à 3 heures.
GIRERD, rue de l'Hôtel-de-Ville, 3, de midi à 2 heures.
GIRIN, rue de la République, 24, de 2 à 4 heures.
GIVODAN, rue de Sully, 4, de midi à 4 heures.
GLÉNARD (A.), avenue de Noailles, 47.
GLÉNARD (Frantz), rue Malesherbes, 33.
GOJOZ, rue de l'Arbre-sec, 36, de midi à 2 heures.
GRAND-CLÉMENT, place Bellecour, 19, de 2 à 4 heures.
GROS, rue Vendôme, 97, de 1 à 2 heures.
GUBIAN, cours de Brosses, 11, (et à la Motte-lès-Bains).
GUICHON, rue du Palais-de-Justice, 6, de 2 à 3 heures.
GUILLAUD, cours de Brosses, 17, de midi à 2 heures.
GUYÉNOT, rue Henri IV, 9.

Horand, père, place d'Ainay, 4, de midi à 1 heure.
Horand, fils, rue de la Barre, 6, de 1 à 3 heures.
Hyvert, quai Saint-Vincent, 53, de 2 à 4 heures.
Icard, rue de la République, 48, de 2 à 4 heures.
Jacquet, cours Lafayette, 3, de 2 à 4 heures.
Jantet (A.), rue d'Algérie, 20; été, de 2 à 3 heures; hiver, de 3 à 5 heures.
Jantet (C.-H.), rue Hippolyte-Flandrin, 1, de 3 à 5 heures.
Jeunet, rue Saint-Georges, 88, de midi à 2 heures.
Joly, rue de l'Hôtel-de-Ville, 5, de 2 à 4 heures.
Jubin, rue Vaubecour, 9, de 1 à 3 heures.
Jutet, rue Saint-Étienne, 6, de 11 heures à midi et de 4 à 5 heures.
Keisser, rue Sala, 9, de 1 à 3 heures.
Lacassagne, rue de la Charité, 58, de 10 heures à midi.
Lacour, rue de l'Hôtel-de-Ville, 38, de 3 à 4 heures.
Laroyenne, rue Boissac, 1, de 1 à 3 heures.
Laure, place des Jacobins, 1, de 2 à 4 heures.
Lavirotte, quai Saint-Antoine, 36, de 1 à 2 heures.
Lépine, rue Vaubecour, 42, de midi 1/2 à 1 heure 1/2, (jeudi excepté).
Létiévant, place Bellecour, 16, lundi, mardi, mercredi, vendredi, de 2 à 4 heures.
Levrat (J.), cours Morand, 12, de 1 à 3 heures.
Levrat-Perroton, rue Saint-Dominique, 16, de 3 à 4 heures.
Lortet, quai de la Guillotière, 1, de midi à 2 heures.
Luppi, rue des Augustins, 12, de 9 à 11 heures.
Magaud, rue du Garet, 9, de 4 à 5 heures.
Manéchalle, rue Coysevox, 3, de 11 heures à midi.
Marduel, rue Saint-Dominique, 10, de 1 heure 1/2 à 3 heures.

IARMY, rue St-Joseph, 8, de 1 à 3 heures.

IAROLLES, rue Cuvier, 19, de 9 heures à midi et de 1 à 3 heures.

IARTIN (C.), rue de la République, 30, de 9 heures à midi et de 2 à 5 heures.

IARTIN (C.-A.), place des Hospices, 4.

IARTINET, rue Bugeaud, 25, de 2 à 3 heures.

IATHIEU, rue Confort, 14, de midi à 2 heures.

IAYET, rue de la République, 64.

IEDICI, rue Centrale, 31, de 8 à 11 heures et de 2 à 4 heures.

IEYER, cours de Brosses, 11, de 1 à 3 heures.

IEYNET (P.), rue Saint-Dominique, 6, de 2 à 4 heures.

IEYNET (L.), rue Constantine, 22, de 11 heures à midi et de 3 à 5 heures.

IIELLY, cours Lafayette, 243, de midi à 2 heures.

IOLLIÈRE (D.), rue de la République, 48, de 1 à 3 heures.

IOLLIÈRE (H.), place de la République, 44, de 2 à 4 heures.

IONOYER, cours de la Liberté, 1, mardi, jeudi, samedi, de midi à 2 heures.

IOREL (J.), rue de la République, 15, de 1 à 3 heures.

IOREL (V.), rue des Capucins, 13, de 2 à 4 heures.

IOURAUD, rue Saint-Pierre-de-Vaise, 33, de midi à 2 heures.

IUGUET, rue Lanterne, 4, de 1 à 3 heures.

IUSY, cours Vitton, 53, de 2 à 4 heures.

IEYRET, rue Tronchet, 7, de 1 à 3 heures.

IOACK (A.), chemin de Francheville, 116, de 3 à 5 heures, (jours non fériés).

IOACK (R.) rue des Deux-Maisons, 4, de 1 à 3 heures.

)DIN, quai de la Pêcherie, 6, de 2 à 4 heures.

OLLIER, quai de la Charité, 3, de 2 à 5 heures.

PACOTTE, quai de Serin, 69.

PAILLASSON, rue de la Barre, 12, de 9 à 11 heures de 1 à 5 heures.

PASSOT, rue Sainte-Hélène, 16.

PATEL, rue Sainte-Catherine, 2, de 2 à 4 heures.

PAULET, quai Tilsitt, 27.

PEILLON (Albert), avenue du Doyenné, 4, de 1 à heures.

PEILLON (André), rue Cuvier, 15, de 2 à 4 heures.

PENET, avenue de Saxe, 112, de midi à 3 heures.

PERNOT, place Perrache, 10, de 2 à 4 heures.

PERRET, rue de l'Hôtel-de-Ville, 62, de 2 à 4 heur

PERRIN, place du Marché de Vaise, 2, de midi à heures.

PERROUD, quai des Célestins, 6, de 1 à 3 heures.

PHILIPEAUX, rue Bourbon, 13, de midi à 3 heures.

PICARD, rue Vaubecour, 14.

PIERRET, place Perrache, 13.

PINET, rue Saint-Joseph, 60.

PIOCH, rue Saint-Denis, 2, de midi à 2 heures.

PONCET (A), rue Centrale, 45, lundi, mercredi, ve dredi, de 1 à 4 heures.

PONCET (E), cours Morand, 30.

POULLET, rue de la République, 7, de midi à 2 heure

PRAVAZ, quai des Etroits, 46, de 8 à 10 heures et 2 à 4 heures.

PUPIER, quai Fulchiron, 24, et à Vichy.

QUIOC, rue de l'Hôtel-de-Ville, 91, de 3 à 4 heures.

RABOT, cours de la Liberté, 86, de 1 à 3 heures.

RADIER, rue de la Charité, 48, de 11 heures à mi et de 4 à 5 heures.

RAMBAUD, rue de l'Hôtel-de-Ville, 77, de 2 à 4 heure

APOU, rue Cléberg, 3, lundi, mardi, samedi, de midi à 1 heure.

AUGÉ, quai de l'Est, 11, de 1 à 2 heures.

AVINET, rue Constantine, 5, de 1 à 3 heures.

EBATEL, rue des Archers, 4, de 4 à 6 heures.

EBOUL (Charles), rue de la Bombarde, 8, de midi à 2 heures.

EBOUL (Henry), rue Octavio-Mey, 5, de 2 à 4 heures.

ENAUT, quai de la Guillotière, 2.

ENDU, rue Saint-Dominique, 5, lundi, mercredi, vendredi, de 2 à 3 heures.

EYNAUD, cours d'Herbouville, 34, de 2 à 3 heures.

IEUX, rue Bourbon, 40, de 1 à 3 heures.

OBERT, quai de la Guillotière, 28, de midi à 2 heures.

OCHAS, rue Saint-Pierre, 4, de 11 heures à 1 heure.

OCHE, rue Saint-Polycarpe, 9, de midi à 2 heures.

ODET (H), cours Morand, 36 bis, de 2 à 4 heures.

ODET (A), cours Morand, 26, de 1 heure 1/2 à 4 heures.

OLLET, rue Saint-Pierre, 41, de midi à 3 heures.

RATIER, rue Terne, 15, de 1 à 3 heures.

INT-LAGER, cours de Brosses, 8.

VY, place Sathonay, 4, de 1 à 3 heures.

HAACK, rue du Plâtre, 1, de 1 à 3 heures.

RULLAZ, rue Saint-Joseph, 16, de midi à 2 heures.

BERT, rue Childebert, 11, de 1 à 2 heures.

CQUET, rue des Remparts-d'Ainay, 24, de midi à 2 heures et de 4 à 6 heures.

RDET (J. C.), rue des Fargues, 2, de midi à 3 heures.

RDET fils, rue des Fargues, 2, de midi à 3 heures.

Soulier, rue Saint-Dominique, 14, de 2 à 3 heur
Stinzly, rue Vendôme, 159, de 1 à 3 heures.
Subit, cours de Brosses, 14, de 3 à 5 heures.
Teissier (B.), quai Tilsitt, 16, de 2 à 5 heures.
Teissier (J.), rue Sala, 3, de 2 à 5 heures.
Tourneyre, rue Henri IV, 11.
Tripier aîné, place des Cordeliers, 5, de 2 à 4 h res.
Tripier jeune, place des Cordeliers, 5, de 9 à 11 h res.
Vacher, rue des Remparts-d'Ainay, 22, de 2 à 4 h res.
Veith, rue des Capucins, 1, de 8 heures du mati 2 heures du soir.
Vernay, rue de la République, 28, de 1 à 3 heures
Vernier, rue Bourbon, 52, de 1 à 3 heures.
Viennois, quai de la Charité, 30.
Viguier, place des Squares, 9.
Vinay, rue d'Egypte, 2, de 1 à 3 heures.
Vincent, rue Vaubecour, 28, de 2 à 6 heures,
Violet, rue de l'Hôtel-de-Ville, 48, de 8 à 9 heu et de 1 à 3 heures.
Vollot, rue des Capucins, 10, de midi à 2 heures.
Vuaillat, rue du Palais-de-Justice, 2, de 1 à 3 h res.
Ygonin, rue de la République, 11, de 11 heure 1 heure.

HOSPICES ET HOPITAUX

Les hospices reçoivent les vieillards indigents et invalides, les incurables indigents, les orphelins pauvres, les enfants trouvés et abandonnés, les vieillards valides et incurables, les épileptiques.

Les hôpitaux reçoivent et traitent les indigents malades, les femmes enceintes et les personnes atteintes de maladies curables.

HOSPICES CIVILS DE LYON

Conseil général d'administration :

Mgr LE CARDINAL-ARCHEVÊQUE DE LYON, président honoraire.

MM. LE PRÉFET DU RHONE, président-né.
FOUGASSE, président élu.

Administrateurs :

OLLIVIER, conseiller à la Cour d'appel, rue Henri IV, 5.
CHABRIÈRES, trésorier-payeur général, rue du Peyrat, 7.
GOURD, ancien négociant, place Bellecour, 34.
DESPREZ, avocat, rue des Célestins, 2.
LILIENTHAL, rue du Garet, 3.
FOUGASSE, quai Tilsitt, 29.
THOMASSET, quai Tilsitt, 29.
ROLLAND, rue de la République, 6.
VIGNON, rue Malesherbes, 45.
SOULIER, chemin de Serin, 9.

MM. VALANTIN, président de chambre à la Cour d'appel, cours du Midi, 11.
AYNARD (Théodore), quai Saint-Clair, 11.
JOUVE, place Perrache, 5.
DELOCRE, rue Franklin, 38.
SABRAN, avocat, place Morand, 10.
MULATON, rue Neuve, 12.
GIRAUD, place Tholozan, 19.
DE MONTEYNARD (le comte), place Bellecour, 30.
BIZOT, place Bellecour, 33.
DUC (Marius), rue Gasparin, 8.
DUBOIS, rue Royale, 4.
FAYOLLE, quai St-Antoine, 35.
AUBERT, rue de la République, 61.
GAILLETON, Maire de Lyon, rue de l'Hôtel-de-Ville, 76.
THÉRAL, cours de Brosses, 19.

Secrétaire-Général :

GENIN (Émile), rue Sainte-Hélène, 33.

Receveur des Hospices :

PALIART (Léon).

Commissions

Commission exécutive :

MM. THOMASSET, ***président***, CHABRIÈRES, GOURD, BIZOT, LILIENTHAL.

La Commission exécutive se réunit tous les mardis, **à 1 heure**, au siège de l'Administration Centrale, passage de l'Hôtel-Dieu, 44.

Commission des Immeubles :

MM. MULATON, GOURD, THOMASSET, JOUVE, GIRAUD, AYNARD, DELOCRE, LILIENTHAL, SABRAN, VIGNON.

Inspecteur des domaines : M. P. RIVIÈRE.

Commission consultative :

MM. OLLIVIER, THOMASSET, VALENTIN, SABRAN, ROLLAND, DESPREZ.

Commission des Enfants assistés :

MM. OLLIVIER VALENTIN, GIRAUD, ROLLAND, DESPREZ

Commission de la Fondation Pléney :

MM. JOUVE, DUBOIS, AUBERT, GAILLETON, THÉRAL.

Commission des Orphelins Denuzière :

MM. VIGNON, THÉRAL.

Administration Centrale

44, Passage de l'Hôtel-Dieu, 44.

Les bureaux sont ouverts tous les jours non fériés, de 9 à 4 heures.

Recette des Hospices

Cour de l'Hôtel-Dieu, place de l'Hôpital, 5

La Caisse est ouverte tous les jours non fériés, de 9 à 2 heures.

Boucherie Centrale

A l'Hôtel-Dieu.

Administrateur-Directeur : M. le comte de MONTEYNARD.

Administrateur-Directeur-Adjoint : M. MULATON.

Chef de Service : M. CHAMPLY.

Boulangerie Centrale

A l'Hospice de la Charité.

Administrateur-Directeur : M. DUC.

Administrateur-Directeur-Adjoint : M. BIZOT.

Buanderie Centrale

Cours Lafayette, 217.

Administrateur-Directeur : M. Mulaton.
Administrateur-Directeur-Adjoint : M. Aubert.

HOTEL-DIEU

Place de l'Hôpital, 5.

Administrateur-Directeur : M. Sabran.
Administrateurs-Directeurs-Adjoints : MM. Mulaton, Bizot.
Économe : M. Mathian.
Aumôniers catholiques : MM. Michard, Grizaud, Nogier, Thomas, Bonnet.
Aumônier protestant : M. Mouchon.

L'Hôtel-Dieu reçoit les malades de tous pays et est divisé en deux grands services : les fiévreux et les blessés.

Il dispose de 1,000 à 1,150 lits gratuits, de 20 lits à 2 fr. et de 2 lits a 20 fr.

Hôpital de la Croix-Rousse

93, Grande-Rue de la Croix-Rousse, 93

Administrateur-Directeur : M. Aynard.
Administrateur-Directeur-Adjoint : M. Théral.
Économe : M. George.
Aumôniers catholiques : MM. Baillard, Varillon, Poulard.
Aumônier protestant : M. Corbière.

Cet hôpital, inauguré en 1861, a été créé principalement pour la population du faubourg et organisé sur le modèle de l'Hôpital Général; c'est un des plus beaux établissements de ce genre en France. Il renferme 500 lits.

Hospice de la Charité

Rue de la Charité, 5.

Administrateur-Directeur : M. Giraud.
Administrateur-Directeur-Adjoint : M. Delocre.
Économe : M. Fine.
Aumôniers catholiques : MM. Mousse, Baron, Gouthard, Thévenon.
Aumônier protestant : M. Puyroche.

On admet à l'Hospice de la Charité des vieillards des deux sexes, les enfants trouvés et abandonnés qui sont placés, par les soins de l'administration, chez des cultivateurs qui en répondent jusqu'à leur majorité; l'hospice reçoit également les filles-mères, et les enfants malades jusqu'à l'âge de 13 ans. Il possède 1,000 lits pour tous les genres d'assistance qui sont dans ses attributions.

Hospice du Perron

A Pierre-Bénite (Rhône).

Administrateur-Directeur : M. Jouve.
Administrateur-Directeur-Adjoint : M. Vignon.
Économe : M. Mozac.
Aumônier : M. Geoffray.

Cet Hospice a été créé en 1843, pour les infirmes domiciliés dans l'agglomération lyonnaise qui sont indigents et atteints d'infirmités incurables. Le nombre des lits est de 115, compris 15 lits payants à 35 fr. par an.

Hospice de l'Antiquaille

Place de l'Antiquaille, 1.

Administrateur-Directeur : M. GOURD.
Administrateur-Directeur-Adjoint : M. SOULIER.
Économe : M. GUYENET.
Aumôniers catholiques : MM. PUPIER, BRIZET, BASTIAN, REYNARD.
Aumônier protestant : M. PUYROCHE.

Asile Sainte-Eugénie

A St-Genis-Laval.

Administrateur-Directeur : M. VIGNON.
Administrateur-Directeur-Adjoint : M. DE MONTEYNARD.
Économe : M. BRAQUET.
Aumônier : M. ALLIOT.

Cet Asile est spécialement affecté aux hommes convalescents, et peut en recevoir environ 100.

Hospice des Vieillards de la Guillotière

Rue de la Madeleine, 5.

Administrateur-Directeur : M. THÉRAL.
Administrateur-Directeur-Adjoint : M. DELOCRE.
Économe : M. MERLE.

M. le Curé de la paroisse St-Louis est chargé du service du culte.

Asile public d'Aliénés à Bron.

L'Asile public comprend deux grandes divisions parées par les bâtiments destinés à l'administration aux services généraux. Chaque division est affecée à l'un des deux sexes.

Les placements sont faits, soit volontairement par s familles, soit d'office par décisions préfectorales.

MM. les Maires ne doivent jamais diriger sur Asile des aliénés dont l'admission n'a pas été autoiée.

Administration :

irecteur : M. LEBÈGUE.
eceveur-Économe : M. PELLOUX.
ecrétaire : M. PILOT.

Service médical :

M. MAX SIMON, médecin en chef, (division des hommes).
PIERRET, médecin adjoint, (division des femmes).
ARTHAUD, professeur de clinique.

Service religieux :

L'abbé AUBRY.

Commission de Surveillance :

MILLION, président, VIAL, TERVER, RIVIÈRE, OLLIVIER, BELLEMAIN, GIRARDOT.

lministrateur provisoire des biens des aliénés non inderdits : M. VIAL.

Faculté de Médecine et de Pharmacie

Doyen : M. LORTET. quai de la Guillotière, 1.
Assesseurs : MM. CHAUVEAU, quai des Brotteaux, 22, OLLIER, quai de la Charité, 3.
Secrétaire agent comptable : M. ÉTIÉVANT, rue Saint-Joseph, 25.

Professeurs :

MM. RENAUT, quai de la Guillotière, 2.
MANOYER, cours de la Liberté, 1.
GLÉNARD, avenue de Noailles, 17.
DESGRANGES, place de la République, 55.
OLLIER, quai de la Charité, 3.
BOUCHACOURT, rue Sala, 26.
GAYET, rue de l'Hôtel-de-Ville, 106.
GAILLETON, rue de l'Hôtel-de-Ville, 76.
ARTHAUD, rue Sainte-Hélène, 37.
ROLLET, rue Saint-Pierre, 11.
PAULET, quai Tilsitt, 27.
CROLAS, quai de l'Archevêché, 2.
LACASSAGNE, rue de la Charité, 58.
CAUVET.
CHAUVEAU, quai des Brotteaux, 22.
LÉPINE, rue Vaubecour, 42.
TEISSIER, quai Tilsitt, 16.
LORTET, quai de la Guillotière, 1.
PIERRET, place Perrache, 13.
BONDET, quai de Retz, 2.
BERNE, rue Saint-Joseph, 12.
TRIPIER, quai de l'Hôpital, 15.
PICARD, rue des Remparts-d'Ainay, 7.

MAYET, rue de la République, 64.
SOULIER. rue Saint-Dominique, 14.
CAZENEUVE.

Professeurs-Adjoints :

MM. LÉTIÉVANT, place Bellecour, 16,
RAMBAUD, place des Jacobins, 77.
DELOCRE, place Bellecour, 31.
COUTAGNE.

Cliniques :

OTEL-DIEU, CHARITÉ, ANTIQUAILLE, ASILE DE BRON.

Service Médical de Nuit

Ce service commence à 10 heures du soir pour nir à 7 heures du matin, depuis le 1er octobre jus- ı'au 31 mars, et à 11 heures du soir jusqu'à 6 heu- ›s du matin, depuis le 1er avril jusqu'au 30 octobre.

Toute personne qui veut requérir un médecin doit › rendre au poste de police de son quartier, et choi- r sur le tableau contenant les noms des médecins ıi ont consenti à déférer aux réquisitions, celui ›nt elle désire réclamer les soins.

Un gardien de la paix, détaché du poste, accom- ıgne le requérant au domicile du médecin, et suit un et l'autre chez le malade. La visite faite, le gar- ıen reconduit le médecin à son domicile.

POSTES DE POLICE

lace Bellecour, pavillon Est.
ue de Pazzi, 7.
ue Franklin, 22.

Manufacture des Tabacs.
Cours Charlemagne, 15.
Rue Montesquieu, 42.
Cours de Brosses et rue Sébastien Gryphe.
Mairie du 3me arrondissement, place du Pont (Guillotière).
Avenue de Saxe, 176.
Hôtel-de-Ville, place des Terreaux.
Hôtel-de-Police, rue Luizerne, 7.
Mont-de-Piété, rue Grolée.
Cours d'Herbouville, 20.
Mairie du 1er arrondissement, place Sathonay.
Rue de Sully, 6.
Caserne de la Part-Dieu.
Rue des Tables-Claudiennes, 18.
Mairie du 4me arrondissement. (Croix-Rousse).
Caserne de Serin.
Rue du Chapeau-Rouge, (ancienne Mairie de Vaise).
Palais de Justice, rue Saint-Jean.
Rue de Trion, 10.

Formalités en cas de Naissance

Code Civil : Article 55. — Les déclarations de naissance seront faites dans les trois jours de l'accouchement, à l'officier de l'Etat-Civil du lieu : l'enfant lui sera présenté.

Nota. — La présentation de l'enfant à l'officier de l'État-Civil n'est plus exigée ; il y est suppléé par un certificat sur papier libre délivré par le médecin qui a procédé à l'accouchement.

Article. 56. — La naissance de l'enfant sera déclarée par le père, ou, à défaut du père, par les docteurs en médecine ou en chirurgie, sages-femmes, officiers de santé ou autres personnes qui auront assisté à l'accouchement; et lorsque la mère sera accouchée hors de son domicile, par la personne chez qui elle sera accouchée. — L'acte de naissance sera rédigé de suite en présence de deux témoins.

Article 57. — L'acte de naissance énoncera le jour, l'heure et le lieu de la naissance, le sexe de l'enfant, et les prénoms, noms, profession et domicile des père et mère, et ceux des témoins.

Formalités en cas de Décès

Article 77. — Aucune inhumation ne sera faite sans une autorisation, sur papier libre et sans frais, de l'officier de l'État-Civil, qui ne pourra la délivrer qu'après s'être transporté auprès de la personne décédée, pour s'assurer du décès, et que vingt-quatre heures après le décès, hors les cas prévus par les règlements de police.

Nota. — Il est suppléé au transport de l'officier de l'État-Civil auprès de la personne décédée par un certificat sur papier libre délivré par le médecin qui a soigné ladite personne.

Article 78. — L'acte de décès sera dressé par l'officier de l'État-Civil, sur la déclaration de deux témoins. Ces témoins seront, s'il est possible, les deux plus proches parents ou voisins, ou, lorsqu'une personne sera décédée hors de son domicile, la personne chez laquelle elle sera décédée, et un parent ou autre.

ARTICLE 79. — L'acte de décès contiendra les prénoms, nom, âge, profession et domicile de la personne décédée; les prénoms et nom de l'autre époux, si la personne décédée était mariée ou veuve; les prénoms, noms, âges, professions et domiciles des déclarants; et, s'ils sont parents, leur degré de parenté. — Le même acte contiendra de plus, autant qu'on pourra le savoir, les prénoms, noms, professions et domicile des père et mère du décédé, et le lieu de sa naissance.

INHUMATIONS

Tarif des droits à payer pour le transport des corps dans les divers cimetières, avec quatre porteurs au maximum, (non compris l'estampille).

1° *Cimetière de Loyasse*, (sauf l'exception ci-après pour la section de Vaise):

Adultes	34f »
Enfants de 7 à 12 ans	18 »
Enfants de 7 ans et au-dessous	12 »

2° *Cimetière de Loyasse*, (section de Vaise), pourvu que l'inhumation n'ait pas lieu dans un terrain concédé :

Adultes	20f »
Enfants de 7 à 12 ans	12 »
Enfants au-dessous de 7 ans	7 50

3° *Cimetière de la Croix-Rousse :*

Adultes	18f »
Enfants de 7 à 12 ans	12 »
Enfants de 7 ans et au-dessous	6 »

4° *Cimetière de la Guillotière:*

Adultes	20f »
Enfants de 7 à 12 ans	12 »
Enfants de 7 ans et au-dessous ...	7 50

5° *Cimetière Israélite de la Mouche*, (estampille comprise) :

Adultes	18f »
Enfants de 7 à 12 ans	13 »
Enfants de 7 ans et au-dessous ...	11 50

Transport et inhumation des membres des Sociétés de Secours Mutuels :

Un tiers seulement des droits afférents au cimetière dans lequel l'inhumation doit être faite.

Transport et inhumation des personnes décédées dans les hôpitaux et dont la famille est munie d'un certificat d'indigence. (Cimetières de la Croix-Rousse et de la Guillotière seulement) :

Adultes	7f »
Enfants de 7 à 12 ans	4 »
Enfants de 7 ans et au-dessous ...	3 »

Porteurs supplémentaires.

Chacun des porteurs supplémentaires est rétribué de la manière suivante :

1° Pour un corps renfermé dans un cercueil en sapin	3f »
2° Pour un corps renfermé dans un cercueil en bois dur	4 »
3° Pour un corps renfermé dans un cercueil en métal	5 »

Estampilles à apposer sur le cercueil

Pour un cercueil ordinaire	....	» 50
—	en bois dur.....	2f »
—	en métal	5 »

Concessions de terrains dans les Cimetières de Lyon

Concession temporaire.

	2 mètres carrés	4 mètres carrés
Loyasse	406 01	807 »
Croix-Rousse	125 37	245 67
Guillotière	205 55	406 01

Concesssion trentenaire.

	2 mètres carrés	4 mètres carrés
Loyasse	1.262 65	2.520 25
Croix-Rousse	424 25	843 45
Guillotière	633 85	1.262 65

Concession à perpétuité.

	2 mètres carrés	4 mètres carrés
Loyasse	3.777 85	7.550 65
Croix-Rousse ...	1.262 65	2.520 25
Guillotière	1.891 45	3.777 85

Récolte des Plantes médicinales

Dans l'énumération ci-après, les plantes sont désignées par leur nom vulgaire, suivi de leur nom botanique et de la famille à laquelle ils appartiennent; on indique ensuite les parties employées, le mode d'emploi, les propriétés et l'époque de la récolte.

Absinthe. — *Artemisia Absinthium.* (Composées). Feuilles et sommités sèches en infusion; tonique et vermifuge. — Juin, juillet.

Ache. — *Apium graveolens.* (Ombellifères). Racine en infusion; diurétique. — Maï.

Ail. — *Alium Sativum* (Liliacées). Bulbe en infusion dans le lait; vermifuge. — Printemps.

Airelle. — *Vaccinium Myrtillus* (Vacciniées). Feuilles en infusion; tonique et astringente. — Mai, juillet.

Bardane. — *Lappa Major* (Composées). Racine en infusion; sudorifique et amère. — Tout l'été.

Benoîte. — *Geum Urbanum* (Rosacées). Racine en infusion; tonique, astringente et fébrifuge. — Mai, juillet.

Bistorte. — *Polygonum Bistorta* (Polygonées). Racine en infusion; très astringente. — Avril, juin.

Bouillon blanc. — *Verbascum officinale* (Solanées). Fleurs en infusion; il constitue avec les fleurs de coquelicot, de mauve et de violette, les quatre fleurs pectorales.

Bourrache. — *Borrago officinalis* (Borraginées). Fleurs en infusion; diaphorétique et diurétique. — Juin, octobre.

Buis. — *Buxus sempervirens* (Euphorbiacées). Les feuilles, purgatives; le bois et la racine, sudorifiques; infusion. — Toute saison.

Busserole. — *Arbutus uva-ursi* (Ericacées). Fleurs en infusion; diurétique. — Avril, mai.

Caille-lait. — *Geum verum* (Rubiacées). Fleurs en infusion; astringente et anti-spasmodique. — Juin, juillet.

Camomille. — *Anthemis nobilis* (Composées). Fleurs en infusion; tonique, fébrifuge, diaphorétique. — Juin, septembre.

Capillaire. — *Adianthum capillus Veneris* (Fougères). Feuilles en infusion; béchique. — Juin, novembre.

Centaurée. — *Centaurea centaurium* (Composées). Racine en décoction; amère, tonique et sudorifique. — Tout l'été.

Centaurée (Petite). — *Erythrœa centaurium* (Gentianées). Sommités fleuries en décoction; fébrifuge, tonique. — Juin, septembre.

Cerfeuil. — *Chœrophyllum temulum* (Ombellifères). Feuilles en décoction; contre les hémorroïdes. — Tout l'été.

Chardon. — *Carduus tenuiflorus* (Composées). Feuilles en infusion; tonique, amer. — Avril, juin.

Chardon-Marie. — *Carduus Marianus* (Composées). Feuilles en infusion; sudorifique. — Avril, juin.

Chicorée. — *Cichorium intybus* (Composées).

Feuilles en infusion; tonique, apéritive. — Mai, septembre.

Chiendent. — *Triticum repens* (Graminées). Racines en décoction; apéritif et diurétique. — Tout l'été.

Consoude. — *Symphytum officinale* (Borraginées). Racine en décoction; astringente. — Tout l'été.

Coquelicot. — *Papaver rheas* (Papaveracées). Fleurs en infusion; il constitue, avec les fleurs de mauve, de violette et de bouillon blanc, les *quatre fleurs pectorales.* — Mai, juillet.

Coquelourde. — *Anemone pulsatilla.* (Renonculacées). Fleurs en infusion; apéritif, fébribuge. — Mars, avril.

Douce-amère. — *Solanum dulcamara* (Solanées). Jeunes rameaux en décoction; contre les affections dartreuses, le rhumatisme chronique, la goutte, etc. — Mai, juin.

Épine-vinette. — *Berberis vulgaris* (Berbéridées). Baies en décoction ; rafraîchissant. — Septembre, octobre.

Fraisier. — *Fragaria Vesca* (Rosacées). Racine en décoction; apéritif et diurétique. — Mars, avril.

Fumeterre. — *Fumaria officinalis* (Fumariacées). Toute la plante en infusion; tonique et dépurative. — Mars, avril. Est surtout efficace lorqu'elle est employée fraîche.

Genêt. — *Genista scoparia* (Papilionacées). Sommités de la plante en infusion; purgatif et diurétique. — Avril, juin.

Genièvre. — *Juniperus communis* (Conifères). Baies en décoction; sudorifique. — Août, octobre.

Gentiane. — *Gentiana lutea.* (Gentianées). Racine en décoction ou en macération; stomachique, tonique et fébrifuge. — Toute saison.

Germandrée. — *Teucrium chamœdris.* Feuilles en infusion; tonique et amère. — Mai, juillet.

Gouet. — *Arum maculatum* (Aroïdées). Racine en décoction; fébrifuge et incisif. — Mars, juillet.

Guimauve. — *Althœa officinalis* (Malvacées). La racine, en décoction, contre les inflammations; les feuilles et les fleurs en infusion, même propriété. La racine, tout l'été; les feuilles et les fleurs, mai, juillet.

Houblon. — *Humulus lupulus.* (Urticacées). La fleur, en décoction et mieux en infusion; tonique et sédatif. — Juillet, août.

Houx. — *Ilex aquifolium* (Aquifoliées). Les feuilles, en infusion; amer et fébrifuge. — Toute saison.

Hyssope. — *Hyssopus officinalis* (Labiées). Les sommités fleuries, en infusion; tonique et pectoral stimulant. — Juillet, septembre.

Joubarbe. — *Sempervivum tectorum* (Crassulacées). Les feuilles, écrasées, forment un tonique astringent qu'on applique sur les plaies légères. — Tout l'été.

Lavande. — *Lavandula fragrans* (Labiées). La plante entière, infusée dans l'alcool, forme une teinture amère, aromatique et stimulante. — Tout l'été.

Lierre terrestre. — *Glecoma hœderacea* (Labiées). Sommités fleuries, en infusion; aromatique, excitant et pectoral. — Mars, mai.

Lis blanc. — *Lilium album* (Liliacées). L'oignon, cuit sous la cendre, est maturatif. — Toute saison.

Marrube. — *Marrubium vulgare* (Labiées). Sommités fleuries, en infusion, dans la chlorose et l'hystérie. — Juillet, octobre.

Matricaire. — *Pyrethrum parthenium* (Composées). Les sommités fleuries, en infusion, sont un stimulant énergique: on les emploie comme antispasmodiques, comme vermifuge et comme emménagogue. — Juin, août.

Mauve. — *Malva sylvestris* (Malvacées). Les fleurs, en infusion, dans le catarrhe pulmonaire; elles constituent, avec le coquelicot, la violette et le bouillon blanc, les *quatre fleurs pectorales*. — Juin, août.

Mélisse. — *Melissa officinalis* (Labiées). Les feuilles, en infusion; stimulante et antispasmodique. — Mai, juillet.

Menthe. — *Mentha piperita* (Labiées). Les feuilles, en infusion; stimulante et antispasmodique. — Mai, juillet.

Menyanthe. — *Menyanthes trifoliata* (Gentianées). Les feuilles, en infusion; tonique amer. — Avril, juin.

Millepertuis. — *Hypericum perforatum* (Hypericinées). Les sommités fleuries, en infusion; tonique. — Mai, août.

Molène. — Voyez *Bouillon blanc*.

Oranger. — *Citrus aurantium* (Aurantiacées). Feuilles, en infusion, comme antispasmodiques. — Tout l'été.

Ortie. — *Lamium album* (Labiées). Fleurs en infusion, comme pectorales. — Avril, mai.

Oseille. — *Rumex acetosa* (Polygonées). Feuilles, en décoction à grande eau (bouillon), comme laxatif. — Toute la belle saison.

Pâquerette. — *Bellis perennis* (Composées) Les fleurs, en infusion, comme diurétiques et apéritives. — Tout le printemps.

Pariétaire. — *Parietaria officinalis* (Urticacées). Les feuilles fraîches, en décoction, comme diurétique. — Tout l'été.

Patience. — *Rumex paticutia* (Polygonées). La racine, en infusion, comme dépurative et antiscorbutique. — Toute l'année.

Pensée. — *Viola tricolor* (Violariées). Les fleurs, avec le calice, en infusion, comme pectorales, adoucissantes et dépuratives. — Mai, septembre.

Persil. — *Apium petroselinum* (Ombellifères). La racine, en décoction, comme apéritive. — Toute l'année.

Pervenche (Petite et Grande). — *Vinca minor, Vinca major* (Apocynées). En infusion, à petite dose, les feuilles agissent comme toniques et astringentes; en décoction, et à dose plus élevée, elles sont purgatives et diaphorétiques. — Toute la belle saison.

Pissenlit. — *Taraxacum officinale.* (Composées). Les feuilles, en décoction, comme diurétiques et laxatives. — Toute la belle saison.

Plantain. — *Plantago major* (Plantaginées). Les sommités fleuries, en infusion, comme astringentes et fébrifuges. — Mai, octobre.

Pourpier. — *Portulaca oleracea* (Portulacées). Les feuilles, en décoction, comme diurétiques et rafraîchissantes. — Été.

Primevère. — *Primula veris* (Primulacées). Les fleurs, en infusion, comme cordiales et calmantes.

Pulsatille. — Voyez *Coquelourde*.

Ronce. — *Rubus fruticosus* (Rosacées). Les feuilles, en décoction, sont astringentes et toniques; principalement employées comme gargarisme dans les affections légères de la gorge. — Toute la belle saison.

Rose rouge. — *Rosa gallica* (Rosacées). Les pétales séchés à l'ombre sont astringents. — Mai, juin.

Saponaire. — *Saponaria officinalis* (Caryophyllées). La décoction des feuilles et des tiges est tonique, anti-scrofuleuse et anti-syphilitique. — Mai, juin.

Sauge. — *Salvia officinalis* (Labiées). Les sommités fleuries, en infusion, sont toniques et stimulantes. — Juin, juillet.

Saxifrage. — *Saxifraga granulata* (Saxifragées), Les petits tubercules rougeâtres et charnus qui se trouvent au collet de la racine sont employés en décoction comme diurétiques. — Été.

Serpolet. — *Thymus serpyllum* (Labiées). Les sommités fleuries, en infusion, sont aromatiques et stimulantes. — Juin, octobre.

Sureau. — *Sambucus nigra* (Caprifoliacées) Les fleurs, en infusion, sont émollientes et diaphorétiques. — Juin, juillet.

Tanaisie. — *Tanacetum vulgare* (Composées).

Les sommités fleuries, en infusion, sont amères, aromatiques, toniques et vermifuges. — Juillet, août.

Thym. — *Thymus vulgaris* (Labiées). Les sommités fleuries, en infusion, sont aromatiques, stimulantes et toniques. — Juin, octobre.

Tilleul. — *Tilia europœa* (Tiliacées). Les fleurs, en infusion, sont stimulantes et antispasmodiques. — Juin, juillet.

Tussilage. — *Tussilago farfara* (Composées). Les fleurs, en infusion, comme pectorales. — Février, mars.

Trèfle d'eau. — Voyez *Menyanthe*.

Valériane. — *Valeriana officinalis* (Valérianées). La racine, en décoction, est un stimulant énergique et un puissant antispasmodique. — Toute saison.

Verge d'or. — *Solidago virga aurea* (Composées). Les sommités fleuries, en infusion, sont astringentes amères. — Août, octobre.

Véronique. — *Veronica officinalis* (Personnacées). Les sommités fleuries, en infusion, comme astringentes et béchiques. — Mai, juillet.

Verveine. — *Verbena officinalis* (Verbénacées). Sommités fleuries, en infusion, comme astringentes et vulnéraires.

Violette. — *Viola odarata* (Violariées). Les fleurs, séparées du calice et des étamines, doivent être séchées entre deux papiers et conservées à l'abri de la lumière. Elles font partie des *quatre fleurs pectorales*, avec le bouillon blanc, le coquelicot et la mauve. — Mars, avril.

FORMULES DIVERSES

Ratafia de Coings

Suc de coings	3,000	grammes
Alcool à 35°	1,500	—
Sucre	1,250	—
Amandes amères pilées	15	—
Cannelle	12	—
Coriandre	8	—
Girofle	1,5	—

Faites macérer 15 jours; filtrez.

Ratafia d'écorces d'oranges amères (Curaçao).

Zestes secs d'oranges amères	500	grammes
Girofle	8	—
Cannelle	8	—
Eau-de-vie	10	litres

Faites macérer 8 jours et ajoutez :

Eau pure	1,000	grammes
Sucre	2,500	—

Colorez avec 2 grammes de cochenille en poudre.

Ratafia de Noyaux

Noyaux de pêches ou d'abricots, nombre	80	
Eau-de-vie	1,000	gr.
Sucre	150	—

On concasse les noyaux et on les met en macération avec l'eau-de-vie; au bout d'un mois on ajoute le sucre et on filtre.

Chartreuse (Imitation).

Élixir de la Grande Chartreuse ..	5	grammes
Alcool de vin à 85°	27	—
Sucre	40	—
Eau distillée	30	—

Faire dissoudre le sucre dans l'eau avant de mélanger.

Ratafia de Cassis

Cassis mondé de ses râfles et écrasé.	3,000	grammes
Eau-de-Vie à 20°	8,400	—
Sucre..............................	1,750	—
Girofle	5	—
Cannelle	3	—

Laissez macérer 15 jours ; passez avec expression, et filtrez.

Ratafia de Cerises

Cerises aigres (griottes) mondées et écrasées avec leurs noyaux	4,000	grammes
Eau-de-vie à 56°	4,000	—

Faites macérer un mois, passez avec expression et ajoutez, par chaque kilogramme de liqueur :

Sucre	180	grammes

Préparez de même : *Ratafia de Framboises, de Groseilles.*

Eau de Cologne

Alcool à 85°	750	grammes
Essence de citron	3	—
— de cédrat..........	1	—
— de bergamotte	2	—
— de lavande.........	0,60	—
Teinture de musc...........	10	—
Teinture de benjoin........	20	—

Eau dentifrice de Botot

Alcool à 85°	1 litre
Teinture de quinquina	60 grammes
— cochléaria	15 —
Essence de girofle	2,50 —
— d'anis	2,50 —
— de menthe	8 —
Cochenille pulvérisée	4 —

Eau de toilette (Lubin)

Musc	0,15
Ambre	0,20
Vanille	0,55
Fèves Tonka	1,15
Iris pulvérisé	8,00
Essence de roses	0,20 gouttes
Alcool	60 grammes.

Soluté pour nettoyer les cheveux

Ecorce de bois de panama pulvér.	100 grammes
Alcool à 70°	400 —
Essence de Bergamotte, gouttes.	20 —

Sachet pour parfumer le linge

Roses épanouies	500 grammes
Racines d'iris pulvérisées	500 —
Clous de girofle	32 —
Huile de muscade	32 —
Graine d'ambrette pulvérisée	60 —

Teinture chinoise pour détruire les mites

Alcool à 80°	80 grammes
Camphre	10 —
Coloquinte	10 —

Faire macérer 10 jours et filtrer. On arrose uniformément les fourrures et les vêtements, et on les roule fortement dans un linge épais. Employé avec succès en Russie pour la conservation des pelleteries.

Destruction des punaises et de leurs œufs

Eau....................	100 grammes
Acide phénique........	5 —

Une seule application suffit.

Pour détruire les punaises dans les vieux murs que l'on fait tapisser, mettre 5 % d'acide phénique dans la colle qui sert à fixer les papiers de tenture.

Pyrotechnie. — Feux de couleur

Feu bleu. Nitre 5, soufre 2, antimoine 1.

Cramoisi. Chlorate de potasse 17, nitrate de strontiane 270, charbon 21, soufre 90.

Vert. Nitrate de baryte 63, soufre 11, chlorate de potasse 24, charbon 2, sulfure d'arsenic 2.

Lilas. Chlorate de potasse 49, soufre 25, craie sèche 20, oxyde noir de cuivre 6.

Violet. Soufre 24, chlorate de potasse 22, sulfate de strontiane 18, carbonate de cuivre 1.

Pourpre. Chlorate de potasse 42, nitre 23, soufre 23, oxyde noir de cuivre 10, sulfure de mercure 3.

Rouge. Lycopode 1, nitrate de strontiane sec 1.

Blanc. Nitre 46, soufre 23, poudre de chasse 12, zinc en poudre 18.

Jaune. Nitrate de soude sec 75, soufre 20, charbon 6.

Pluie d'or. Salpêtre, soufre pulvérin, noir de fumée, gomme arabique pulvérisée, suie, parties égales.

Volcan artificiel.

Soufre en poudre........ 1,500 grammes.
Limaille de fer.......... 1,500 —

Eau commune, quantité suffisante pour former une pâte.

Enterrez le mélange à deux pieds de profondeur.

Au bout d'environ 15 heures, il se forme un volcan qui projette des cendres et renverse ce qui s'oppose à son explosion.

Dans cette expérience, l'eau se décompose par le fer, qui s'empare d'une grande partie de son oxygène ; le calorique, devenu libre, élève leur température à tel point qu'un peu de gaz hydrogène et de soufre, ainsi que le gaz hydro-sulfuré, brûlent avec flamme et déterminent cette explosion.

Secours aux Noyés et Asphyxiés

Emplacement des boîtes de secours

1er ARRONDISSEMENT

Place Saint-Vincent.
Hôtel-de-Ville, poste des Sapeurs-Pompiers.
Quai de Retz, aux bains Germain.

2e ARRONDISSEMENT

Quai Saint-Antoine, ponton des Parisiens.
Place des Célestins, 5.
Ponton des Mouches, dit de Bellecour.
Quai de l'Hôpital, à la Morgue.
Ponton des Mouches, à Perrache.
Place Grolier, poste des Sapeurs-Pompiers.
Chaussée Perrache, à l'octroi de la Mulatière.

3e ARRONDISSEMENT

Rue Molière, 64, dépôt général des pompes.
Cours de Brosses, 16.
Quai Claude Bernard, 47.
Place de la Victoire, 5.
Octroi de la Mouche.

4e ARRONDISSEMENT

Cours d'Herbouville.
Croix-Rousse, dépôt des pompes, à la Mairie.
Quai de Serin, dépôt des pompes.

5e ARRONDISSEMENT

Gare d'Eau de Vaise, Magasins Généraux.

Grande-Rue de Vaise, 41.
Ecole vétérinaire.
Restaurant Golo, aux Mûriers, près Rochecardon.
Quai Pierre-Scize.
Place du Change, 5.
Rue du Doyenné, 7.
Quai des Etroits, 9.

6e ARRONDISSEMENT

Quai de la digue du Parc, près du chemin de fer de Genève, à l'octroi.
Parc, maison des Gardes.
Avenue du Parc, 3.
Quai de l'Est, bateau à laver de M. Favre.

CONTREPOISONS

Dans l'énumération suivante, les noms des poisons sont imprimés en **caractères gras,** et les substances à employer comme contrepoisons, en *italiques.*

Contre l'acide arsénieux, *paroxyde de fer hydraté, magnésie faiblement calcinée et délayée dans l'eau.*

Contre les sels de cuivre, *carbonate de soude.*

Contre le sublimé corrosif, *sels de plomb, protosulfure de fer hydraté.*

Contre les composés d'antimoine, les alcalis organiques, les préparations d'opium, *le tannin, les décoctions de quinquina ou de noix de galle, ou, à leur défaut, de bois, de racines et d'écorces astringentes.*

Contre les sels solubles de plomb ou de baryte, *les sulfates de magnésie, de potasse ou de soude.*

Contre les sels d'argent, *une solution de sel de cuisine.*

Contre les préparations de chrome, *les carbonates alcalins en solution.*

Contre les acides, *la magnésie calcinée.*

Contre l'acide oxalique, *la chaux en suspension dans l'eau.*

Contre les alcalis, *l'eau vinaigrée.*

Contre les sulfures alcalins et le foie de soufre, *l'acétate de zinc.*

Contre l'acide sulfhydrique, *le chlore.*

Contre l'acide cyanhydrique, *l'eau chlorée.*

Contre les eaux distillées de lauriers cerise et d'amandes amères, contre les combinaisons cyaniques et métalliques, *un mélange de sulfure de fer, de protoxyde de fer hydraté et de magnésie tenus en suspension dans l'eau.*

Le *jaune d'œuf* et *l'albumine* diminuent sensiblement les effets nuisibles du **sublimé corrosif;** *l'eau albumineuse sucrée,* ceux des **sels de cuivre;** *l'eau albumineuse,* ceux des **sels de plomb;** *les boissons albumineuses et mucilagineuses,* ceux des **sels de fer, de zinc, d'étain et de bismuth.**

ÉLIXIR ANTI-ANÉMIQUE

Saint-Antoine

Tonique, fébrifuge, apéritif et stomachique.

L'anémie, sous ses diverses formes, est, de nos jours, l'une des affections qui préoccupent le plus le médecin ; elle est la cause, médiate ou immédiate, de la plupart des malaises, des troubles fonctionnels, des maladies pour lesquels l'homme de l'art est journellement consulté. Considérée en elle-même, l'anémie n'est pas autre chose qu'une diminution proportionnelle, plus ou moins importante, des globules rouges du sang, lesquels globules sont précisément l'élément vivifiant de ce fluide ; en sorte que la quantité d'eau augmente dans le sang à mesure que les globules y diminuent, et que le liquide réparateur perdant toute aptitude pour sa fonction, ne porte plus dans les organes qu'une lymphe inerte, au lieu des principes fortifiants qui doivent leur donner la vitalité. La moyenne normale des globules du sang est de 127 parties pour 1,000; l'abaissement de cette proportion à 113, d'après les travaux des docteurs Andral et Gavaret, n'est pas incompatible avec l'état de santé, au moins présent et apparent, quoiqu'il se lie le plus souvent à des troubles morbides, et particulièrement aux commencements de la chlorose (pâles couleurs). Cette diminution est déjà suffisante pour déterminer un affaissement sensible de la résistance vitale et un affaiblissement soit général, soit local, de l'organisme ; non-seulement elle est le germe des maladies anémiques proprement dites, telles que la chlorose, l'olighémie, l'hydrémie; mais, par l'asthénie qu'elle provoque elle prédispose le malade à l'influence de toutes les causes morbides extérieures qui nous environnent sans cesse. C'est ainsi que la phtisie a le plus souvent pour cause originelle un état anémique plus ou moins marqué, auquel on a d'abord prêté d'autant moins d'attention qu'il s'est lié à une période pendant laquelle une certaine dépression des forces s'observe sans causer d'étonnement, la période de la croissance. Il est d'ailleurs d'autant plus difficile, pendant cette période, de constater l'anémie, qu'elle n'est pas un obstacle à la croissance : l'enfant grandit, se développe d'une manière en apparence normale, et les malaises, l'abattement, la prostration qu'il éprouve peuvent trouver une explication suffisante, soit dans le travail même de la croissance, soit dans l'application et l'assiduité aux études qu'il poursuit d'ordinaire à cet âge. Mais si la croissance s'effectue, elle est loin d'être satisfaisante; les organes se développent à la façon de ces plantes étiolées qui, venues sous un épais ombrage, sans air ni soleil, se sont élevées sans prendre de force ni de consistance, et dépérissent bientôt au moment où elles devraient se couvrir de fleurs et de fruits.

La proportion de 90 pour 1,000 est la limite où le vice du sang commence à être décidément morbide par lui-même. Lorsque les globules tombent à 60 ou à 50 pour 1,000, la maladie est rarement guérissable.

On reconnaît généralement l'anémie à la pâleur des téguments, à la décoloration des lèvres et des ongles, à l'essoufflement, aux névralgies de la tête et de la poitrine, à la dyspepsie, au manque d'appétit, aux palpitations, à la syncope et au bruit de souffle des vaisseaux du cou; mais bien souvent le visage reste bien coloré, ainsi que l'orifice des muqueuses, et il n'y a alors guère de signes extérieurs qui dénotent l'invasion du mal. L'anémie entraîne de la langueur et de la faiblesse musculaire, l'inaptitude aux travaux de l'esprit, la perte du sommeil, une diminution notable de la mémoire, des rêves, des cauchemars, du délire et de l'hallucination. C'est à l'anémie qu'il faut rapporter un grand nombre de troubles nerveux du cerveau, du larynx, de la respiration, de la circulation, de la motilité, de l'intelligence, de la sensibilité générale et spéciale, de la digestion, etc., c'est-à-dire d'un plus ou moins grand nombre d'organes. Elle précède et accompagne la chorée ou danse de Saint-Guy, l'hystérie, la plupart des névroses et surtout la chlorose. C'est ainsi q'un graud nombre d'enfants et de jeunes personnes, même d'adultes de constitution délicate, toussent constamment et font en vain usage des pectoraux même les plus efficaces ; c'est que dans ce cas la toux est provoquée, non par une phlegmasie des muqueuses de l'appareil respiratoire, mais par une débilité de ces organes résultant d'un appauvrissement du sang. Telle est aussi la cause fréquente des troubles intestinaux contre lesquels les moyens habituels restent sans effet.

Si l'anémie affecte plus particulièrement les enfants et les jeunes personnes, aucun âge n'est à l'abri de son atteinte; les adolescents, les adultes, les convalescents, les vieillards y sont sujets; aussi est-ce rendre service à tous que de leur signaler une préparation d'une efficacité vraiment remarquable, l'**Élixir anti-anémique Saint-Antoine**. C'est l'aliment réparateur par excellence ; tonique et reconstituant, il régénère le sang, lui rend la richesse nécessaire en développant les globules rouges, reconstitue les forces assimilatrices et donne à tout l'organisme la résistance vitale grâce à laquelle il peut échapper aux influences morbides extérieures ; il restitue aux tissus la tonicité, aux appareils respiratoire et digestif la densité vitale qui les rend propres à l'accomplissement normal de leurs fonctions, en même temps qu'il rétablit les synergies entre lès forces vives de l'économie. Particulièrement recommandé aux jeunes filles, il favorise chez elles le travail de la nature et fait disparaître tous les malaises d'une période ordinairement pénible ; il réforme leur constitution, facilite l'époque de transition qu'elles ont à traverser, et les prépare au rôle multiple qu'elles auront à remplir plus tard dans la famille ; il supprime toute propension à la chlorose et fait circuler dans les veines un sang riche et vermeil. Les jeunes femmes trouvent dans l'**Élixir anti-anémique Saint-Antoine** un puissant cordial, qui facilite singulièrement leur nouvel état. Un peu plus tard, il sera pour elles un utile adjuvant de la grossesse, puisqu'il fournit directement la substance nécessaire au développement de l'enfant dans le sein de sa mère, en même temps qu'il répare chez celle-ci la fatigue causée par la gestation, et qu'il s'oppose aux troubles de la digestion si fréquents dans cet état. Pendant l'allaitement, il infuse dans le lait les principes d'une alimentation généreuse et abondante, par cela même qu'il purifie et enrichit le sang de la mère. Les convalescents, quelle que soit d'ailleurs la vigueur antérieure de leur constitution, y trouvent un bienfaisant auxiliaire à l'aide duquel ils réparent promptement les pertes de substance et d'énergie vitale subies par le fait de la maladie, il rend aux vieillards un service du même genre, et entretient chez eux la vigueur de l'âge mûr,

En réparant des ans l'irréparable outrage.

On recommande également l'emploi de cet excellent **Élixir** à l'homme dans la force de l'âge, qui fait un usage excessif de sa vigueur, soit pour les affaires, soit pour les travaux intellectuels. Chez les femmes parvenues à l'âge critique, il supprime tous les malaises qui sont le cortège habituel de cette difficile période, pendant laquelle il est si essentiel de conserver au sang sa richesse normale, et à toute l'économie une grande énergie vitale.

Chez tous, l'**Élixir anti-anémique Saint-Antoine** fait disparaître les troubles intestinaux, la constipation, les irritations d'entrailles, l'obésité, le lymphatisme, la toux provoquée par un appauvrissement du sang, etc. Par son action tonique, il est un précieux fébrifuge, et un puissant préservatif en temps d'épidémie

Etendu d'eau, à la dose d'un verre à liqueur d'Élixir pour 1 litre d'eau, il constitue, pendant les chaleurs, le rafraîchissement le plus hygiénique, le plus salutaire et le plus agréable ; loin d'être débilitant, comme les autres boissons d'été, il donne au sang, à l'estomac et aux intestins une vigueur qui fait supporter sans fatigue l'élévation de la température ; il excite l'appétit, facilite la digestion et fait disparaître les diarrhées et les dyssenteries si fréquentes et si dangereuses pendant les chaleurs.

MODE D'EMPLOI

A moins d'indications spéciales du médecin, on devra prendre l'*Élixir anti-anémique* une heure avant chaque repas, à la dose d'un verre à liqueur chaque fois.

Le dépôt principal se trouve à la **Grande Pharmacie Saint-Antoine,** *3, rue Dubois et 24, rue Mercière, Lyon.*

On devra exiger comme preuve de bonne préparation la signature en rouge qui se trouve sur chaque flacon.

ANNONAY. — Imprimerie LIÉNARD FRÈRES.

NOTES

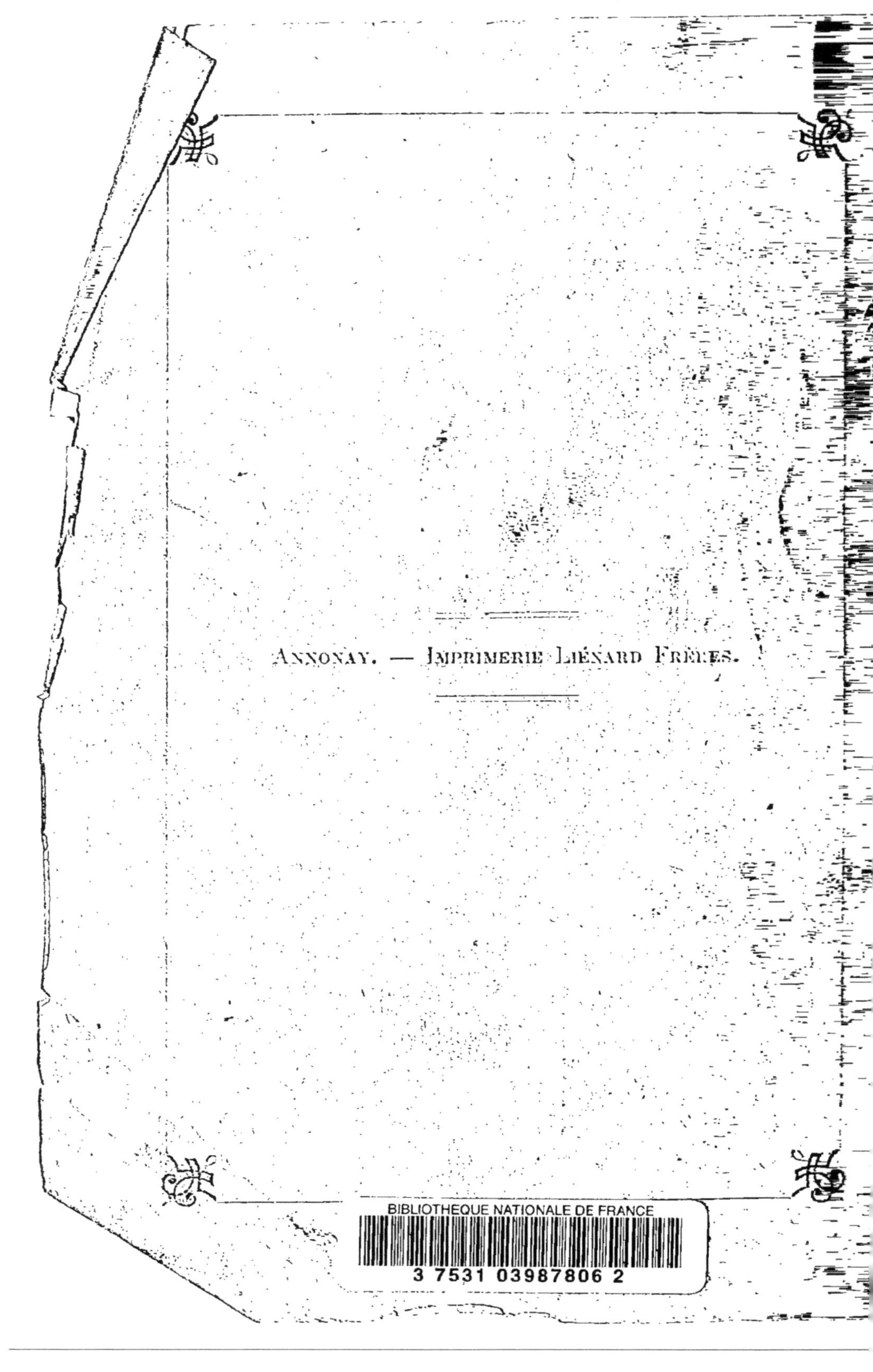

ANNONAY. — IMPRIMERIE LIÉNARD FRÈRES.

www.ingramcontent.com/pod-product-compliance
Ingram Content Group UK Ltd.
Pitfield, Milton Keynes, MK11 3LW, UK
UKHW020101200726
13856UKWH00002B/325